Modern Hair Transplantation Technology

现代毛发移植技术

主编 张菊芳

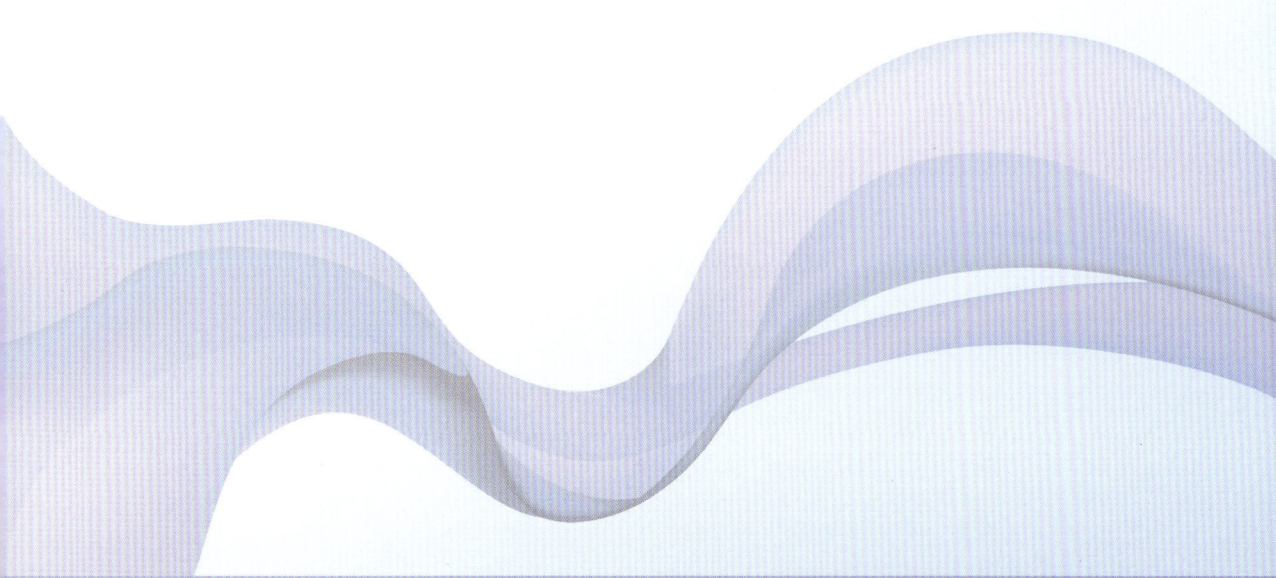

浙江出版联合集团　浙江科学技术出版社

图书在版编目（CIP）数据

现代毛发移植技术 / 张菊芳主编. — 杭州：浙江科学技术出版社，2018.5

ISBN 978-7-5341-8176-4

Ⅰ.①现… Ⅱ.①张… Ⅲ.①毛发—移植术（医学） Ⅳ.①R622

中国版本图书馆CIP数据核字（2018）第070121号

书　　名	现代毛发移植技术
主　　编	张菊芳

出版发行　浙江科学技术出版社
　　　　　　杭州市体育场路347号　邮政编码：310006
　　　　　　办公室电话：0571-85176593
　　　　　　销售部电话：0571-85176040
　　　　　　网　　址：www.zkpress.com
　　　　　　E-mail：zkpress@zkpress.com

排　　版	杭州兴邦电子印务有限公司		
印　　刷	浙江新华印刷技术有限公司		
开　　本	787×1092　1/16	印　张	24
字　　数	365 000		
版　　次	2018年5月第1版	印　次	2021年5月第2次印刷
书　　号	ISBN 978-7-5341-8176-4	定　价	398.00元

版权所有　翻印必究
（图书出现倒装、缺页等印装质量问题，本社销售部负责调换）

责任编辑　王　群　　**责任美编**　金　晖
责任校对　顾旻波　　**责任印务**　田　文

《现代毛发移植技术》编委会

主　编

张菊芳

副主编

沈海燕　吴文育　刘裴华　程含皛

主　审

曹谊林　郭树忠

编　委（按姓氏笔画排序）

Jean Devroye	Jerry Wong	丁健科	刁永锋	马显杰	王　妍	
王宇燕	王海沭	王继玲	尤丽娜	代庆成	吕中法	朱冠州
刘世畅	刘裴华	江南一	汤宋佳	孙仲鑫	李　梅	李　琳
李金晟	杨佳峰	杨旅军	吴　曼	吴　越	吴　巍	吴文艺
吴文育	佘晓龙	沈海燕	张予晋	张宇磊	张春杰	张菊芳
张雅乐	苗　勇	范治强	林尽染	罗　枫	季　鹰	周　刚
周　玥	周　易	周　强	周圳滔	周采青	官　伟	赵　钧
赵沁园	胡志奇	侯　觉	宫相青	祝　飞	骆惠英	贾　明
徐伟力	徐志坚	唐　亮	唐林平	戚吉妮	蒋宙男	程含皛
傅　正	潘一睿	薛　萍	薄宏涛			

绘　图

杜淑芬　刘凯茜

主编简介

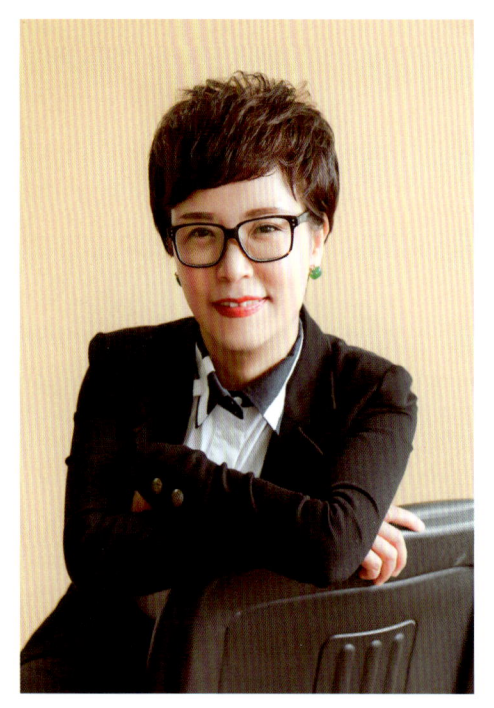

张菊芳 1968年生，主任医师，硕士研究生导师。

1992年毕业于安徽医科大学医学系，分配至杭州整形医院。2002年，经组织调动至杭州市第一人民医院，从零开始组建杭州市第一人民医院整形美容科。曾赴上海交通大学医学院附属第九人民医院（2001年）、加拿大温哥华整形外科中心和Hasson & Wong毛发移植中心（2007年）、美国亚特兰大皮肤激光中心（2009年）交流学习。从业30年来，积累了丰富的整形美容外科经验，既有修残补缺的功底，又具锦上添花的本领，是整形美容外科领域"三微一体"体系的倡导者和推动者。

2011年主编毛发移植专著《高密式毛发移植》，2013年主编"整形美容外科学全书"系列之一《毛发整形美容学》；2017年参编亚洲毛发修复外科协会（AAHRS）组织编写的 *Asian Hair Transplantation*（英文版）；参编整形外科学专著14部；在国内外发表论文40余篇，其中SCI收录文章影响因子最高达13.9分；带领的整形美容外科团队荣获2020—2024年杭州市医学重点学科。

2014年，带头组建中华医学会整形外科学分会毛发移植学组；2015年，作为第一任会长，成立中国整形美容协会毛发医学分会；2016—2017年，加入亚洲毛发修复外科协会（AAHRS）和国际毛发修复外科协会（ISHRS）；作为中方大会执行主席，于2018年在中国北京第一次成功举办了第六届亚洲毛发移植大会暨第三届中国毛发移植大会，是推动与见证中国毛发移植组织成功加入国际毛发移植联盟的关键人物；是在短短20年时间，使中国毛发移植从初始萌芽到茁壮成长，在祖国大地开花结果，并引领中国毛发移植冲出亚洲、走向世界植发学术舞台，开创中国毛发移植新纪元的领军人物。

学术任职

1. 中华医学会整形外科学分会委员兼毛发移植学组组长

中国整形美容协会毛发医学分会会长

中国研究型医院学会整形外科学专业委员会常务委员

2. 浙江省医学会医学美学与美容学分会主任委员

浙江省医师协会美容与整形医师分会副会长

3. 杭州市医学会医学美容学分会主任委员

4. 亚洲毛发修复外科协会（AAHRS）终身会员兼常务委员

第六届亚洲毛发移植大会执行主席

国际毛发修复外科协会（ISHRS）会员

国际美容整形外科学会（ISAPS）会员

"母亲微笑行动"志愿者

5. 《中华整形外科杂志》编委

《中华烧伤杂志》编委

《中华皮肤科杂志》编委

Plastic and Reconstructive Surgery 中文版编委

个人名言

30年风雨同舟，30年砥砺前行。

因为热爱，无怨无悔。

副主编简介

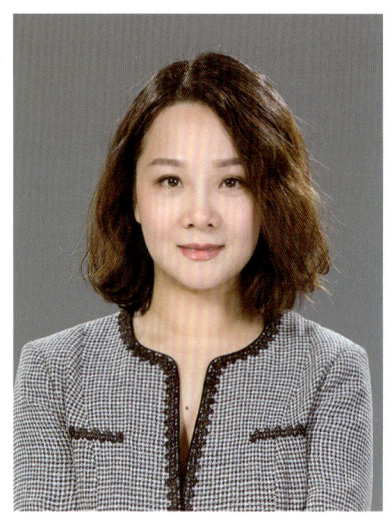

沈海燕 浙江大学医学院附属杭州市第一人民医院医疗美容科副主任医师，上海交通大学医学院附属第九人民医院整形外科硕士。中华医学会整形外科学分会毛发移植学组秘书、中国非公立医疗机构协会整形与美容专业委员会毛发移植修复外科与头发健康管理分委会常务委员、亚洲毛发修复外科协会（AAHRS）委员、中华医学会医学美学与美容学分会青年委员、浙江省医师协会美容与整形医师分会常务委员。参编毛发移植专著《高密式毛发移植》及"整形美容外科学全书"系列之一《毛发整形美容学》。从事整形美容工作16年余，具有丰富的临床经验。擅长毛发移植、面部五官精细整形、面部年轻化综合治疗等。

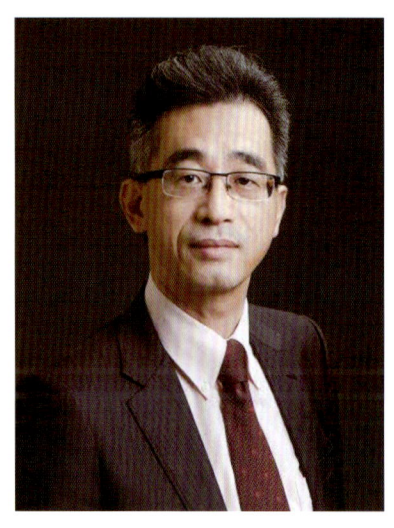

吴文育 医学博士，主任医师，教授，博士研究生导师。复旦大学附属华山医院皮肤科副主任、植发中心主任。现为中国整形美容协会理事、中华医学会医学美学与美容学分会委员、中国非公立医疗机构协会整形与美容专业委员会毛发移植修复外科与头发健康管理分委会会长、中国整形美容协会毛发医学分会副会长、中华医学会整形外科学分会毛发移植学组副组长、中国医师协会美容与整形医师分会毛发移植专业委员会副主任委员、中华医学会皮肤性病学分会毛发学组常务委员、上海市医学会皮肤性病学分会副主任委员、上海市毛发医学工程技术研究中心主任。承担或参与国家自然科学基金等多项课题，在国内外杂志上发表论文76篇（其中SCI收录34篇），主编及参编专著18部。

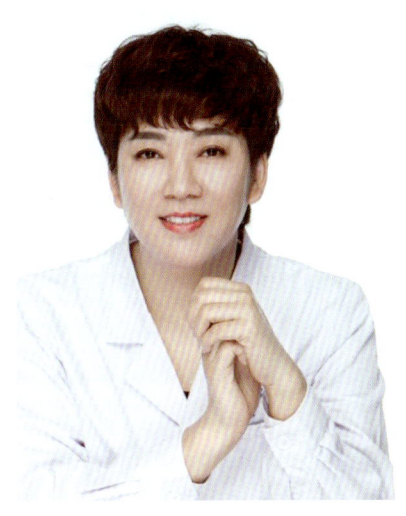

刘裴华 中国中西医结合学会医学美容专业委员会毛发移植分会常务委员、中国整形美容协会毛发医学分会常务委员、中国非公立医疗机构协会整形与美容专业委员会毛发移植修复外科与头发健康管理分委会常务委员。从事毛发移植工作16年，具有丰富的临床经验和娴熟的操作技术，是国内最早从事自体毛发移植手术的医生。针对亚洲人毛发生理特性，根据脱发患者实际情况，研究出一套适合东方人毛发生长特点的手术方案，积累了丰富的临床经验。擅长大面积脱发自体毛发移植术、头部瘢痕毛发移植术、眉毛移植术、睫毛移植术、胡须及体毛移植术，是翘睫术的创始人。

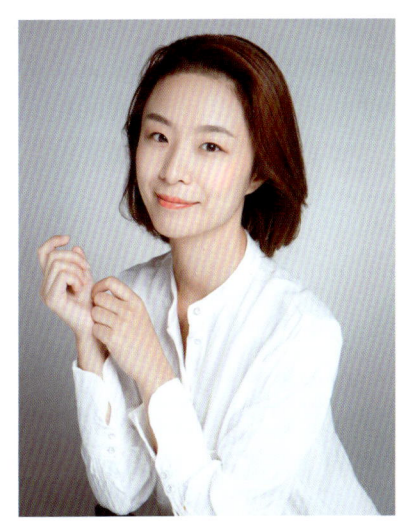

程含畾 主治医师。毕业于南京医科大学，七年制硕士学位，师从张菊芳教授。现就职于浙江大学医学院附属杭州市第一人民医院医疗美容科。国际毛发修复外科协会（ISHRS）委员、亚洲毛发修复外科协会（AAHRS）会员、中国整形美容协会毛发医学分会会员、中国非公立医疗机构协会整形与美容专业委员会毛发移植修复外科与头发健康管理分委会干事。擅长发际线重建、眉毛重建、头皮抗衰老治疗。持实用新型专利2项，是毛发移植小针刀专利研发成员之一。

序

《诗经·鄘风·君子偕老》载:"鬒发如云,不屑髢也。"这句古诗是说,拥有一头浓密的如云黑发,便不屑于使用华丽的发髻了。从古至今,人人都向往拥有一头乌黑、亮丽、浓密、修长的头发,这不仅仅关乎一个人的容貌,更是一个人年轻、健康的标志。随着现代人生活、工作节奏的加快,脱发、毛发稀疏和白发已成为困扰人们心理的普遍问题。如何还现代人一头乌黑、亮丽的头发,也成为近年来医学界、美容界奋力攻克的一个重大课题。

张菊芳教授是杭州市第一人民医院医疗美容科的学科带头人、主任医师、硕士生导师,中华医学会整形外科学分会委员兼毛发移植学组组长,中国整形美容协会毛发医学分会会长。出于对脱发患者的关注和对脱发治疗及毛发移植的喜爱,早在2001—2004年期间,她曾四处奔波学习毛发移植技术,但最后无太多效果。2006年,我推荐她赴加拿大温哥华整形外科中心和温哥华Hasson & Wong毛发移植中心学习。没想到,短短3个月的学习让她收获颇丰。在极其艰苦的条件下,她把当时国际上最先进的毛发移植技术——FUT技术学成归来,并在国内率先开展和推广;随后,还结合自己的经验和中国特色,于2011年编写了我国第一本关于毛发移植的专著——《高密式毛发移植》。为了进一步规范和推进中国毛发移植事业的发展,在临床、科研、教学工作极其繁重的情况下,张菊芳和她的团队克服重重困难,于2013年再次编写了第二本关于毛发移植的专著——《毛发整形美容学》,这也是王炜教授等总主编的"整形美容外科学全书"系列中的一个分册。这两本书的出版,填补了中国毛发移植领域的空白,也奠定了她作为中国毛发移植领域带头人的坚实基础。

近年来随着脱发人群的快速增长以及人们对脱发的认识日益加深,毛发移植行业在中国悄然兴起,有越来越多的医生加入了这个原本不被看好的行业,也有越来越多的脱发患者及其家属愿意接受毛发移植手术来治疗各种原因引起的脱发。大约在2015年的时候,我和张菊芳共同预见到这个行业的前途与未来,觉得这个行业会在5~10年内火爆起来,于是我极力鼓励并帮助张菊芳,以她牵头成立毛发移植组织。2014年8月,我国第一个关于毛发移植的筹备学组——中华医学会整形外科学分会毛发移植筹备学组在大连成立,张菊芳任第一届筹备学组组长,随后有更多的协会和分委会相继成立;同时,关于毛发移植的各种继续教育学习班、学术活动也在张菊芳的带领下,在全国各地如火如荼地展开。这些年来,张菊芳始终把自己的精力投入到对整形美容和毛发移植事业的热爱之中,与同伴风雨同舟，与事业砥砺前行，逐渐成长为业界领军者和佼佼者，我作为她在整形外科和毛发移植领域的引荐者颇感欣慰。

学科在不断发展，技术和方法也在不断提高和改进。张菊芳一方面把中国的植发技术推向世界，让世界了解中国和中国技术，另一方面也把国际上先进的技术引入中国，传授给广大毛发移植医生，让更多的医生和脱发者受益。于是，由张菊芳教授领衔编写的这本《现代毛发移植技术》诞生了。本书以领先的行业视野、独特的专业视角、科学的学术论断、全面的知识更新，广泛吸取毛发移植与修复领域的最新成果，精辟阐述了脱发的现代治疗与植发手术之要津，集权威性、科学性、操作性为一体，并以言简意赅的文字和图文并茂的形式加以呈现，对从事毛发移植与修复的业内人士具有很强的指导性。

本书分为上、下两篇。上篇不仅将国外海量毛发移植的文献进行翻译、归纳与提炼，呈现了国内外毛发移植的历史、最新进展，尤其让人敬佩的是张菊芳对中国毛发移植历史的尊重和追随。无论当下如何，中国毛发移植的历史不可改变，经过近20年的发展，已经从"零"进入与国际接轨的"巅峰水平"，2018年5月又迎来历史上第一次亚洲毛发移植大会在中国举办的辉煌时刻。会议邀请到历届国际毛发修复外科协会（ISHRS）的大会主席，国际上最具影响力的几十位学界专家，包括植发鼻祖、《毛发移植》（*Hair Transplantation*）第1版的作者Walter Unger先生。这些专家们带着想进一步了解神秘中国、想亲自体验中国强大的心理来到中国北京，共商头等大事，这不仅是学术界的盛事，也是祖国繁荣富强的重要标志。下篇更倾向于解决临床实践操作中遇到的问题，如不同脱发区域评估与设计、FUT和FUE植发技术的操作过程，都做了比较、诠释与展示，且以延伸阅读等方式，介绍了特殊部位毛发移植的方法，并阐述了毛发移植的未来发展方向。本书的点点滴滴都凝聚了众多中国毛发移植专家的共识，深入浅出，读之开卷有益。

本书结合前两本毛发移植专著的特点，并增添了更多前沿技术，不仅为培养毛发移植领域的专业人士提供了宝贵的经验，更为国内外毛发移植与修复技术的进一步创新发展打下坚实的理论基础，必将行之久远。

是为序。

组织工程国家工程中心主任
中华医学会整形外科学分会前任主任委员

2018年3月30日

前言

历时10个月之久的书稿撰写过程在各位专家的努力下，终于到了终稿核对的阶段。此时，回想本书从酝酿构思到组织实施到伏案写作到审阅修改，直到交付出版，一路走来，感慨颇多。

我的第一本书在2011年出版，主要是FUT技术的展示。随着毛发移植技术的发展和器械的改良，以及中国毛发移植市场的快速扩大，FUE技术的优势越来越显现，也越来越受到医生和患者的接受及认可。但是，目前还没有一本具体介绍FUE技术的实用性读物。在一次与刘裴华主任聊天时，我萌发了编写一本这方面的教材的念头。

中国毛发移植技术发展到今天，已经从"零"进入强大兴盛、快速发展时期，然而没有文字记录中国毛发移植技术的真实发展历史。历史是真实存在的，无法改变的，我们这一代人有责任和义务去挖掘、记录和展现中国毛发移植历史，所以我在第一时间寻找早期毛发移植从业专家的线索，并登门拜访和请教这些专家，才有了第一章内容的珍贵展示。

中国医生的心灵手巧和聪明才智，以及中国技术的优势，已经越来越受到国外同行的关注、认可和好评，他们非常愿意与中国医生一起探讨、交流与合作。我也非常乐意与这些专家一起合作，将中国技术与国外接轨。本书邀请到加拿大、比利时以及中国台湾的专家一起来完成。正值第六届亚洲毛发移植大会于2018年5月在中国北京召开之际，这本《现代毛发移植技术》是献给本次大会以及所有毛发界同行最好的见面礼。

本书收集了很多目前在毛发领域和头皮管理方面的新技术，强调了对男性雄激素性脱发需要联合治疗的原则、对瘢痕性脱发治疗的技术改变和联合应用、对女性脱发移植的不剃发和特殊部位移植的创新、对FUE技术在器械改进和提取操作技巧方面的经验总结等；除了照片，还添加了很多原创的专业插图，力求把相关知识点以简洁易懂、直观明了的方式展现给读者。本书是毛发移植从业人员、新入行者及毛发移植机构管理者的权威参考手册，也可作为培训、培养毛发移植人才的专业教材。

感谢我的团队中沈海燕医师对本书的付出；感谢我的团队中程含晶医师的敬业精神和对新事物的快速接受；感谢吴文育教授对学会工作的大力支持；感谢郑燕娜老师对年轻医生的帮助；感谢刘裴华主任对植发事业的专心专注与支持；感谢杜淑芬为本书图片的整理和绘制做出了大量工作；感谢所有编委的辛勤劳动；感谢出版

社编辑及其他编辑。正是有了你们的参与，本书才有了别样的精彩。

　　同时，感谢我的先生倪胜和儿子孙仲鑫对我的照顾、理解和包容，使我能够安心地把毕生精力都投入到医学美容及毛发移植等领域中；感谢我的大外甥"悟空"——张宇磊的勤劳聪明与懂得感恩，才使我的事业在人生顶峰时再上一个台阶；感谢我父母的养育之恩，尤其是已经离开我们的父亲，您的谆谆教诲和音容笑貌一直萦绕在我脑海中，感谢父亲在 30 年前就教会我过人的插秧技术和为人之道，为我如今从事医学美容和毛发移植打下了坚实的基础，照耀我善良人生前行的方向。

　　为此，我的儿子孙仲鑫和小外甥潘一睿也遵循父亲的愿望，子承母（姨）业，做一名既是医生又是老师，在任何朝代都被人需要的医者。

　　同时也感谢生命中伤害过我的人，因为伤害让我变得更加强大。

2018 年 4 月 15 日于杭州

修订说明

今年春节刚过，出版社王编辑就告诉我，《现代毛发移植技术》第一版即将售罄，我一阵窃喜，没想到这本书如此畅销，因为距离第一次出版印刷时间还不到2年。这说明当下中国毛发移植市场发展突飞猛进，人们对植发效果的认可度越来越高，市场对植发医生供不应求。

随着脱发人群数量急剧增长，脱发问题备受关注，积极寻找有效治疗脱发的方法已经是刻不容缓，科技、医疗和相关领域各显神通，毛发市场无限巨大、前景广阔。脱发以及植发市场对植发领域的规范化培训显得格外重要。为了快速满足市场从业人员的需求，有效缓解供需矛盾，与出版社编辑商量后决定立即启动修订工程。

此次修订，不仅是对原有内容的修改，更是增加了一些最新的前沿技术，是对当今国内毛发移植市场的总体概括和毛发移植技术的补充和完善。

回想2018年4月图书即将付印时，感慨此书从酝酿构思、组织实施、伏案写作、审阅修改，直到交付出版，一路走来有兴奋有忧愁，有付出更有收获。当时正值第六届亚洲毛发移植大会于2018年5月在中国北京召开，这本《现代毛发移植技术》，是献给大会以及所有毛发界同行最好的见面礼。

这次修订，我用了较大篇幅记录参与第六届亚洲毛发移植大会的前期工作、大会规模，尤其是著名的毛发移植领域国内外专家的风采，以及这次大会对促进中国毛发移植领域发展的历史意义。让我们用精彩的文字和图片记录下这些帮助与支持中国毛发移植事业并指引我们走向国际舞台的植发界专家朋友。

此外，这次修订增加了近几年脱发及毛发移植领域最新的前沿技术，例如最新的头皮抗衰老理念及治疗手段的进展，详细描述了头皮美塑疗法等新技术、新概念，以及头皮微着色技术（M-SMP）对植发后瘢痕、无良好植发适应证，尤其是女性脱发患者能起到较好的弥补作用；增补了毛发镜技术在脱发中的诊断与治疗，为序列治疗提供了重要的参考依据；并对毛发与皮肤再生研究进行了深入阐述，希望对从事脱发及毛发治疗的相关人员有所帮助。

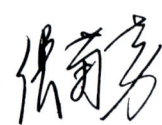

2021年5月15日再修于杭州

目 录

上篇

第一章 毛发移植的发展历史及现状
- 第一节 世界和亚洲毛发移植的发展历史 　3
- 第二节 中国毛发移植的发展历史 　15
- 第三节 中国毛发移植的现状及未来发展趋势 　39

第二章 脱发患者的特殊心理及辅导
- 第一节 脱发患者的特殊心理 　52
- 第二节 脱发患者的心理辅导 　57

第三章 脱发的非手术治疗
- 第一节 脱发的药物治疗 　62
- 第二节 脱发的低能量激光治疗 　67
- 第三节 雄激素性脱发的中医中药治疗 　72
- 第四节 头皮健康管理、毛发养护和美塑治疗 　76
- 第五节 头发微着色技术（M-SMP） 　97
- 第六节 脱发的物理治疗 　111

第四章 毛发移植中心的建立配置和紧急救助
- 第一节 毛发移植中心的基本配置 　120
- 第二节 毛发镜 　126
- 第三节 植发门诊紧急救助流程 　135

下篇

第五章 不同脱发区域评估与设计

第一节 美学发际线设计及要点 … 147
第二节 女性高宽前额的发际线设计 … 150
第三节 颞区和头顶发旋区的修复要点评估 … 154
第四节 超大数量毛发移植评估与设计 … 157
第五节 供区资源不足的手术方案 … 163

第六章 FUE 技术

第一节 供区的准备 … 171
第二节 供区麻醉 … 174
第三节 混合的喇叭形钻孔头及 WAW 提取技术 … 179
第四节 钻取和拔取毛囊单位的方法与挑战 … 187
第五节 移植体分离与保存 … 195
第六节 种植技巧 … 199

第七章 FUT 技术

第一节 FUT 技术的优缺点及发展趋势 … 217
第二节 FUT 技术适应人群及移植部位 … 219
第三节 头皮条分片和移植体分离 … 219
第四节 快速有效植入的配合与技巧 … 225
第五节 超大数量移植体切取注意要点 … 230

| | 第六节 促进毛发生长的精密缝合 | 235 |
| | 第七节 术后处理 | 239 |

第八章 毛发移植术在女性脱发中的应用

	第一节 女性脱发的分类	244
	第二节 女性脱发的特殊类型	248
	第三节 女性脱发中毛发移植的适应证	251
	第四节 女性脱发中毛发移植的方法和技巧	252

第九章 特殊部位的毛发移植

	第一节 眉毛移植	262
	第二节 睫毛移植	273
	第三节 鬓角移植	281
	第四节 胡须移植	287
	第五节 阴毛移植	291
	第六节 瘢痕性脱发区毛发移植	295

第十章 毛发移植术后并发症的预防和处理

	第一节 FUT术后供区并发症原因分析及处理	313
	第二节 FUE术后供区并发症原因分析及处理	318
	第三节 毛发移植受区并发症原因分析及处理	322

第十一章 毛发移植未来发展

第一节　植发机器人　　336

第二节　毛发与皮肤再生的干细胞研究　　350

第三节　人工纤维植发　　365

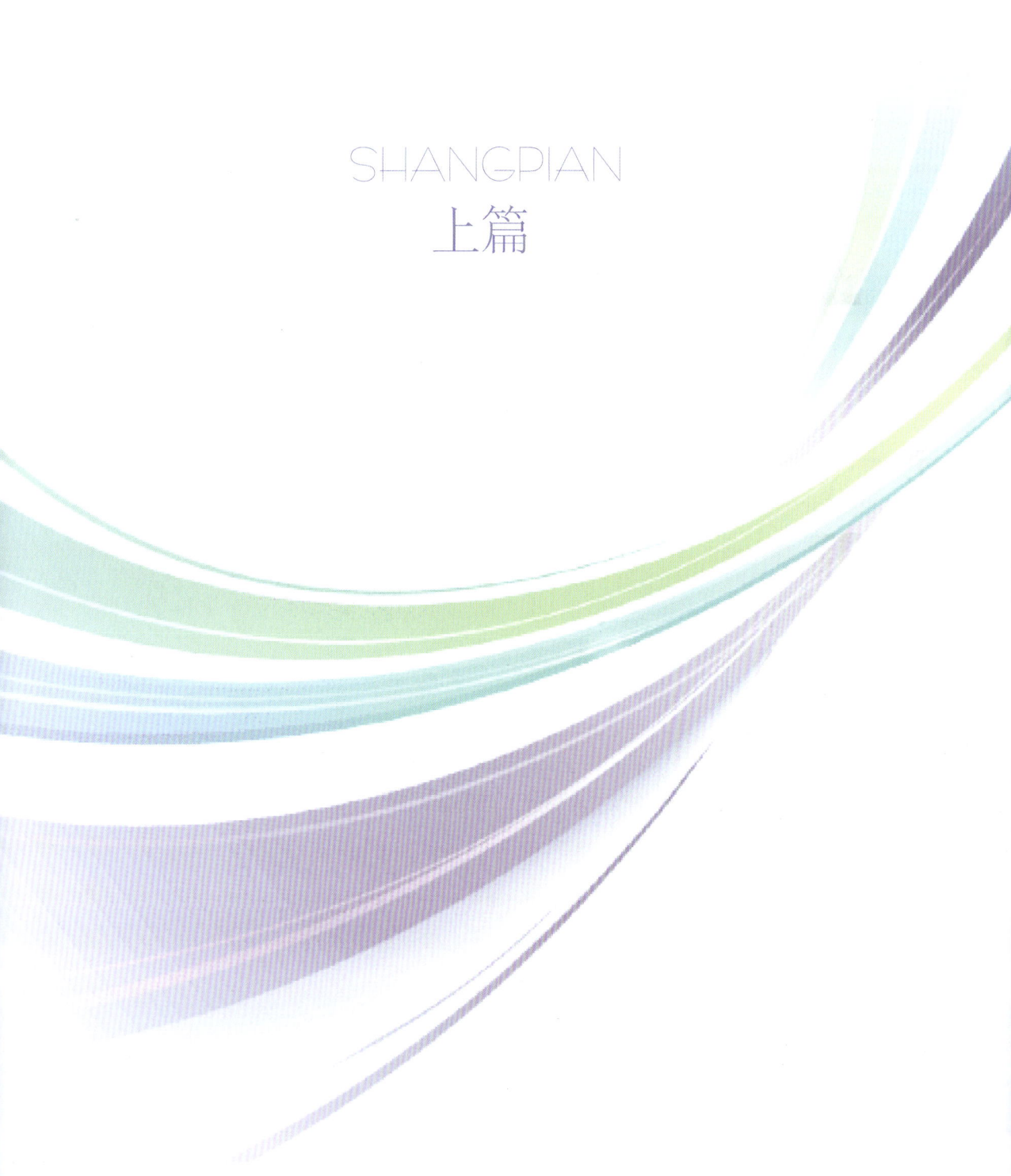

SHANGPIAN
上篇

第一章 毛发移植的发展历史及现状

第一节 世界和亚洲毛发移植的发展历史

一、世界毛发移植发展概述

人类头皮有 110000～150000 根头发，其生长与年龄、气候、健康有关。毛发以每天 0.35mm 的速度生长，每天有 100 根左右毛发进入休眠期或静止期，维持 3 个月；同时，有相同数量的毛发由静止期进入生长期，持续 3 年，约 90% 的毛发处于这一阶段。毛囊是一组包含许多高度专业化蛋白细胞类型的复杂结构，这些蛋白调控毛囊在生长初期、生长中期、静止期、脱落期之间不断循环。许多脱发都是由于毛囊循环模式的改变或者形态学改变而导致。在人类文明起源之初，人们便已经为各种原因导致的毛发缺失而感到困扰。公元前 16 世纪的古埃及《埃伯斯纸草书》中，已有关于生发处方的记载。1822 年，Dieffenbach 首次介绍了毛发移植技术。

（一）供区优势原理

19世纪，Dieffenbach首次成功采用头部皮肤及羽毛作为移植体进行毛发修复手术。1939年，Okuda医生将含有毛发组织的非脱发区域的移植体成功移植到脱发区域，这次手术为当今毛发修复技术奠定了基础。1952年，Orentreich N.在其里程碑式的论文中记录了他的发现：切取脱发头皮及非脱发头皮的移植体，将它们移植到脱发或者非脱发区域，通过观察，发现非脱发区域的移植体在植入脱发或者非脱发区域之后，毛发依然能够独立持续生长；而脱发区域的移植体，不论在脱发区域还是非脱发区域，毛发都无法持续生长。由此，提出供区优势和受区优势两个定义。供区优势理论成为现代毛发修复手术的原理与基础。

（二）毛发移植技术的演变

1. 供区优势理论的提出　通过头皮皮瓣或者游离移植体治疗脱发的方法可追溯到19世纪。1897年，Menahem Hodara成功地将健康的头皮毛发移植到毛囊癣患者瘢痕性脱发区域。现代西方毛发移植技术起源于20世纪50年代，美国的皮肤科医生Orentreich N.通过游离毛发组织块移植治疗男性型脱发患者的脱发区域。开始人们认为，毛发在离开供区之后无法在受区存活，Orentreich N.则指出，这些移植体具有供区优势，头发在移植到受区之后同样会健康持续地生长。Walter P. Unger医生进一步解释了供区优势，他指出，所有安全供区的毛囊都可被提取并用于毛发移植，移植头发在受区可以像在供区一样生长。这些理论被认为是现代毛发移植技术的治疗基础。

此后，这种新技术迅速被推广至欧美国家。1970年，这种打孔移植技术已经在全世界范围得到应用。1975年，Orentreich N.的4mm打孔移植技术仍然是主流方法，发展迅速，并在欧美国家广泛推广，随后在全球范围内得到应用。20世纪80年代，植发医生开始采用头皮条技术，以获取体积更小、数量更多的小型移植体（含有4～6根毛发）和微型移植体（含有1～4根毛发）。由于对毛发的生理结构缺乏认识，上述方法仍然存在外观不自然、术后瘢痕明显、移植体存活率低等问题。如图1-1-1，为含6根以上毛发的大型移植体。

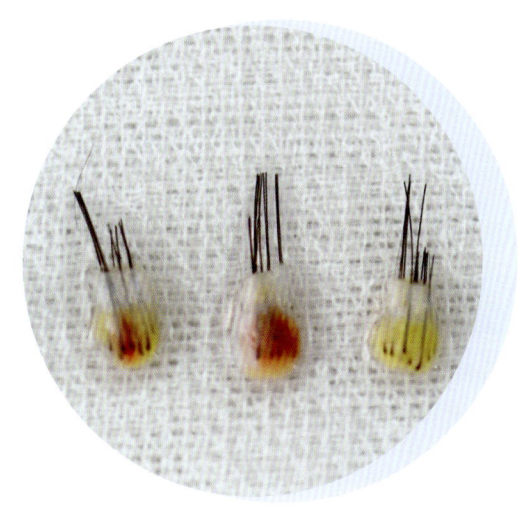

图1-1-1 含6根以上毛发的移植体

2.供区不足的困惑　20世纪80年代，毛发移植技术变得声名狼藉。在此项操作中，直径达4mm的大型移植体从供区头皮被提取并移植到受区头皮，理论上非常成功，但外观表现不自然且可见明显瘢痕。这些限制，导致毛发移植不受那些追求隐秘的患者欢迎。毛发移植修复术依靠供区仅存的有限的毛发数量来修复填补大范围的脱发区域，这是该项技术最大的限制，不幸的是现在仍无技术解决供区不足的问题（图1-1-2）。有些外科医生从患者自体血液中提取能够释放生长因子的高浓度血小板血浆（PRP）来提高毛囊成活率，促进移植后毛发生长，然而这些技术仍然缺乏实验性或者临床随机对照研究，证明其在脱发患者中使用PRP的有效性以及安全性。

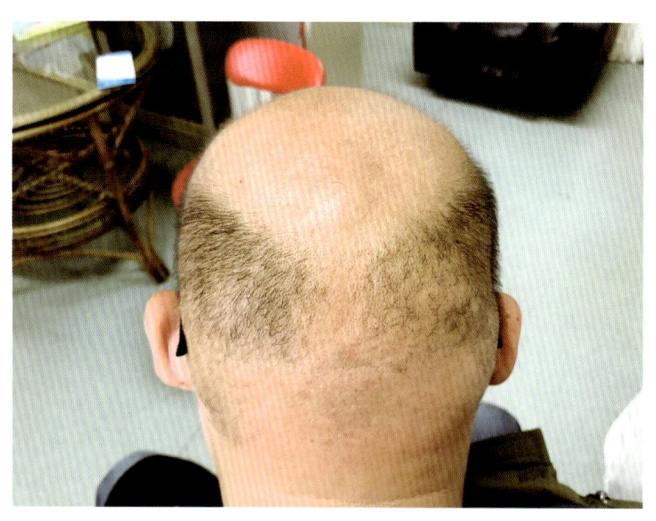

图1-1-2 供区不足

3. 头皮皮肤软组织扩张器后旋转皮瓣的使用　1975年，Juri最早提出使用皮瓣转移法治疗脱发，将头皮皮瓣法引入毛发修复手术，以尝试改善头皮提取移植体不自然的外形。它使用了两次延迟的顶枕部含毛发的皮瓣旋转，重建前额发际线和中间脱发区域。基于颞浅动脉的后支供血可长达24cm，足够提供完整的前额发际线皮瓣血供。这些皮瓣可扩张，从而扩大含毛发的面积，其中有三个推进转移皮瓣，在三个同时推进转移皮瓣前，放入U形扩张器覆盖冠顶区域。虽然扩张的面积有限，但可以快速覆盖。这项技术是从颞枕侧位设计一条含有毛发的长条形头皮皮瓣，通过颞浅动脉的血供，转移到前发际线脱发区域，重建前发际线，颞枕供区直接缝合。缺点是在供区及受区都会形成非常明显的瘢痕。此外，移植皮瓣上头发的角度及方向和原本受区存在的毛发角度和方向不符，给患者留下明显瘢痕且外形也极不自然。由于外形欠缺美观，最终导致这项技术逐渐淘汰。如图1-1-3所示，头皮皮瓣转移法修复后，前发际线毛发方向和角度不一致。

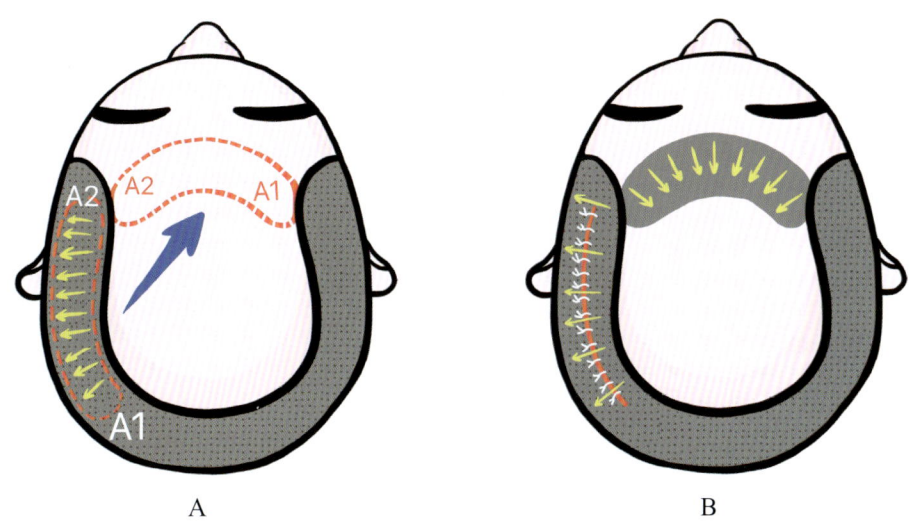

图1-1-3 头皮皮瓣转移法修复后,前发际线毛发方向和角度不一致
A. 设计颞枕部长条形头皮皮瓣 B. 皮瓣转移到前发际线区重建发际线,但毛发方向和角度与原本存在的毛发方向和角度不符

4. 头皮缩减术的应用 1977年,Blanchard G. 描述了一项他们称之为毛发提升技术的操作方法,现在被称为头皮缩减术或脱发头皮缩减术。在这项技术中,较大面积的脱发头皮被完整切除,从而减少了脱发区域的面积。头皮缩减术疗效迅速而显著,且如有必要可再次手术。然而,头皮缩减术存在以下三个缺点:首先是回缩,出现回缩的脱发区域面积比术后即刻的面积增大,被覆盖范围缩小;第二是有线性瘢痕,尤其是从顶部到枕部的头皮会产生一条较明显的纵向瘢痕;第三是发流方向难以交叉,头皮缩减术后的发流方向仍与当时区域的方向一致,无法帮助部分遮盖瘢痕对侧头皮。虽然通过进一步研制特殊工具和技术修复这些缺陷,其中包括Frechet扩张器、三瓣狭缝矫正技术,以及Seery锚着缩减技术等,并做了很多改进,但该技术的满意度仍然很低,以至于越来越少的医生愿意采用。图1-1-4所示为瘢痕头皮缩减术。

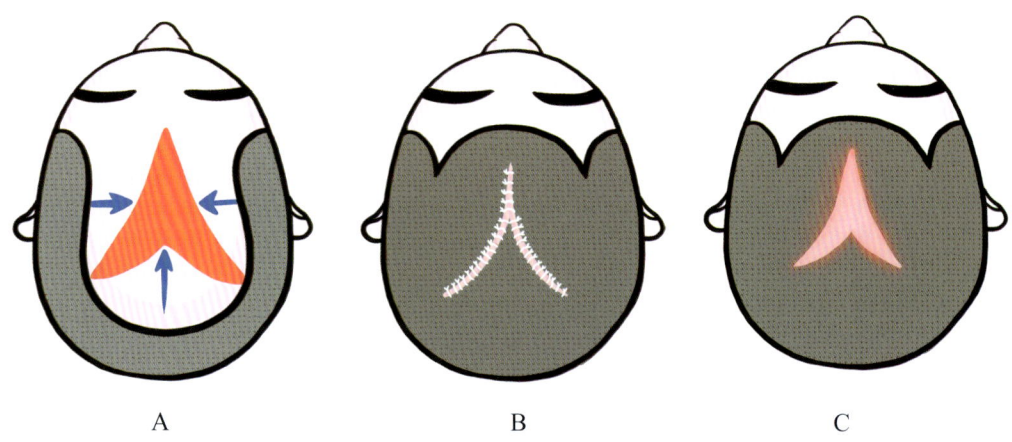

图1-1-4　瘢痕头皮缩减术
A.术前较宽大的瘢痕　B.瘢痕切除术后即刻，切口变细窄　C.术后半年，瘢痕再扩大变粗

5. 毛囊单位移植体的概念　20世纪50年代后期，Orentreich N.通过使用毛发组织块游离移植，引领了现代毛发移植的先河。随着人们对组织学的进一步研究，从垂直解剖头皮发现毛发以更小的单位生长，即毛囊单位。1984年，毛囊单位由Headington J. T.最早提出，包括1~4个终毛毛发、1个或2个毫毛毛发、毛周血管和神经束，由胶原纤维包裹而成。Seager提出，毛发小组织块移植体可分离成更多的毛囊单位，与移植的毛囊单位相比，毛发小组织块移植体术后的生长速度和成活率都较慢、较差，由此进一步支持毛囊单位是一生理学而非解剖学的定义，也进一步催生了毛囊单位移植体的概念。毛囊单位移植体是由单根或多根（2~3根）毛发组成的。周围区域如发际线大多是1~2根毛发的毛囊单位移植体，而中央区域则更多由2~3根毛发组成的毛囊单位移植体，如图1-1-5。

20世纪80年代，头皮条切取技术逐渐替代之前的传统提取移植技术。巴西的Carlos Uebel医生推广使用大量的小型移植体治疗，同时美国的William Rassman开始在一次手术中使用上千个微、小型移植体。20世纪80年代至90年代初，小型移植体和微型移植体被分别采用。不同于传统的提取移植技术，这些技术对大的头皮条或者方形移植体进一步分离，形成小型移植体或者微型移植体。小型移植体包括4~6根毛发，通常用于在发际线

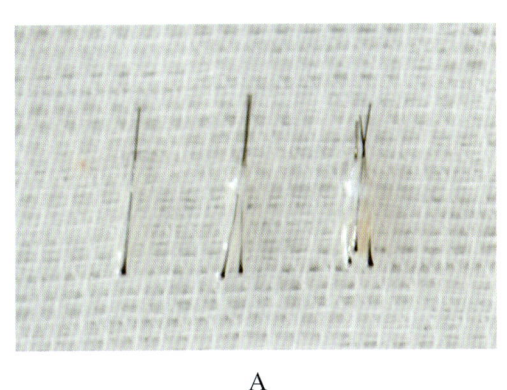 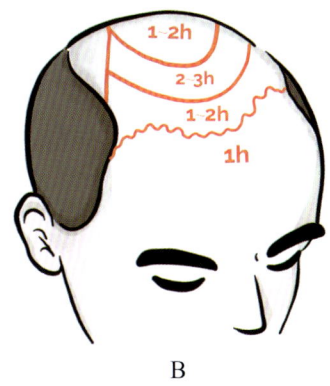

图 1-1-5 毛囊单位移植体
A. 单个毛囊单位移植体　B. 毛囊单位移植体分布（1～2 根在前缘及顶部，2～3 根在中央）

后面营造一个密度较高的区域；微型移植体包括 1～4 根毛发，通常被用于重建自然发际线，但不幸且令人难以理解的是移植术后生存率较低。1984 年，Headington J. T. 在他的标志性出版物中提出，毛发在头皮上是以生理性毛囊单位结构进行生长而非独立生长的，从而为毛发微型移植体的生长存活率较差作出了合理的解释。

1987 年，Limmer B. L. 介绍了显微镜辅助的毛发移植分离技术，使得大型移植体可进一步被分离成自然结构的毛囊单位。与显微镜辅助分离相比，不采用显微镜或者用六倍放大镜进行分离需更长时间。很多人提出异议，认为是否需要显微镜进行辅助分离，显微镜的辅助分离是否能提高移植体存活率。1997 年，Seager 提出相比未经分离的毛囊单位，完整的、经过分离的移植体可大幅度提高存活率。1998 年 Bernstein 和 Rassman 提出，相比六倍放大镜，使用显微镜获取毛囊单位可提高 10% 的效率。因此，显微镜下分离技术慢慢地获得大家的认可，在当今毛发修复诊所中被广泛应用。

6. FUT 和 FUE 两种技术　随着移植体切口变得越来越小，手术变得越来越微创，毛囊单位移植技术持续发展。这些更小、更微创的切口使得医生可以在有限的区域内植入更多的毛囊单位，在新的毛发移植标准中，通过合理安排，可在每平方厘米内植入50根毛发。毛囊单位移植技术仍是当今毛发修复手术的金标准，它包括毛囊单位的提取、分离以及从供区移植到受区。两种经典的毛囊提取方法分别为供区头皮条切取（FUT）技术和毛囊单位提取（FUE）技术。FUT包括从供区头皮切取一条长椭圆形头皮，将此头皮条按毛囊单位的自然生长方向进行分离，且有计划地移植到受区。术后创口通过皮钉或者隐藏瘢痕的方法缝合，使张力减小，毛发能通过瘢痕组织生长，从而减少术后瘢痕可见度。供区头皮切取技术非常有效，通过在原有瘢痕上进行切取，多次头皮切取降低了可见瘢痕的大小及数量。然而，这项技术存在几个缺点：例如，需要一个非常大的团队和过硬的外科操作技术；需要较长时间完成头皮切取和头皮条分离；此外，虽然隐藏瘢痕的缝合方法可减轻瘢痕形成，但无法完全去除瘢痕，对想剪短发的患者造成了困惑。随着每次头皮切取手术的进行，最后头皮弹性和可获取的毛囊单位会逐渐减少，从而限制了多次手术完全覆盖脱发区域的可行性。图1-1-6为FUT技术操作过程示意图。

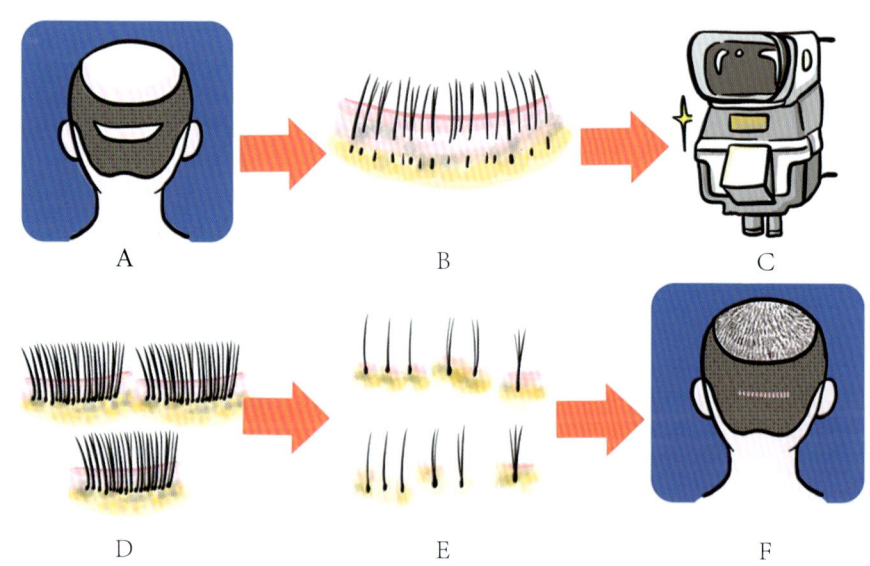

图1-1-6　FUT技术操作过程示意图
A. 在后枕部切取一条状头皮　B. 获得的条状头皮　C. 在显微镜下分离成片状　D. 小片状头皮　E. 含1、2、3根毛发的毛囊单位排列　F. 移植到受区，后枕部直接缝合

与 FUT 技术不同，FUE 技术不会遗留线性瘢痕，这项技术首先由澳大利亚的 Woods 和 Campbell 提出并称为 Woods 技术，由 Rassman 和 Berstwin 在北美进一步推广。FUE 技术中，采用直径 0.8～1.2mm 的提取器，单个的毛囊单位直接从供区提取并移植入受区，如有必要再进一步进行分离，然后存储在事先准备好的溶液中。与头皮条切取技术不同，该技术使医生更加有选择地提取那些最适合且符合移植需求的毛囊单位，对受区头皮进行覆盖。因此，FUE 技术相比于 FUT 技术更为精准，而且损伤更小。和所有外科操作一样，FUE 技术也存在局限性和并发症。想要成为一名专业的 FUE 医生需要经过大量时间的训练，想要减少毛囊的横断与损伤也需要大量的经验和练习。即使医生的经验非常丰富，也存在疲劳操作以及人为失误导致的手术效果不一。虽然 FUE 被认为是微创，不需要切开，但在提取和种植过程中，也需要使用打孔器械。FUE 术后还会形成小型的色素加深或减退的瘢痕，这些瘢痕虽然相比于头皮条技术来说显得更小、更分散，但也可见，也是一种瘢痕性病变。如图 1-1-7 所示，为 FUE 技术操作过程示意图。

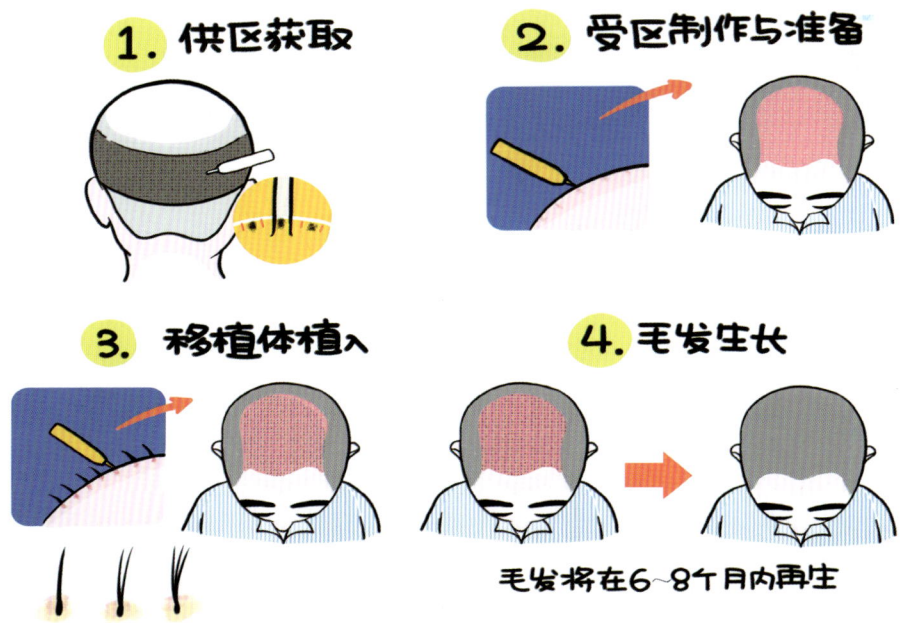

图1-1-7　FUE技术操作过程示意图

7. 机器人辅助　2011 年，北美地区首次引进机器人设计辅助 FUE 治疗，该技术提高了不同手术之间的一致性，减少了毛囊横断率，通过采用现代科技，获得更精准的治疗效果。提取之前，机器人采集显微镜放大的图像和电脑辅助参数，为手术者提供非常清晰详细的供区毛囊特性，包括每平方厘米毛囊单位密度、平均有 1～5 根毛发的毛囊单位数量及毛发直径、毛囊的角度和深度，这些信息被用于精准定位分离毛囊单位。通过随机形式提取毛囊，还可避免过度提取。机器人臂装备的内围尖锐部分可以刺透表皮打孔，钝性外围在更深层的真皮层对毛囊单位进行分离。操作中会进行安全监测，包括深度和动作的监测，避免损伤患者或者毛囊单位。

关键的步骤是机器需要依靠有经验的医生来决定合适的方向，机器人只是辅助性设备，而非替代性设备，无法替代外科医生良好的经验、知识及技巧。此外，这项科技仍需要经过进一步的临床试验来验证其有效性。具体内容详见第十一章第一节"植发机器人"。

二、亚洲毛发移植技术的发展

（一）毛发移植的先驱者

现代毛发移植技术起源于日本。1930 年，有日本医生采用小型移植体（毛囊单位移植体）治疗损伤的睫毛或者眉毛，但是并未对脱发进行治疗。由于当时第二次世界大战限制了其先进技术的对外传播，他们的成果并未获得世界性关注。

最早使用含毛发的小型移植体治疗瘢痕性脱发及斑秃的是日本的 Sasagawa、Okuda、Tamura 和 Fujita，但因其著作系日文，此方法未能得以推广。Orentreich N. 虽然被认为是毛发移植之父，然而在 1959 年他发表论文前，就有一些日本先驱者对毛发移植事业做出了巨大贡献。Okuda 是这些先驱者中最为著名的一位。1929 年，Sasagawa 报道了采用特殊针头，将弯曲的人体毛发移植到瘢痕性脱发或斑秃患者皮下组织的术后随访 10 个月的结果。1939年，Okuda报道了200例头皮瘢痕性脱发或先天性脱发以及会阴部毛发稀少的重建手术。该技术主要采用特殊设计的直径为1～5mm的圆形切口，接近Orentreich N.采用的4mm直径的块状移植体。Fujita在Hansen疾病研究所工作期间，进行了大量关于采用单根毛发移植体重建眉毛的研究。Fujita发现，移植的毛发在术后1年的生长会表现得更像眉毛，这种现象在后来被称为受区影响。同时，他也报道称，如将供区毛发放置于冰上，在提取后4天，移植体仍可以生长。

1939年，Okuda在日本皮肤病学杂志上发表了5篇题为"活体毛发移植的临床和实验研究"的论文。在Okuda的论文中可发现，几乎所有关于现代毛发移植事项，包括供区优势原则以及人体毛发异体移植均效果不佳。遗憾的是包括他在内，都未提出男性型脱发也是治疗指征。受第二次世界大战影响，Okuda的论文短期内未获得关注，而他的技术后来被一名德国医生H. C. Fredrich所关注。他发现了Okuda的研究和理论，并在他的德文摘要中将其命名为Okuda/Orentreich技术。由于Okuda的论文使用古日语撰写且难以识别，即使是日本人也会觉得非常难理解，直到2003年Yoshihiro Imagawa将其翻译成完整的英文版本才得以推广。

（二）亚洲毛发移植技术

20世纪80年代末以前，由于市场提倡自然外形的移植体，由人工纤维制成的移植体被应用于脱发治疗。当开始进行毛发移植时，许多人将毛发移植误认为人工纤维移植。毛发移植在亚洲被广泛接受，还得归功于Choi和Kim医生，他们发明了跨世纪的毛发移植器。初期，他们用单根移植体，之后采用2～3根毛发的移植体，即现在所称的毛囊单位移植体。毛囊单位移植技术与Choi和KNU移植器的使用（图1-1-8），被认为是韩国和日本毛发移植两个特征性标准技术。20世纪90年代末以前，很少有医生采用西方的毛发移植技术。

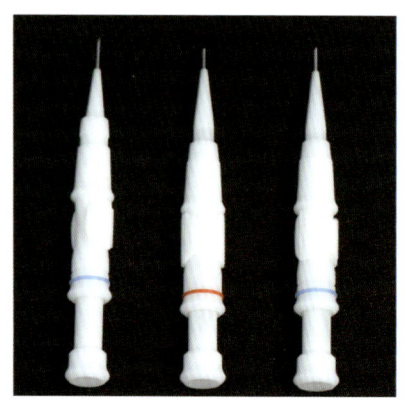

图1-1-8　Choi和KNU移植器

由于亚洲人头皮相对西方人来说更紧一些，脱发头皮缩减术一直未受到广泛欢迎。当亚洲医生想采用西方文献中所描述的方法去除同样宽度头皮时，他们发现可以去除的脱发头皮总量相对更少，而且随着头皮超过最佳弹性度再进一步去除时，患者疼痛程度增加。此外，术后瘢痕更加明显（图1-1-9），甚至还会出现其他一些并发症。目前虽然小部分医生仍在使用该技术，但总体手术量已经大幅下降。

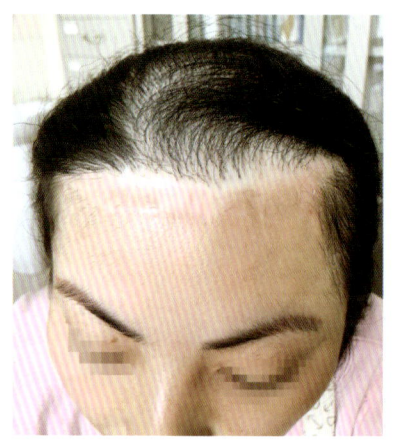

图1-1-9　头皮缩减术后前发际缘张力性瘢痕形成

相比而言，头皮皮瓣法在日本比较受欢迎，日本的整形医生认为亚洲人的毛发更黑、更粗、更直，头皮皮瓣法的治疗效果比移植的效果更好。然而这种方法的并发症发生率较高，通常瘢痕张力增加还伴有皮瓣坏死、供区继发性脱发等问题。随着毛囊单位移植技术的快速发展，采用皮瓣法治疗男性型脱发和女性型脱发的手术量已经明显减少。

（汤宋佳）

第二节　中国毛发移植的发展历史

一、初始阶段

（一）圆形打孔器移植技术

20世纪90年代，上海第二医科大学附属新华医院的颌面整形医生王善昌利用直径为3～4mm的圆形打孔器获取自体毛发进行移植，移植后毛发生长不自然、密度低，且对供体组织的浪费十分明显。随着毛发移植器械和技术的改进，有医生使用不同直径的圆形毛囊打孔器及手柄（图1-2-1），虽然移植毛发成活率有所提高，但移植的毛发呈毛刷状，移植单位之间的间距大、密度低（图1-2-2），看起来人工痕迹明显，被称为"芭比娃娃头"，患者对毛发移植效果的满意度较低，因此自体毛发移植技术在临床上并未得到积极的推广。

（二）小切口层次化移植技术

1990年，毕业于首都医科大学的季鹰赴美国北卡罗来纳州大学医学院神经外科系进行脑肿瘤光学治疗的临床博士后研究。1996年初，他在美国研究肿瘤光动力治疗技术期间，接触到人体毛发移植技术，并参与了由Grant

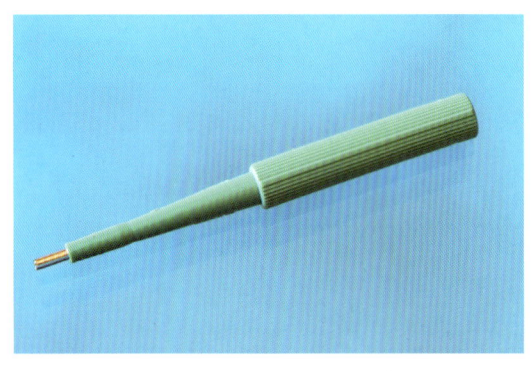 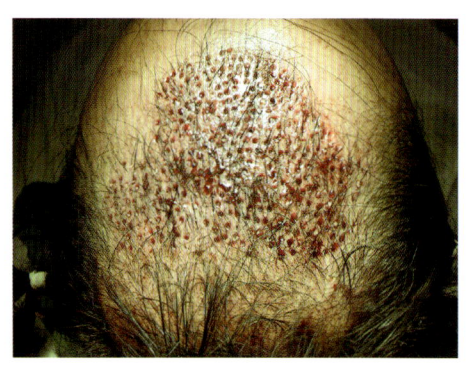

图1-2-1 直径3～4mm的圆形毛囊打孔器及手柄　　图1-2-2 圆形打孔后创伤大、密度低

Koher主持的毛发移植临床工作，对此项技术有了很好的掌握，而当时中国国内尚未开展毛发移植技术。1997年9月，季鹰和Grant Koher以及两位美国助手一起，在北京海淀区医学会健翔医院成立了国内首个自体毛发移植中心，这标志着中国第一个自体毛发移植专业中心的成立。季鹰当时所采用的技术为小切口层次化毛发移植，移植毛发的外观和成活率均较圆形打孔器移植技术有明显改进，患者对临床移植效果的满意度大大提高（图1-2-3，图1-2-4）。但该技术也有缺点：临床工作量大，一次移植所产生的毛发密度较低，外观呈簇状，需再做2～3次加密手术才能达到满意的效果；该手术时间较长，一般Ⅱ～Ⅲ级的脱发患者毛发移植手术需要3～4小时，Ⅲ级以上的脱发患者手术所需时间达6小时以上。

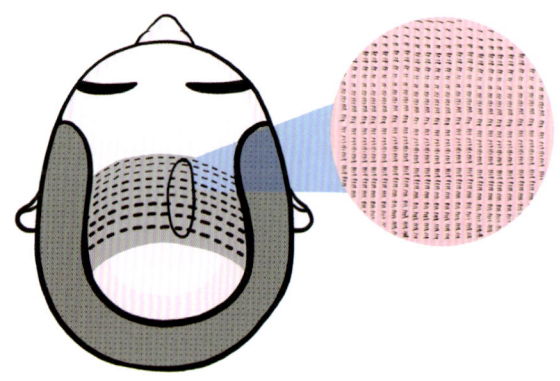

图1-2-3 小切口层次化毛发移植分布

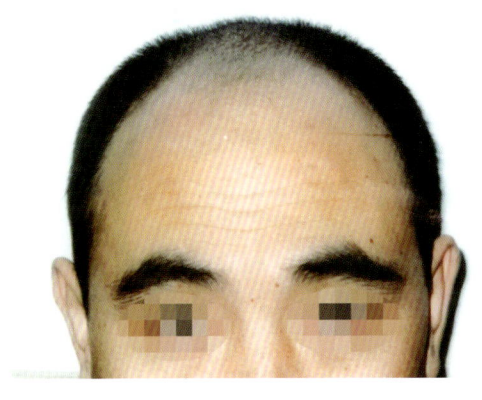
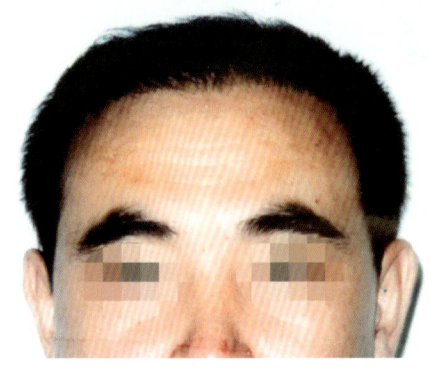

　　A　　　　　　　　　　B

图1-2-4　小切口层次化毛发移植的效果对比
　　A. 术前　B. 术后

　　季鹰在国内开展临床工作之初，除了技术问题还遇到许多困难。例如，患者对毛发移植不了解及对术后效果表示怀疑；不知道如何开展宣传，让脱发患者知道国内已开展毛发移植；收费标准如何等。但随着第一期广告（标题"秃顶从根治起"）在《北京青年报》顺利刊登，咨询电话及上门求治的患者络绎不绝。当时健翔医院三间手术室每天都安排得满满的，平均每天手术量6～8台，手术预约至3周以后。随着胡宝莹和徐霞的加盟，以及张建辉、代庆成、张洁丽等一批年轻医生助理的加入，由王继玲等组织招聘和管理，很快形成了一支十分专业的毛发移植医疗队伍。在开展毛发移植后的2年内，这支队伍的成员不断壮大，在最鼎盛时期曾拥有18名手术医生及80名外科助理人员。如今，这些最早期的毛发移植医务人员已在全国各地拥有自己的医疗美容门诊，现在还在临床第一线的有计斌、代庆成、吴安利、陈娟等。

　　当时存在的困惑就是技术推广交流难。尽管季鹰在1997年就开展了毛发移植，但由于当时条件受限，第一，没有独特的毛发移植教育体系，没有系统的教材或者课件，无法进行推广和培训，仅有的医生队伍无法满足广大脱发人群的需要。第二，无法对患者进行科普和宣教，几乎很少有人明白毛发移植的原理、过程及效果。第三，设备和器械均从美国带回，国内几乎没有毛发移植的器械，成本支出大且来源困难，普及性差。第四，不明白该项目附属于哪个学科，没有任何学术团体及组织可以依附，技术人员单打独斗，无从交流与切磋。所有的这些，都在很大程度上限制了毛发移植技术在国内的推广应用。

随着技术改进和经验积累，2002年11月和2003年5月季鹰相继成立了北京新极点生物医学科技有限公司和北京新极点医疗美容门诊部，后来成为北京新极点美容连锁机构。其前身应该是美国富兰克林—梅森医学美容外科中心，特色项目除了毛发移植外，还包括激光美肤科、美容整形科、口腔美容科，可以说当时已成为具有世界一流水平的专业化的美容外科门诊部。该机构中毛发移植项目开展得也比较全面，从男性脱发植发到女性脱发中眉毛移植、发际线移植、阴毛移植以及瘢痕性脱发的移植，在当时的情况下都取得了非常好的效果。北京新极点医疗美容门诊部于2005年8月成功举办了"第一届现代毛发移植技术及临床应用国际研讨会"，邀请了来自美国植发领域的专家参加会议，这是第一次在中国举办关于毛发移植的研讨会，对推广毛发移植技术在全国的开展起到了很大的作用（图1-2-5）。

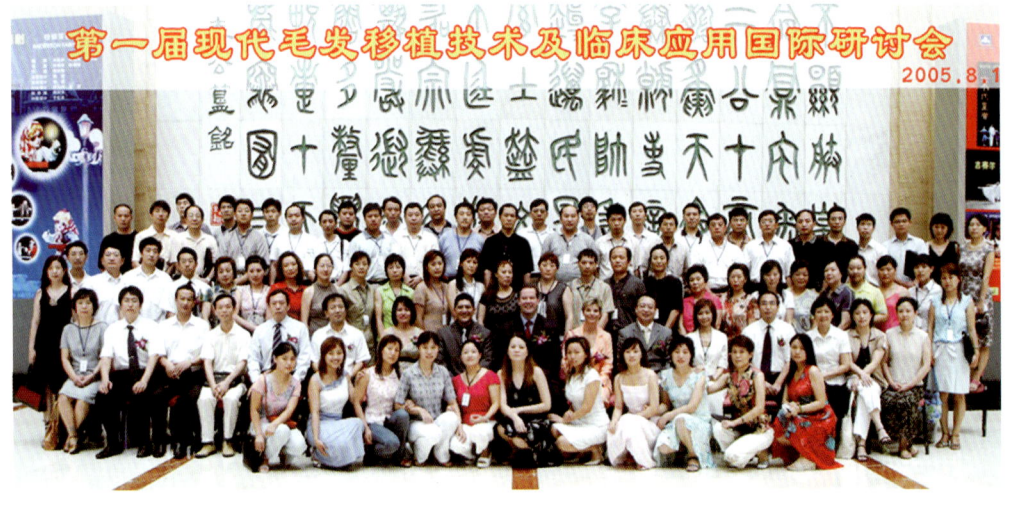

图1-2-5　2005年第一届现代毛发移植技术及临床应用国际研讨会在北京举办

随着人民生活水平的提高，植发市场的需求越来越大，有一些原来从事其他领域的人员也加入到毛发移植行列，还有一些早期接触过毛发移植项目的人员发现此项目的远大前景和良好效果后，纷纷自立门户做起植发事业，这为后来的毛发移植在中国迅速发展起到了推动作用。由于季鹰本身是学术型人才，当时对毛发移植的商业经营理念及营销管理模式尚缺乏职业敏感性，北京新极点医疗美容门诊部于2012年9月停止运行，但此记录已经完成了中国开创自体毛发移植技术的使命。

尽管后来季鹰不再从事毛发移植事业，但是为了真实地反映中国毛发移植的发展历史，张菊芳多次采访早期跟随季鹰从事毛发移植的部分人员，包括计斌、代庆成、陈娟等，2016年初经刘裴华介绍，从早期跟随季鹰从事毛发移植项目的王继玲处获得了很多当年珍贵的资料，包括开展之初的审批、宣传、效果等等细节，可见早期在国内开展毛发移植技术的艰辛之路。张菊芳于2016年底赴北京专访季鹰，进一步了解中国毛发移植早期的发展史，特邀季鹰作为中国毛发移植开拓者参加2017年在杭州举行的第二届中国毛发移植大会，并作中国毛发移植发展历史的大会主题演讲（图1-2-6）。

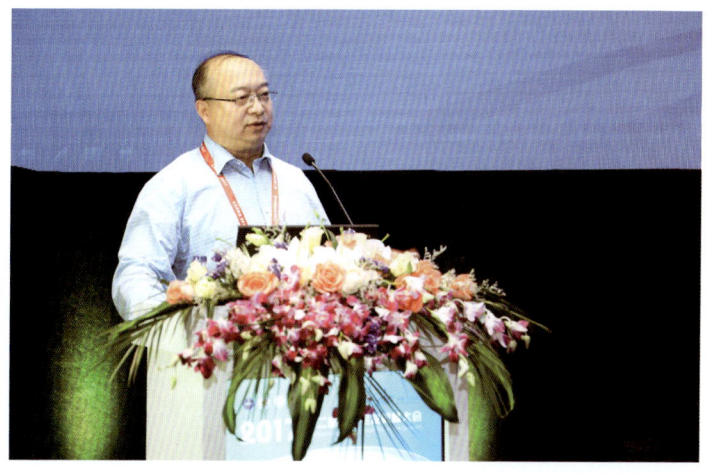

图1-2-6　2017年季鹰在杭州举行的第二届中国毛发移植大会上作主题演讲

二、发展阶段

（一）教材出版，人才壮大

自 2000 年以后，毛发移植的概念和项目在国内已经有所知晓，但普及率不高。较早期的有法国科微创毛发移植提取仪的临床推广，为促进中国毛发移植技术的发展起到了一定的作用。随后，一些早期的毛发移植人员也开始自行研制国内毛发移植器械，边研制边实施，"摸着石头过河"，对促进国内毛发移植技术的发展起到了一定的作用。但由于器械和技术问题造成手术时间长、创伤大，患者和医生都对移植效果不满意，有时候会觉得这样的效果对不起患者，甚至对这项技术表示怀疑。如何寻找毛发移植最好的方法和技术，是当时摆在国内众多对毛发移植感兴趣的医生面前的最大挑战。经上海交通大学医学院附属第九人民医院曹谊林教授的推荐，张菊芳于 2006 年赴加拿大温哥华整形外科中心和 Hasson & Wong 毛发移植中心访问学习。当她第一次见到 Jerry Wong 和 Hasson 两位医生的毛发移植手术时，简直惊呆了，这才是真正的毛发移植技术！他们的技术在当时就已经达到出神入化的境界。张菊芳暗自庆幸自己是世界上毛发移植的最大受益者，下定决心要尽早把这项技术学成并带回中国推广。在温哥华的 Hasson & Wong 毛发移植中心的 2 周时间内，张菊芳白天看手术，晚上整理过程要点，将国际上最流行且效果非常满意的头皮条切取技术——FUT 技术完整记录下来（图 1-2-7，图 1-2-8）。回国后她一边实践操作，一边总结适合中国国情的经验，于 2011 年出版了国内第一本系统、全面、完整的毛发移植技术标准流程——《高密式毛发移植》，开启了中国毛发移植领域的新篇章。2013 年，她的第二本关于毛发移植的专著——《毛发整形美容学》诞生，填补了中国毛发移植学术专著的空白。随着毛发移植的其他专著和科普文章的出版发行，整形外科专著中也出现了毛发移植的大篇幅内容，让更多从事毛发移植及其相关产业的人员有了真正的参考书（图 1-2-9）。

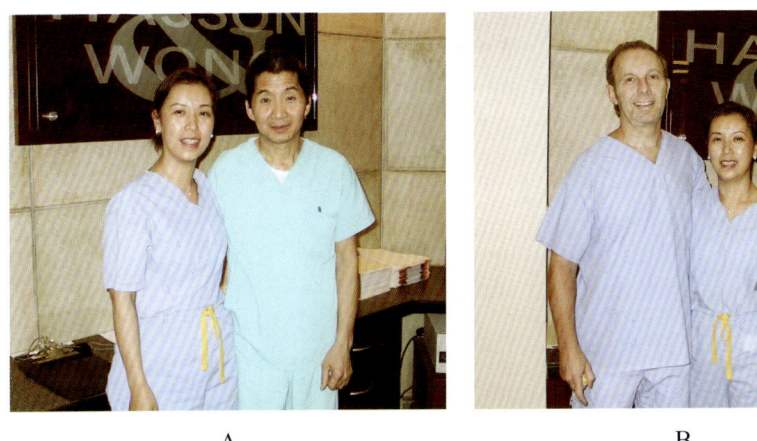

图1-2-7 2006年张菊芳在加拿大温哥华Hasson & Wong毛发移植中心学习
A. 张菊芳与Jerry Wong合影　B. 张菊芳与Hasson合影

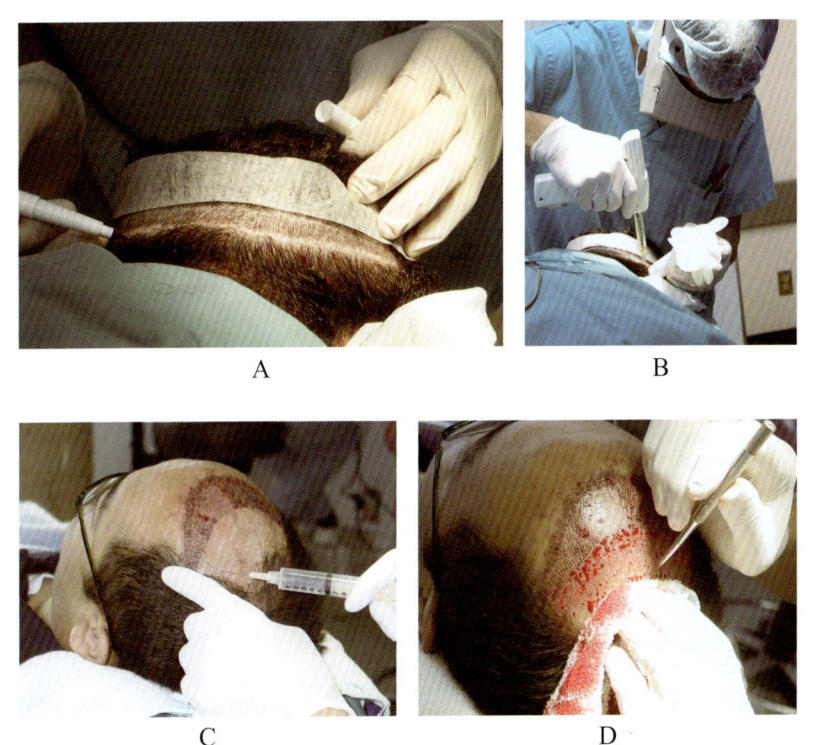

图1-2-8 Jerry Wong 的FUT技术操作过程及效果（2006年12月）
A. FUT第二次切取，包含第一次遗留瘢痕，头皮条宽约1.8cm，不全剃发　B. 麻醉时右手持细针头麻醉枪缓慢注射，左手使用震动器以缓解疼痛　C、D. 分区域阶梯状麻醉、打孔、种植，界限分明，人员分配合理，缩短了移植体游离时间，术后创面干净，患者安静舒适

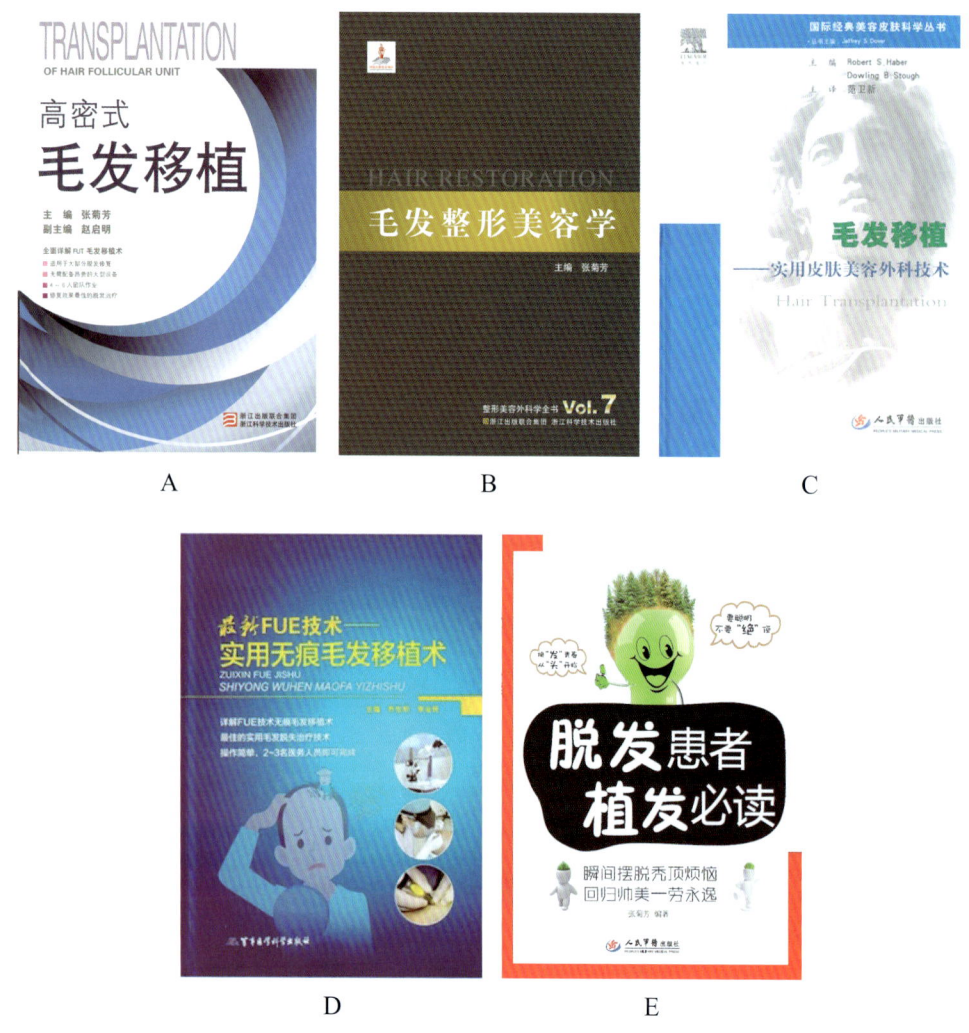

图1-2-9　毛发移植专著与科普书
A、B、C、D. 毛发移植专著　E. 毛发移植科普书

Jerry Wong 是超精密和巨量毛发移植的开拓者，在2011年美国阿拉斯加州的安克雷奇召开的第19届世界毛发移植大会颁奖典礼上，他获得了全球最高奖项——金奖。参加完世界毛发移植大会回到亚特兰大后，张菊芳有幸拜见了毛发移植领域另一位代表人物——John P. Cole，并在诊所继续参观学习。他是当时FUE技术的倡导者，他的理论和实践对促进中国毛发移植事业

的发展起到了积极的推动作用。

随着我国经济腾飞和市场发展需要，众多医护人员甚至有些人从来没有接触过毛发移植项目，也在边自学边从事毛发移植。自季鹰从美国、张菊芳从加拿大引进技术以来，FUT技术一直都被视为毛发移植的金标准。随着市场扩大和毛发移植从业人员的飞速发展壮大，另一种FUE技术，由于其门槛相对较低，微创恢复快，加上某些机构通过媒体的引导，在临床上的运用越来越广泛。当然，随着FUE提取器械和技术的大力发展，FUE技术提取毛囊单位的离断率也明显下降，提取速度明显提高，移植后的毛囊单位存活率也有了显著提高，奠定了其在毛发移植领域半壁江山的地位。

（二）专业机构不断涌现

2009年，国家卫生部颁发了《医疗美容项目分级管理目录》的通知，毛发移植术同属于外科与皮肤科的手术项目。毛发移植术并没有被列入医保，更多的是客户刚性需求、自费项目。因此，当今开展毛发移植所在的机构，除公立医院或美容医院的毛发移植专科外，更加蓬勃发展的是民营毛发移植专业机构。较早涉及此领域的有雍禾植发、科发源植发、碧莲盛植发，都做得风生水起，成为较大的全国连锁机构。据不完全统计，各民营机构2017年的流水收入近4个亿，植发手术量近2万例。后续出现的如丽格植发、新生植发、医巢植发，也以不可阻挡之势迎头赶上。据统计，目前国内民营的毛发移植专业机构占市场份额的80%以上。

（三）学术团体的建立与国际交流合作的开展

20世纪90年代，我国发表的毛发移植相关文章较少。1991年，上海第二医科大学附属新华医院毛发移植室的王善昌、陈方龙、李金玉在国内《口腔颌面外科杂志》上发表了第一篇关于毛发移植的文章《头发移植术和头皮减少术（附276例临床分析）》。继2011年张菊芳主编了《高密式毛发移植》、2013年主编了"整形美容外科学全书"系列之一《毛发整形美容学》

后，2017年张菊芳、吴文育参与编写了 Asian Hair Transplantation（英文版），大大提高了中国毛发移植技术在国际上的学术地位。

在各级学术团体的支持下，2013年8月在大连，中华医学会整形外科学分会毛发移植学组正式成立，标志着国内首个毛发移植学术组织的建成，张菊芳担任组长，胡志奇、刘清、吴文育任副组长。2015年在福州，中国整形美容协会毛发医学分会成立，成为中国毛发移植领域的第一个全国性的二级分会，张菊芳任第一届会长，王宇燕任第一届秘书长（图1-2-10）。

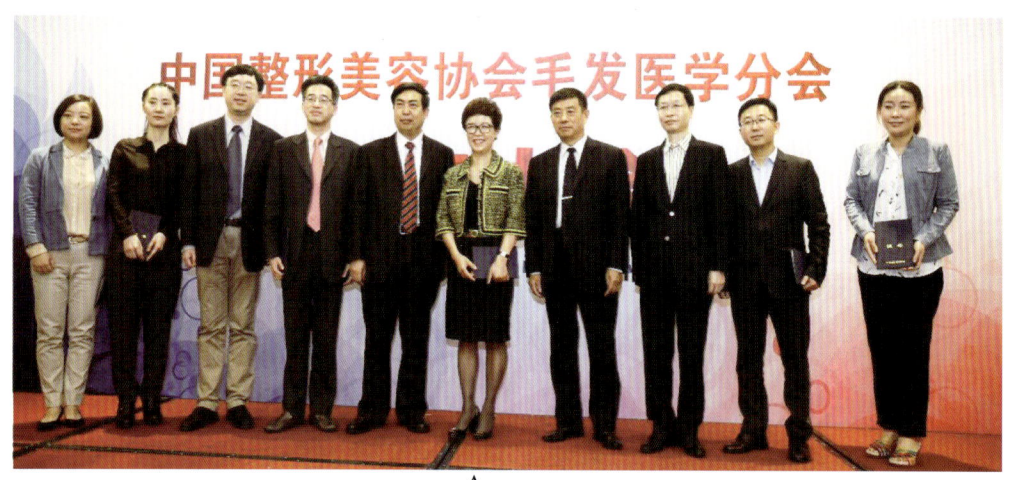

A

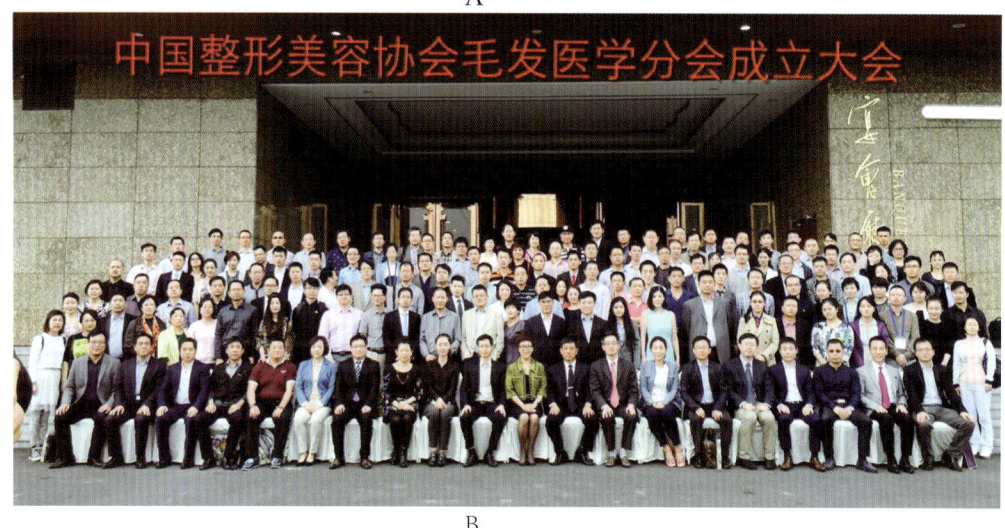

B

图1-2-10　中国整形美容协会毛发医学分会成立
A. 左起：王宇燕，陈华，李航，吴文育，郭树忠，张菊芳，张斌，胡志奇，李兴东，夏炜
B. 参会人员合影

2016年，在广州成立了中国医师协会美容与整形医师分会毛发移植专委会，胡志奇任第一届会长。2017年，在北京成立了中国非公立医疗机构协会整形与美容专业委员会毛发移植修复外科与头皮健康管理分委会，吴文育任第一届会长。学组和分会的成立对建设毛发移植学科、培训毛发移植医生、规范和监督毛发移植市场具有积极的指导意义。2016—2017年，张菊芳、吴文育等学组和学会专家一起制定了《毛发移植技术临床应用专家共识》，并在2017年第一期《中华整形外科杂志》上发表，成为第一个关于毛发移植的专家共识，为毛发移植起到了良好的规范和指导作用。

为促进中国毛发移植医生走出国门走上世界，建立良好的国际交流与合作平台，在每年举办的国内毛发移植大会和其他学术会议交流期间，不定期邀请国际毛发移植专家来讲学，加拿大的Jerry Wong、泰国的Damkerng Pathomvanich、日本的KenichiroImagawa、韩国的Tommy Hwang，还有来自中国台湾的吴文艺更是出现频率较高的专家（图1-2-11）。这些专家和学者对推动中国毛发移植事业的发展也起到了积极的作用。

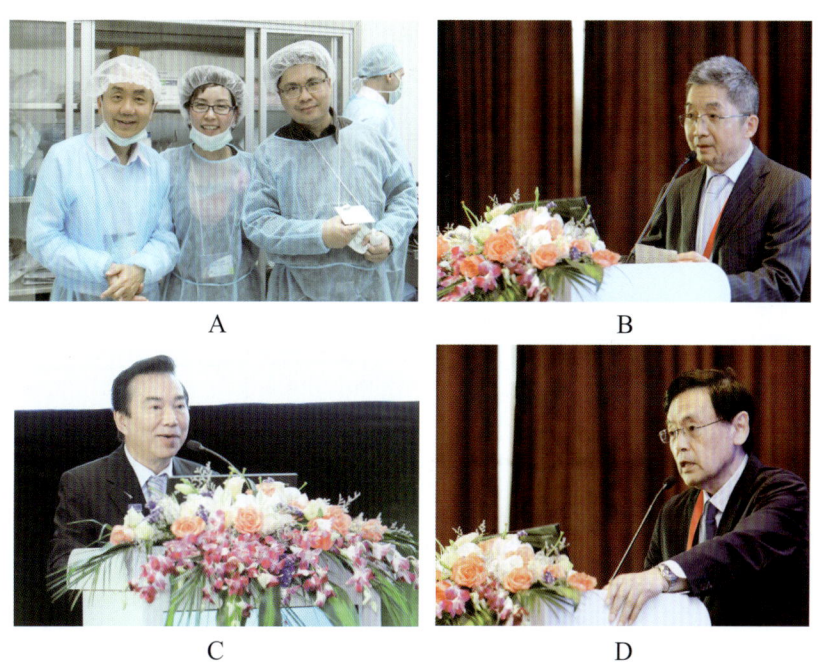

图1-2-11 国内外交流与合作
A. 2010年于泰国曼谷，张菊芳与中国台湾吴文艺、中国香港仇文辉在参观手术演示
B. Jerry Wong作报告　C. Damkerng Pathomvanich作报告　D. KenichiroImagawa作报告

与此同时，中国的毛发移植医生也逐渐走上世界舞台，在亚洲毛发移植大会和世界毛发移植大会上都经常出现中国医生的身影，发出来自中国毛发移植的权威报道。截至目前，加入国际毛发修复外科协会（ISHRS）的会员超过25位，加入亚洲毛发修复外科协会（AAHRS）的会员超过60位，希望今后有更多的中国医生加入国际学术组织（图1-2-12）。

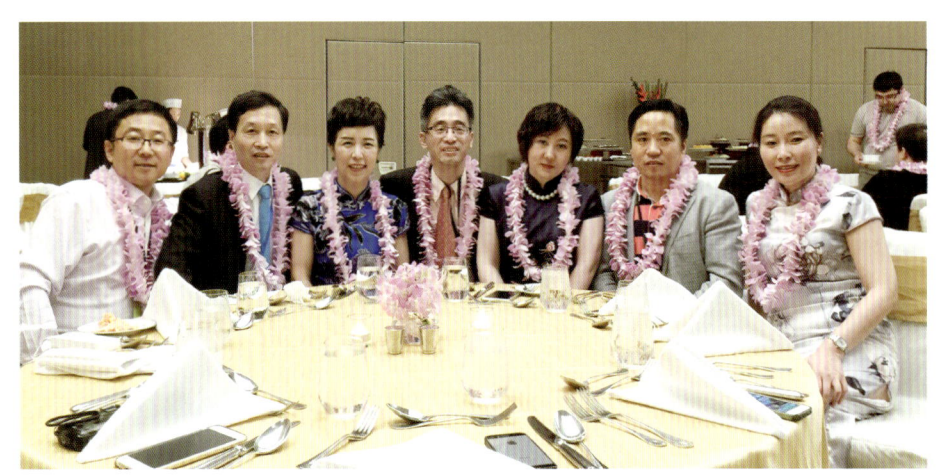

图1-2-12 参加2015年在泰国举行的第四届亚洲毛发移植大会的部分中国代表
（左起：李兴东，胡志奇，张菊芳，吴文育，刘清，王海沐，夏炜）

中国毛发移植事业的蓬勃发展，使中国医生无论是技术实力还是人群数量都走在国际前沿，在国际毛发移植舞台上的雄厚实力不可否认。2017年5月，在杭州白马湖饭店，经过中国专家和中华医学会整形外科学分会前任主任委员曹谊林和郭树忠两位教授的力推和谈判，中国争取到了第六届亚洲毛发移植大会在北京召开的举办权，这是中国第一次举办国际性毛发移植会议，这次会议成为中国毛发移植界的又一个里程碑（图1-2-13）。通过这次会议的举办，一方面提升了中国医生在国际学术中的影响力和地位，另一方面也为今后能争取到世界毛发移植大会的举办权奠定了坚实的基础。

为了尊重国际友人，中方代表也多次征求亚洲方代表的意见。2017年9月18—20日，亚洲执行主席Damkerng Pathomvanich、主席Kenichirolmagawa和联合主席吴文艺一行，在张菊芳和吴文育的陪同下，来北京进行实地考察，对会议的规模、会场流程、酒店接待能力、安保措施、交通住宿等进行综合考量后，确定了会议地点在北京国际会议中心（图1-2-14）。

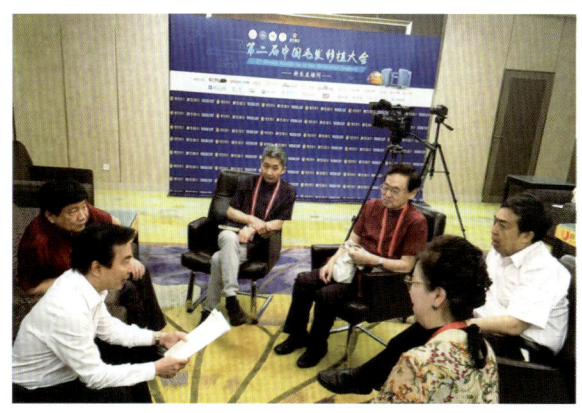

图1-2-13　曹谊林、郭树忠、张菊芳与Damkerng Pathomvanich、Jerry Wong、KenichiroImagawa 谈判商讨，争取第六届亚洲毛发移植大会的申办权（2017年5月，杭州白马湖饭店）

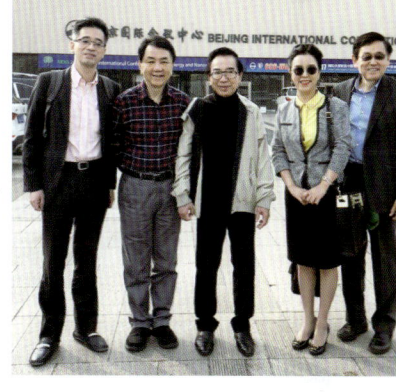

图1-2-14　张菊芳、吴文育陪同亚洲执行主席Damkerng Pathomvanich、主席KenichiroImagawa和联合主席吴文艺考察北京国际会议中心（2017年9月，北京）

经过前期的精心准备，2018年5月11—14日，终于迎来了第六届亚洲毛发移植大会暨第三届中国毛发移植大会在北京国际会议中心隆重召开，这是一次植发技术领域的国际级大咖的巅峰对话。

为保障大会顺利召开，尤其是手术的顺利进行和高清转播，会议前一天，众多国际专家对本次大会的手术演示医院，也是本次会议的主要支持单位北京联合丽格第一医疗美容医院进行了实地考察，曹谊林教授和郭树忠教授亲自接待陪同。专家们参观了这里的手术室、视频转播系统及转播会议室、病房、配套服务等，惊叹手术室条件及流程的完美，称赞这里的手术室是亚洲最好的手术室，表示能在这样专业的手术室里做手术演示非常放心，也非常安心（图1-2-15）。

值得欣喜的是，本次会议非常荣幸地邀请到国际上最权威的专家，包括植发技术的鼻祖、《毛发移植》（*Hair Transplantation*）第1版的作者Walter Unger教授。听说在中国北京召开毛发移植大会，Walter Unger教授不顾高

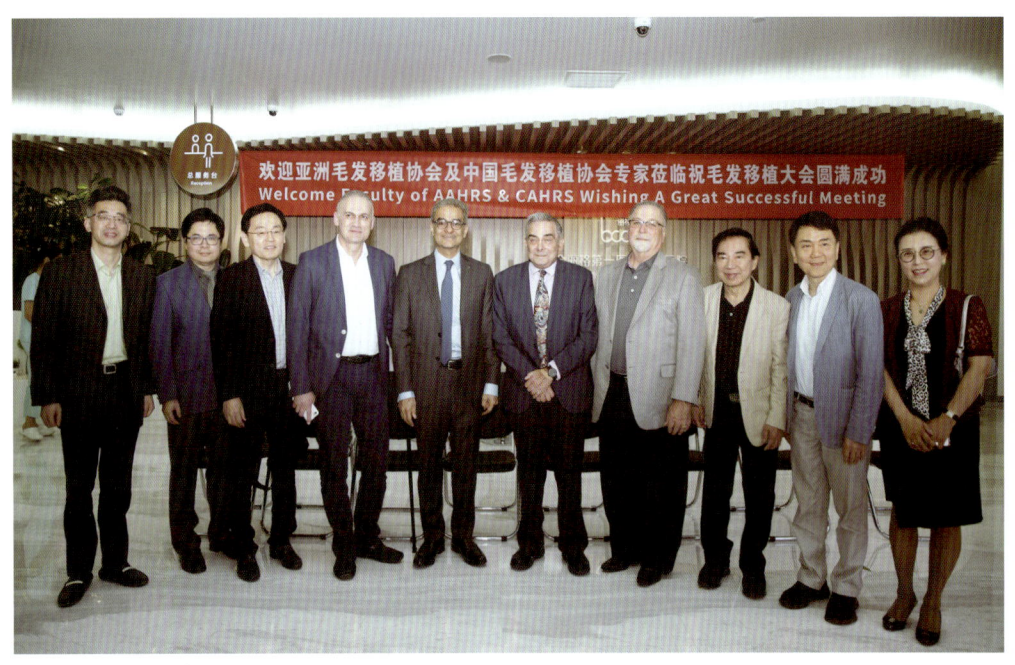

图1-2-15　国内外毛发移植专家参观北京联合丽格第一医疗美容医院

龄，在拒绝了前五次亚洲会议的情况下，欣然接受了此次邀请，并在首都北京分享了他从事毛发移植工作50年的感人经历及植发经验。此次大会还邀请到历届国际毛发修复外科协会（ISHRS）的大会主席、国际上最具影响力的几十位学界专家，如Walter Unger、Mario Marzola、Richard Sheill、William Rassman、Robert True、Jerry Wong、Jennifer H. Martinick、Carlos J. Puig、Russell Knudsen、Piero Tesauro、Francisco Jimenez、Ken Washenik、Jean Devroye、Damkerng Pathomvanich、Parsa Mohabi、Dapil Dua、Puig Head Shot、Kenichirolmagawa、Tommy Hwang、John P. Cole等。如此强大的专家阵容，是以往历届国际毛发修复外科会议所没有的。这是中国的魅力，说明中国植发领域的吸引力是如此强大，让地球上那些最具有影响力的专家们都聚集在中国，共商头等大事（图1-2-16，图1-2-17）。

本次大会不仅邀请到世界各地的毛发领域专家汇聚北京，也邀请到中国最具权威性的从事毛发移植领域的专家以及相关毛发领域的企业代表、毛发

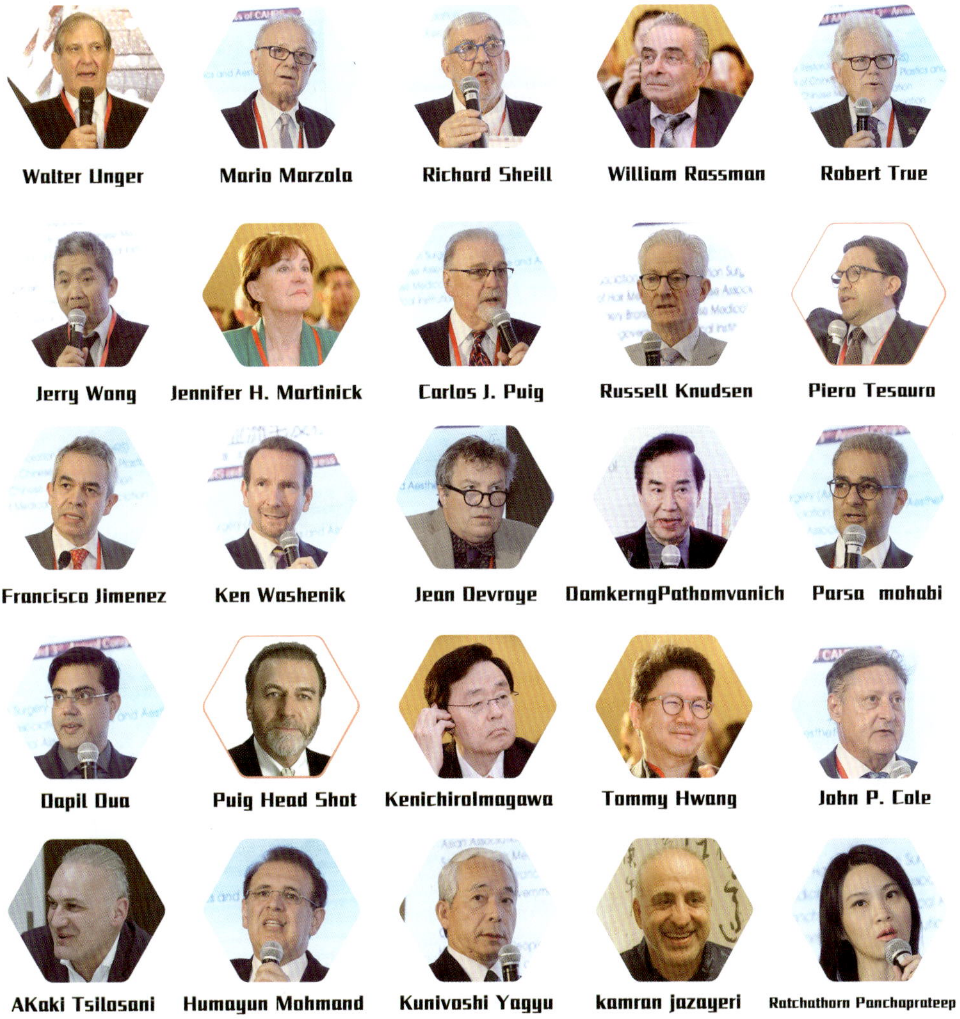

图1-2-16　25位国际特邀嘉宾

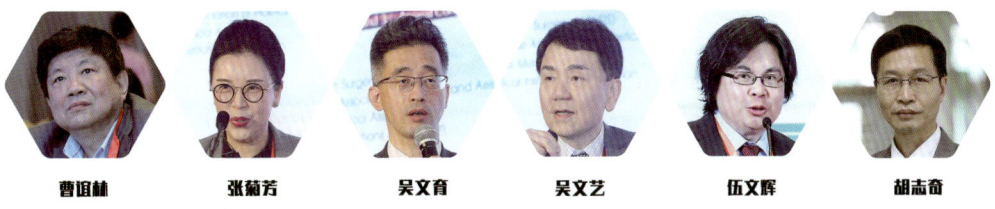

图1-2-17　中国特邀嘉宾

移植CEO等近800余人参加，共同探讨毛发移植的最新进展和热门话题，共同促进国际毛发移植新时代的发展（图1-2-18，图1-2-19）。

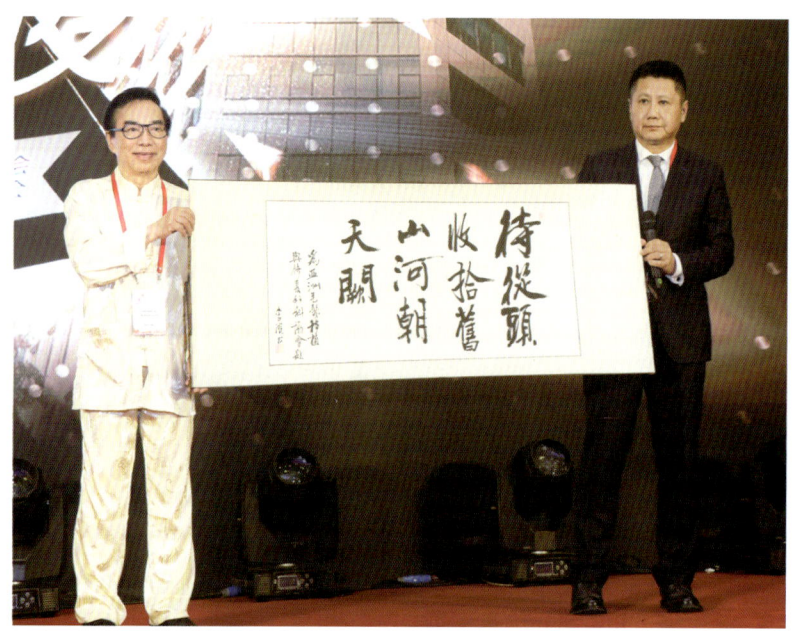

图1-2-18　联合丽格医疗美容集团董事长李滨先生为亚洲毛发修复外科协会题字

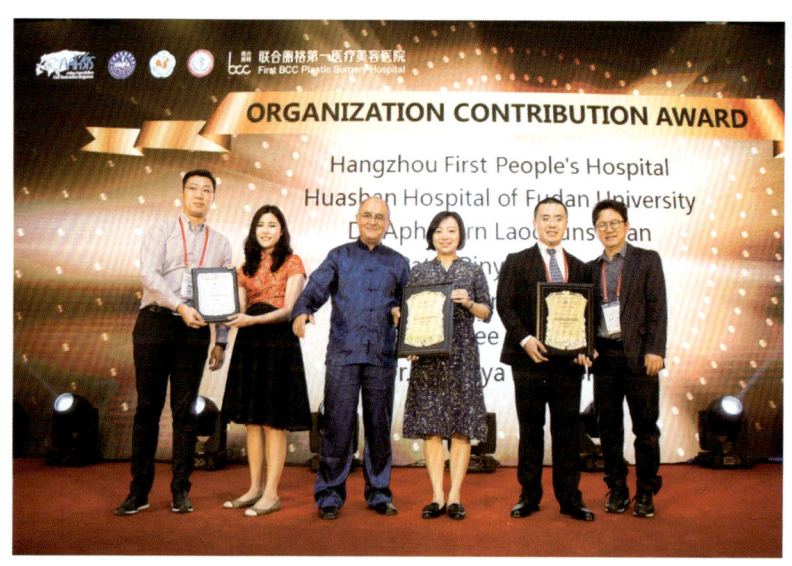

图1-2-19　浙江大学医学院附属杭州市第一人民医院、复旦大学附属华山医院荣获组织贡献奖

会议通过会前学习讲座、会中高峰论坛、趋势发布、手术实操演示、基础教学、品牌展示、百姓课堂等环节，向与会者及业界和患者提供新锐的项目分享、直观的技术聚焦、时尚的流行体验，掀起了一场学术与潮流并重的毛发移植业界"最强大脑风暴"（图1-2-20）。

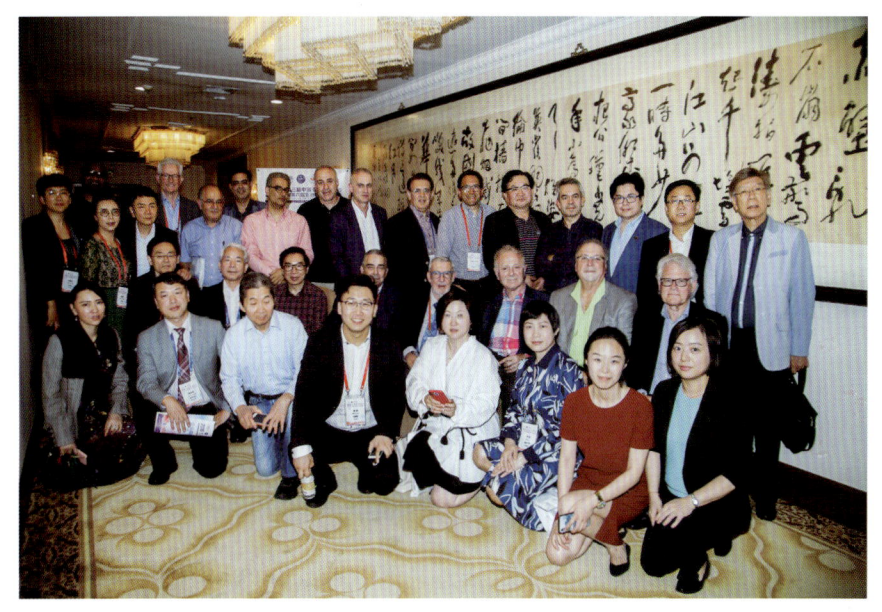

图1-2-20　部分中外专家会前讨论会合影

本次会议由亚洲毛发修复外科协会（AAHRS）、中华医学会整形外科学分会、中国整形美容协会毛发医学分会、中国非公立医疗机构协会整形与美容专业委员会联合主办，浙江大学医学院附属杭州市第一人民医院、复旦大学附属华山医院、北京联合丽格医疗美容投资连锁有限公司、西安碑林科大医院、科发源植发（大麦）医疗集团共同承办，是一次"开放突破，权威对话"的盛会，是一次在家门口的世界毛发移植对话（图1-2-21）。

举办行业中如此高规格的学术盛会，是希望用最先进的医学植发技术解决人们的毛发缺陷问题，实现人们对时尚与美丽的追求。目前，中国的毛发移植技术已实现"弯道超车"，完全可以媲美国际先进水平，在某些技术领域甚至有超越的架势。

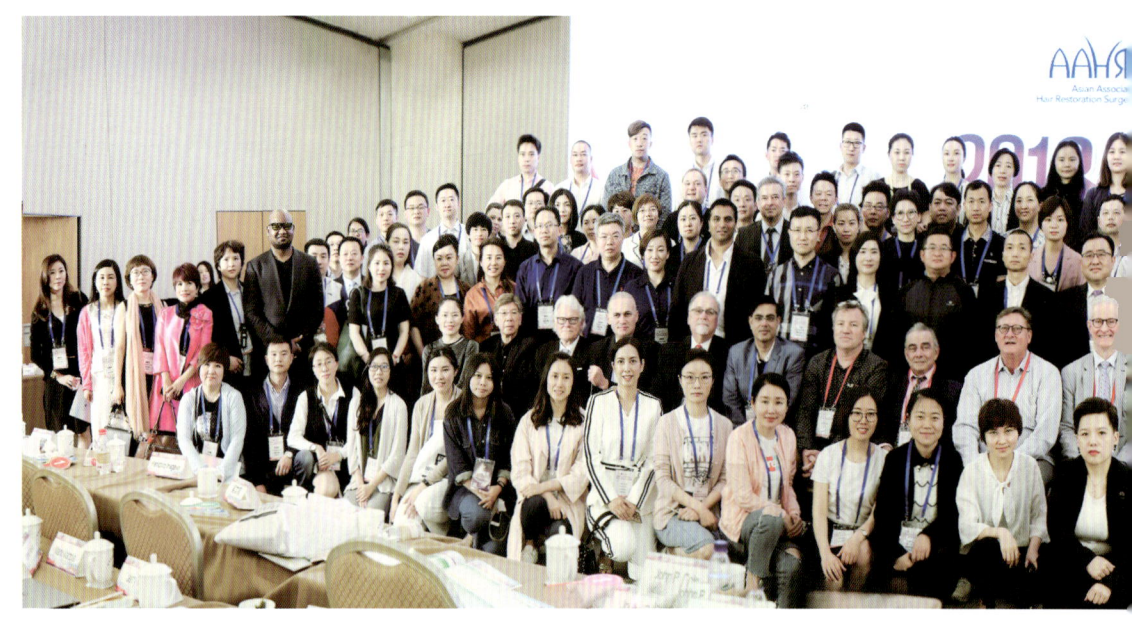

1-2-21　第六届亚洲毛发移植大会部分合影（2018年5月，中国北京）

2018年10月11日—15日，第26届世界毛发移植大会在素有"天使之城"之称的美国洛杉矶隆重召开。来自世界各地150多个国家和地区的专家代表600余人，护士及管理人员和厂家代表350余人汇聚一堂，交流植发技术，商讨植发发展方向，规范植发市场。张菊芳教授作为中国专家，在此次会议上分享了"睫毛移植的技术要点"（图1-2-22）。

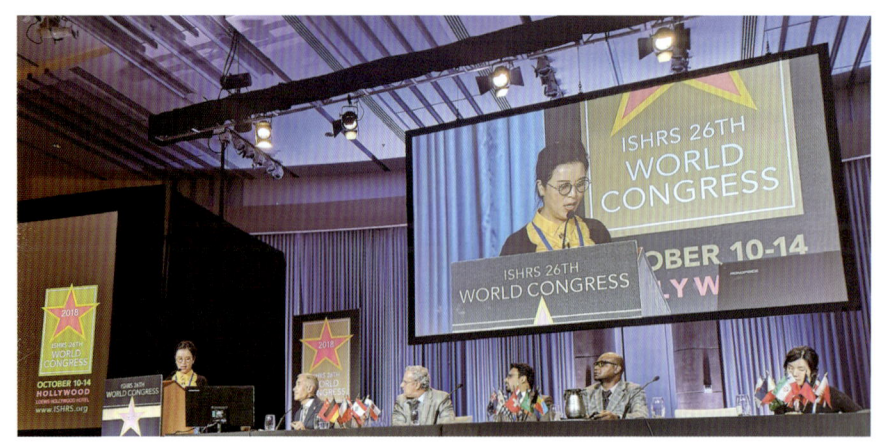

图1-2-22　张菊芳教授分享了"睫毛移植的技术要点"

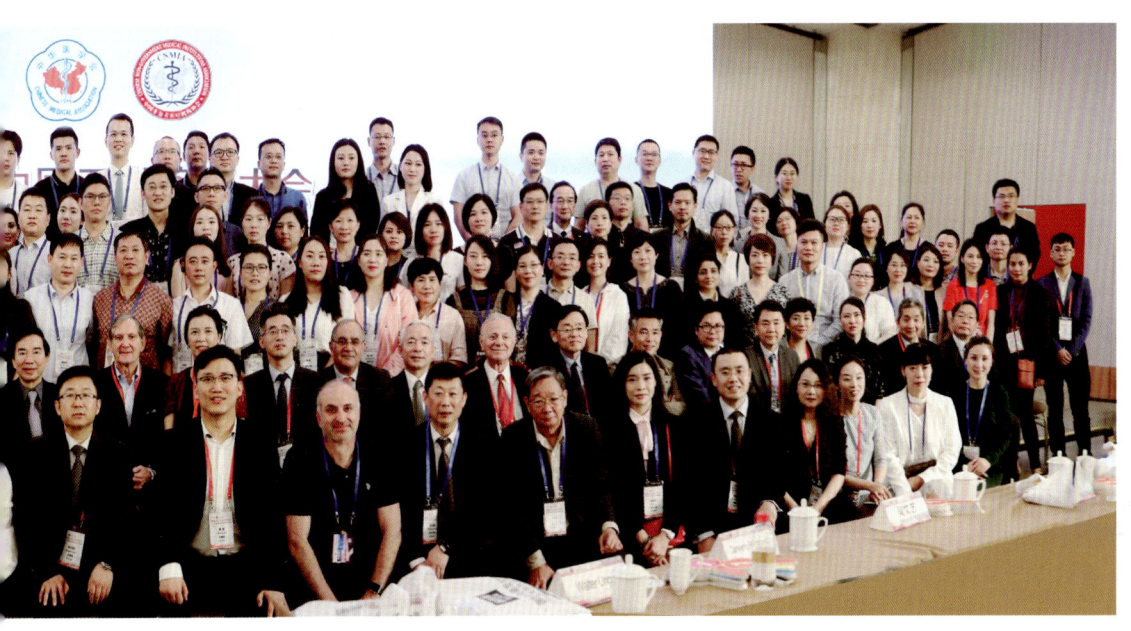

　　大会开幕的当天,来自全球各地30位毛发移植领域的专家们共同商讨了中国毛发移植协会申请加入国际毛发移植联盟的审议。此前,在2018年5月北京举办的第六届亚洲毛发移植大会后,经过复旦大学附属华山医院林尽染博士(国际毛发修复外科协会中国秘书)、浙江大学医学院附属杭州市第一人民医院王宇燕医生(中国整形美容协会秘书)和汤宋佳医生(亚洲毛发修复外科协会中国秘书)等人的充分准备,已将加入国际毛发移植联盟的相关资料整理翻译、沟通与递交。加之近年来以张菊芳、吴文育、林尽染为代表的中国毛发移植代表团在世界毛发移植领域取得的成就以及学术影响力已经得到了国际专家的一致认可。最终,在递交申请希望本次会议期间能加入国际毛发移植联盟的三个国家中,中国以全票通过的优异成绩顺利加入国际毛发移植联盟。这标志着中国毛发移植技术在短短的20年时间内经历了萌芽起步、快速发展到走向世界舞台与国际接轨,进入了新的里程。从此,五星红旗在国际毛发修复外科协会(ISHRS)的主讲台上与其他国家的旗帜一起飘扬(图1-2-23)。

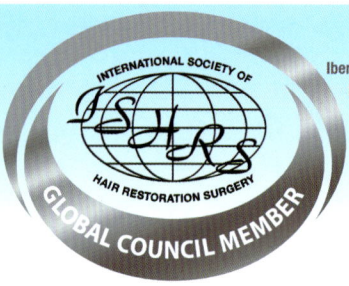
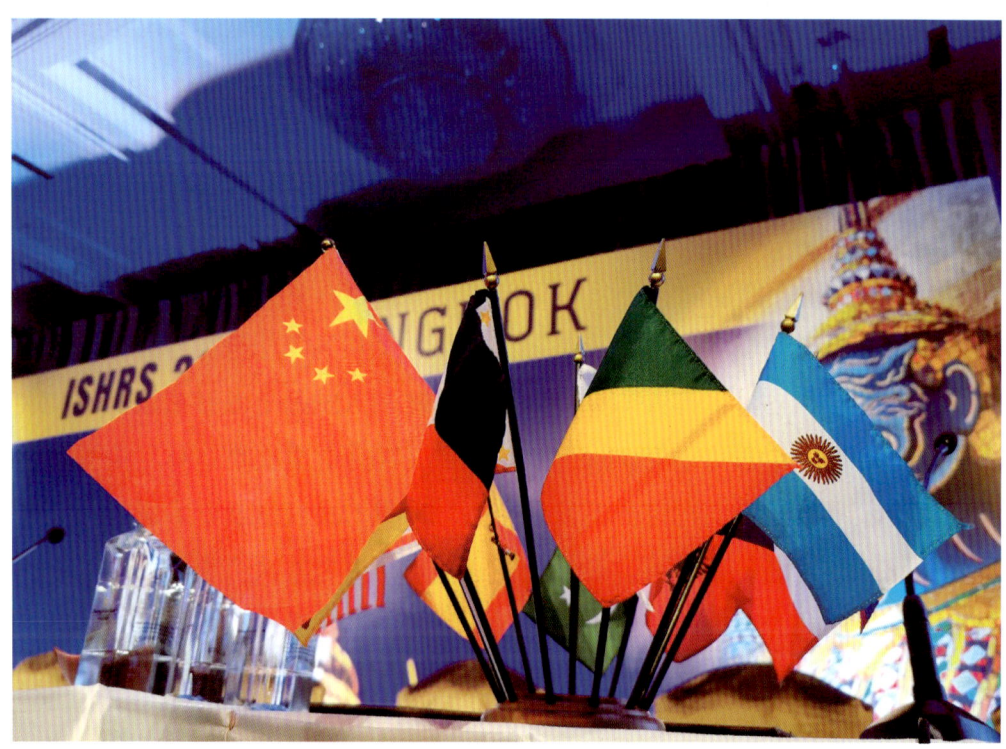

图1-2-23 2018年,中国毛发移植协会正式加入国际毛发移植联盟
A. 国际毛发修复外科协会(ISHRS) B. 中国加入国际毛发移植联盟

这是世界顶级植发大会上中国代表团参会人数最多的一次。以吴文育、张菊芳教授为代表的中国毛发移植代表团联合雍禾植发张玉、科发源植发（大麦）李兴东、碧莲盛植发尤丽娜、新生植发张春杰等，从患者最关心的问题出发，揭露了植发市场的乱象，发出了"患者至上"的最强音。这也是世界植发大会上第一次将"植发黑市"作为主要议题，启动全球安全植发宣传活动的新起点（图1-2-24）。

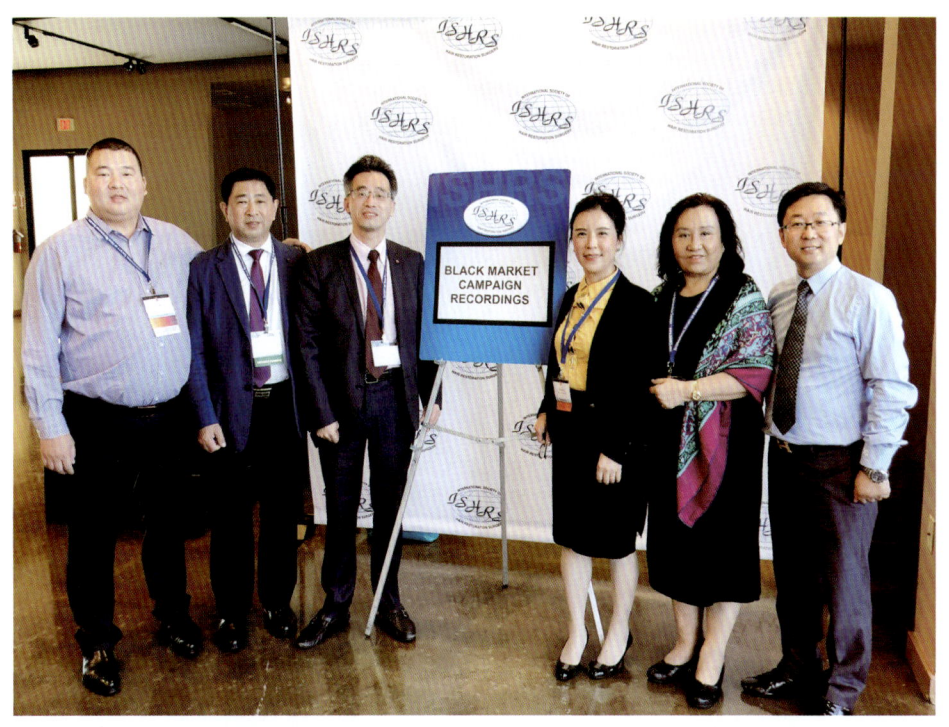

图1-2-24　中国毛发移植代表团在洛杉矶会议上发出"联合抵制植发黑市"的最强音

（四）继续教育培训与认证

2005年8月，季鹰带领的新极点医疗美容门诊部在北京成功主办了"第一届现代毛发移植技术及临床应用国际研讨会"，对在全国开展与推广毛发移植技术起到了很大的作用。2009年4月，杭州市第一人民医院张菊芳成功举办了首届浙江省微创美容和毛发移植治疗进展学习班，之后每年都举办国家级毛发移植继续教育学习班；随后，复旦大学附属华山医院毛发移植中心、南方医科大学南方医院整形美容外科、上海交通大学医学院附属第九人民医院毛发移植中心等，都相继开设和举办各类毛发移植继续教育培训学习班，为中国培养众多毛发移植专科人才。同时，各种毛发移植连锁机构的出现与发展，通过实地带教，出现了师徒制和导师制。师徒制适合初学者、年轻的医生，通过大量手把手的实践操作指导训练，短期内培养出一大批训练有素的医护人员，后续再进行继续教育学习，提高其综合能力；导师制适合有经验的医生在临床上得到进一步提升，再进行全国范围内巡回培训与指导，其中张菊芳毛发团队在毛发移植继续教育和培训方面做出了较大的贡献（图1-2-25）。

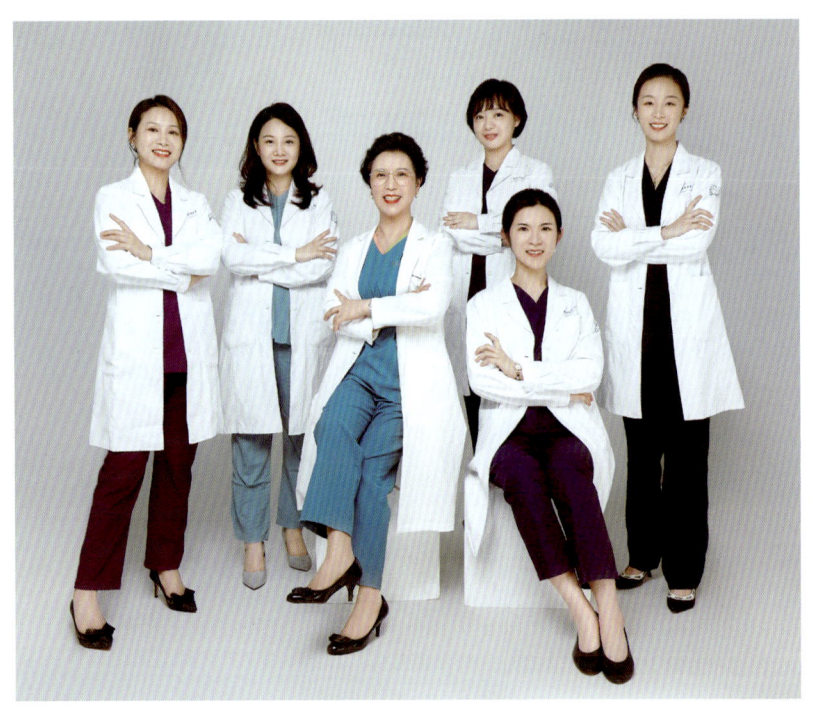

图1-2-25　张菊芳毛发团队

为遵循国际毛发移植联盟的宗旨，秉承医疗本质，规范行业道德，抵制植发黑市，本着致力于打造公开、公正、公平的植发市场，全面推动植发行业健康有序发展的理念，2019年8月，由吴文育教授牵头，复旦大学附属华山医院、浙江大学医学院附属杭州市第一人民医院、南方医科大学南方医院、上海交通大学医学院附属第九人民医院四家公立医院，牵手碧莲盛植发、大麦微针植发、新生植发、雍禾植发四家民营机构组织，共同成立了中国植发联盟（图1-2-26）。

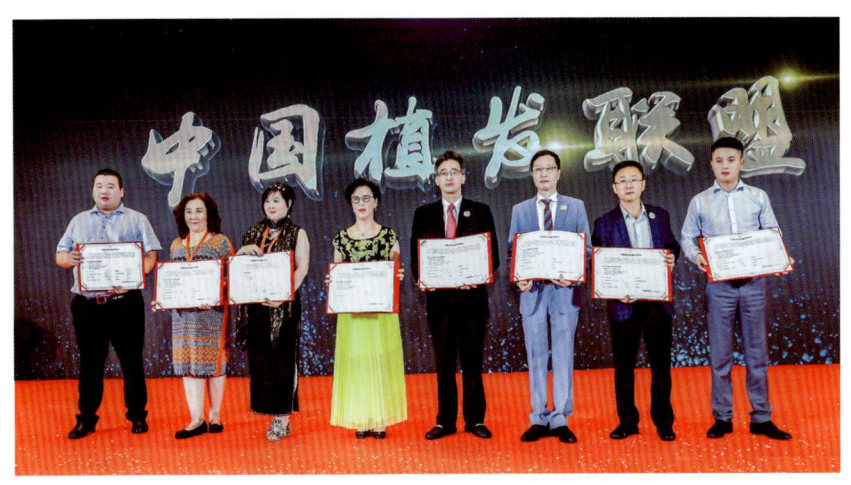

1-2-26　中国植发联盟成立

为加强毛发移植行业的监督和管理，规范手术操作流程，进一步降低植发手术风险，从根源上保障患者权益。2020年11月21日，由中国整形美容协会标准化工作委员会、中国整形美容协会毛发医学分会举办的《毛发移植规范》团体标准定稿会暨中国整形美容协会毛发医学分会换届筹备会于上海顺利召开。《毛发移植规范》团体标准项目牵头人吴文育教授在会上作了主题发言。他分析说，中国的毛发移植在最近5年内以每年20%~30%的年复合增长率持续快速增长，行业和技术的发展都以非常惊人的速度向前跨进，但国内始终缺少规范性的衡量标准，《毛发移植规范》团体标准的制定有着里程碑式的意义，将进一步促进植发行业持续健康发展，保障植发患者医疗权益，也能为监管部门提供监管依据（图1-2-27）。

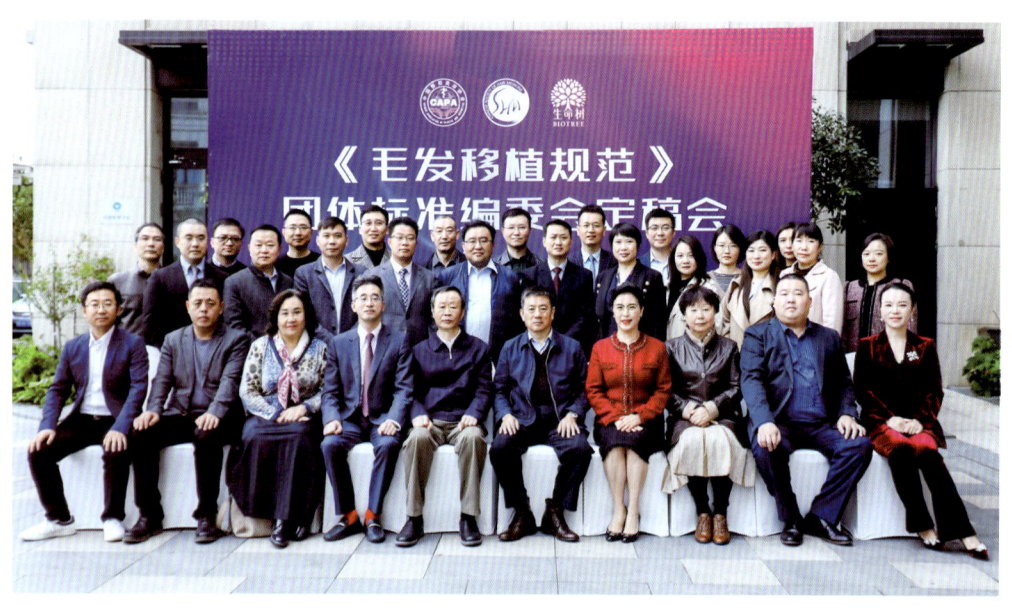

图1-2-27 《毛发移植规范》团体标准编委合影

美国毛发修复外科委员会（ABHRS），由ISHRS联合美国美容外科学会、美国整形外科学会、美国皮肤外科学会创立，主要职能是考核外科医生在植发领域的技能、知识和审美判断，并向符合行业最高标准的医生颁发证书。ABHRS是目前美国和欧盟唯一的植发医生认证机构，其认证资质在全球各地均受到极高的认可。该组织自1996年创立以来，共有205位认证医生，全球平均每年仅10位医生取得认证。2017年10月，来自中国的李梅在捷克布拉格举办的第25届世界毛发移植大会期间通过ABHRS考核，成为首位来自中国大陆的认证医师。2019年，来自中国浙江大学医学院附属杭州市第一人民医院的汤宋佳医生在泰国举办的第27届世界毛发移植大会期间通过ABHRS考核，成为第二位来自中国大陆的认证医师（图1-2-28）。除此之外，中国台湾有3位、中国香港有5位医生也同样取得了ABHRS认证。希望今后有更多的中国植发医生通过此考核而获得权威认证。

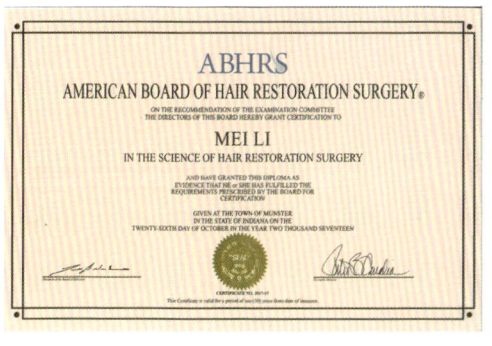
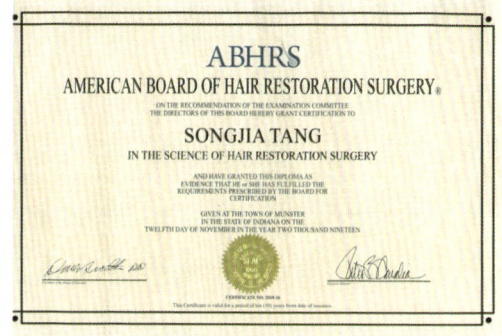

1-2-28　ABHRS认证证书
A. 李梅医生的证书　B. 汤宋佳医生的证书

（张菊芳，尤丽娜，季鹰，王继玲，周圳滔，侯觉）

第三节　中国毛发移植的现状及未来发展趋势

一、脱发市场调查

近年来，脱发话题已经渗透到每个人的生活中。通过淘宝和天猫平台检索"防脱洗发水"后进行爬取和分析发现，2017年、2018年淘宝和天猫平台上防脱发洗发水的销售额分别为1.73亿元和2.08亿元。据国内首家专注于老年行业商业创新与创投孵化的产业媒体AgeClub统计，在2019年6月，淘宝及天猫平台上的假发产品覆盖185个品牌，总销售额达1127万元。

据艾媒咨询数据显示，2019年中国大约有2.5亿脱发人群，其中男性约占1.63亿，女性约占0.87亿，且发病率以每年约15%的速度递增。随着人们生活节奏的加快和生活压力的增大，脱发群体的年轻化趋势明显加快，有60%的人在25岁左右即出现脱发现象。哈佛大学徐雅睍团队在2021年《自然》(Nature)上发表的研究成果也证实：长期、慢性的压力可以通过影响毛囊干细胞行为而引起脱发。

观研天下发布的《2019年中国发制品行业分析报告——市场运营态势与发展趋势研究》报告，在人们对脱发问题关注度越来越高的情况下，养发行业呈现高速增长趋势。2014—2017年，养发行业的市场渗透率由0.2%增长到1.5%，市场规模也由2014年的8亿元增长到2017年的100亿元。2019年，我国养发服务行业市场规模已达到663亿元，预计2022年将达到883亿元，未来行业发展前景可期。

虽然中国有如此庞大的脱发人群，但是寻找正规医院、接受系统化治疗的患者不足三成，另有约47%的患者陷入治疗误区，如采用民间偏方、使用被宣传有生发效果的洗发水、去养发中心治疗等，从而错失最佳治疗时机。近年来，随着整形美容科和皮肤科专业医师在中国医师协会、中华医学会、中国整形美容协会等专业学术平台上开展脱发健康宣教，越来越多的脱发患者开始寻求专业、正规的医疗机构就诊。然而，这些关于脱发的健康宣教工作主要集中在北京、上海、广州、深圳等一线城市及东部和南部省会城市，其他地区的人们对脱发的认识还有待提高，对脱发的治疗还需要专业指导。

二、植发市场调查

2020年，国际发毛修复外科协会（ISHRS）通过网络对其929名会员医师（不含中国大陆）进行植发手术相关信息调查，收回876份有效回信，结果显示：自2010年以来，全球接受毛发移植的患者数量呈现逐年增加的趋势，2010年有251208人，2012年有285424人，2014年有358109人，2016年有597181人，2019年有681964人。在手术部位上，除头皮毛发移植手术数量激增外，非头皮毛发移植（包括眉毛、胡须、睫毛和体毛移植）手术数量也相应增加；其中，眉毛移植手术增长最为明显，约占非头皮毛发移植手术的4.4%，胡须次之（约占4.0%）。在毛发移植手术方式选择上，FUT技术在2004年几乎占所有毛发移植手术的93%。此后，FUT技术的占比逐年下降，而FUE技术的占比逐年增加。至2019年，FUE技术已达到所有毛发移植手术的66%。

相比国外，近年来国内植发市场的发展更是如火如荼。据有关机构预测，2016—2021年我国植发手术数量将从18万台增长到45万台，主要驱动因素为人口增长、男性型脱发患病率增长和植发手术渗透率提高，具体表现为：①人口基数增长。根据世界银行的预测，2016—2021年中国人口增长率为0.3%。②脱发人群患病率增长。生活节奏加快、压力加大和环境污染等因素导致脱发人群患病率不断增加，过去20年患病率增长10倍。假设目前处于患病率高速增长的末期，年复合增长率从5%逐渐降至1%，其中男性型脱发的患病率将从6.9%增长至7.7%。③城镇化和经济发展，使得消费者对植发的接受能力和意愿均有所提升。④植发机构都兴起于一线城市，植发作为相对小众的技术，近年来依靠植发机构的扩张才不断被普及，未来随着其在二三线城市的扩张及消费者认知度的提升，脱发人群对植发的意愿也会提升。

2016年，中信集团通过网络渠道对中国8个城市的大众消费者进行了调研，回收的4110个样本中的部分数据分析显示：

1. 有102位被访者表示1年内会考虑接受植发。在1年内考虑接受植发的受访者中有38%是女性，由于女性的消费行为较男性更为冲动，因此对植发的接受程度更高。功能性植发和美观性艺术植发的发际线调整项目未来仍是女性的植发选择，主要技术包括普通植发和加密。随着FUE技术的不断改进，无痕取发和加密植发技术日臻完善，可以更好地满足女性对于发际线调整的需求。

2. 植发人群将呈现年轻化的趋势。1年内有植发需求的受访者中90%集中在18～45岁，其中半数以上在30岁以下，以20～35岁的年轻人为主，未来该群体将更加年轻化。该年龄段脱发人群有相对刚性的求职和求偶等需求，对外在形象要求较高。植发机构则主要通过网络获客，这是因为网络在年轻群体中的覆盖率更高，同时年轻的消费者对网络信息的接受程度较高。

3. 有植发需求的人群中，家庭收入在20万元以下的占63%，处在各个城镇家庭收入的平均水平。金融、IT行业白领是植发的主要人群，未来学生比例会有所提高，主要原因为：①金融、IT行业工作压力大、时间长，比较容易导致脱发。②金融、IT行业收入较高，对植发的支付能力强。

4. 男性脱发人群解决脱发的意愿比女性更高。此外，解决脱发问题的意愿也随脱发严重程度先高后低。主要原因是：①由于脱发主要是雄激素受体敏感引起的，在女性中的表现多为头发稀疏，通过留长发、刘海可以一定程度上掩盖头发稀疏和发际线高的问题。②部分女性脱发是产后脱发等正常脱发情况。③18岁以上的脱发人群对脱发的解决意愿较18岁以下的人群明显升高，脱发1年以上的人群解决脱发的意愿明显升高，但脱发超过5年的人群的解决意愿会有所下降。

5. 脱发消费者从出现脱发症状到选择植发的决策路径和选择逻辑如图1-3-1所示。

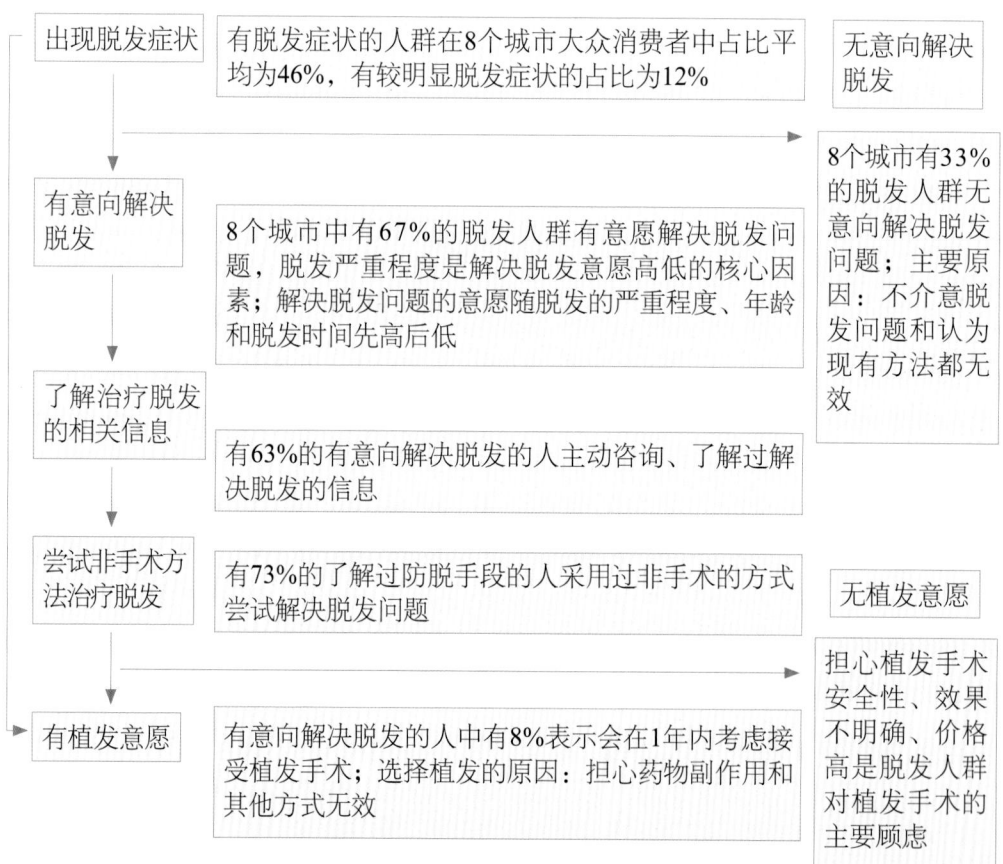

图1-3-1　从出现脱发症状到选择植发的决策路径和选择逻辑

6.不介意脱发问题和认为现有方法都无效,是无意向解决脱发问题的主要原因。

(1)有63%的有意向解决脱发问题的人主动咨询、了解过解决脱发的相关信息,百度搜索、熟人介绍是选择频率较高的信息渠道,其中一线城市的比例高于二三线城市。

(2)有73%的了解过防脱手段的人采用过非手术的方式尝试解决脱发问题。应对脱发采用的手段先后顺序通常为洗护产品、偏方、西药(非那雄胺和米诺地尔),其中试用过非那雄胺和米诺地尔的比例约为20%。防脱生发洗护产品是目前最普遍采用的防脱手段,主要是产品价格相对较低,且不属于药品,所以安全性较高,还可以满足日常洗发护发的需求。

(3)有部分消费者因为了解到其他方式对自己的脱发无效而跳过非手术过程,直接选择植发。有意向解决脱发的人群中有68%会考虑接受植发手术,其中8%表示会在1年内考虑接受植发手术,且一线城市接受比例远高于二三线城市。

从专科医师的角度而言,根据2021年中国整形美容协会毛发医学分会提供的数据显示:迄今为止,国内从事毛发移植的医师及护士数量不足400人。从学历层次而言,医学本科以上学历的专业人员不足60%;从职称角度而言,主治及主治以上的专业人员不足60%。相对于国内庞大的植发市场而言,正规专业的植发医护人员数量远远不足。因此,如何通过专业培训促使更多的医师从事毛发移植专业,是未来规范毛发移植市场的重要内容之一。

三、经营理念调查

毛发移植是一个新兴的板块,客户认知度还不足,主要依赖于市场营销。在机构宣传策略方面,早期侧重于成活率诉求,同时注重器械包装、技术包装等。近年来,随着更多植发机构的加入和市场竞争的加剧,各植发机构开始做案例、开展价格促销以及公关活动,活动事件侧重于公益活动和明星活动,未来会更重视学术贡献和医生个人形象包装,连锁机构也会更注重品牌内涵和企业文化传播。近年来，随着资本市场对植发行业的加持（如中信资本注资雍禾植发、华盖资本注资碧莲盛植发等），未来将出现更多的连锁企业，如直营连锁、加盟或第三方行业机构整合平台。

对医生、经营者和企业来说，经营理念不同，目标及策略也相差甚远。企业经营分为三种类型：做事业、做企业、做生意。一家企业的正常运作需要具备良好的体系，如果把它当成事业来做，往往需要匠心精神，要看重中长期利益，把企业利益放在个人利益之上，承担起社会责任。

四、未来发展趋势

（一）专业化、规模化、品牌化和全产业链的机构

毛发移植相对于其他美容手术而言品类较单一，技术难度不算太大，风险又相对较小，比较容易复制，因此对于建立大型连锁直营机构不是问题。但是，要想在行业内做得既好又大，除了专业化，还需要规模化、品牌化。有的机构在短短的几年时间内快速扩张，不仅在数量上达到30多家门店，而且规模和营业面积也都在5000m^2以上；有的在运行过程中受到资本市场的青睐，获得了风投，以更好的手段和更快的速度达到更大规模的扩张和资金支持，如2017年中信资本注资雍禾植发；有的机构甚至并不仅仅满足于国内市场，而是放眼世界，向国际化挺进，以我国港、澳、台为切入口，逐步开拓海外市场，让中国植发真正走向世界，如大麦植发开拓了美国植发机构、新生植发开拓了中国香港新生植发机构等。由于植发仅仅解决了现有的脱发问题，为了更好地解决未来可能出现的脱发问题，还需要进行养发和护发等，因此很多连锁机构也在大力发展相应的养发、护发项目，逐步扩大产业链。

（二）医疗质量改进及未来前景展望

1. 制定专业化、标准化流程　从专科医院的设置条件到患者的治疗流程进行标准化管理，包括安全管理和质量管理。随着医疗器械和设备的改进，

医护人员的技术进一步提升，植发的效果和患者的满意度也都得到了提高。

2. 人工智能（AI）的手术方式　过去我们一直将植发手术视为一种耗时费工且劳动密集型的手术，不论是采用 FUT 技术还是 FUE 技术，不论是分离毛囊阶段还是在毛囊植入阶段，都需要大量的人力劳动来完成。然而，美国 Restoration Robotics 公司研发设计的 ARTAS Restoration Robotics（俗称 ARTAS 植发机器人）改变了这种现象。该机器人借助计算机 3D 影像辅助系统，搭配 ARTAS 仿真软件 AHS，只需拍摄患者的两张照片就可以通过内置算法模拟出患者的 3D 头型，再由医生决定在不同区域植入的毛囊单位总数或密度、打洞的方向及角度等。目前该机器人的功能和版本仍在不断升级中，未来极大可能会解放医生的双手，实现从取发到植发的全自动机器操作。ARTAS 植发机器人的问世，可以说是植发技术的工业革命，标志着植发技术进入了人机一体、人机合作的新时代。

3. 联合治疗　目前主流的学术观点认为，男性型脱发主要是一种多基因遗传病，呈现渐进性发展的特性，需要长期、持续的治疗，才能有效地控制病情的进展。但并非一种药物或治疗手段对所有脱发患者均有效，需要采用联合治疗的方案，比如药物治疗、低能量激光、富血小板血浆和手术联合治疗等。

4. 干细胞治疗　间充质干细胞是来源于中胚层的一类具有自我更新和多向分化特性的细胞，可通过定植替代，分泌促进自体细胞增殖、功能活化所必需的多种细胞因子等，从而进行病损及衰老组织器官的修复。近年来，有大量临床研究探索干细胞疗法治疗脱发的有效性，如利用骨髓间充质干细胞、脂肪来源干细胞、脂肪来源干细胞培养基、毛囊上皮干细胞、毛囊间充质干细胞等治疗脱发。2016 年，埃及坦塔大学研究团队为评估毛囊上皮干细胞和骨髓间充质干细胞治疗男性型脱发和斑秃的疗效，招募了 20 名男性型脱发患者和 20 名斑秃患者，分别于脱发区域进行一次毛囊上皮干细胞和骨髓间充质干细胞注射，治疗后 6 个月，通过大体照、毛发镜、活组织切片检测，结果发现治疗后患者的毛发密度均明显增加。2011—2017 年，加拿大

RepliCel 公司在欧洲进行了真皮鞘杯细胞（dermal sheath cup cells，DSCC）治疗男性型脱发（即雄激素性脱发）的临床 I / II a 期研究，招募了 10 名男性患者和 9 名女性患者，均提取自体后枕部毛囊真皮鞘杯细胞，体外扩增后注射于前额脱发区域。结果这 19 位患者中，有 7 位患者平均毛发密度增加了 8%，其中有 1 位患者在治疗 2 年后毛发密度增加了 21%，所有患者均未出现明显的不良反应。以上研究提示干细胞疗法在脱发治疗上具有广阔的应用空间。

5. 基因治疗　该疗法是将目的基因或序列导入靶细胞，以纠正或补偿缺陷和异常基因引起的疾病，最终达到治疗疾病的目的。目前已有大量研究报告脱发的致病基因。2008 年，德国波恩大学的研究者发现了两类遗传性脱发基因：P2RY5 基因和 SOX21 基因。P2RY5 基因可导致罕见的遗传性毛发缺失，又称为遗传性单纯稀发症，这是人类所知的第一个作用于毛发生长的基因；而 SOX21 基因的缺失可导致周期性脱发。研究表明，SOX21 基因是毛干表层分化的主要调控因子，破坏该基因可影响毛发脂质的生成，导致遗传性脱发。男性型脱发（即雄激素性脱发）患者的前额毛囊高表达雄激素受体（androgen receptor，AR）是导致脱发的主要原因。雄激素与 AR 结合后，AR 入核调控下游靶基因的转录，引起毛囊细胞功能异常，最终导致脱发。

基因治疗脱发的手段主要是通过将过表达质粒、microRNA 序列或靶基因干扰序列转染至毛囊细胞中，从而调控毛囊细胞功能，最终达到促进毛囊生长的目的。2012 年，Li 等人将含有 Wnt10b 过表达载体的腺病毒注射至小鼠真皮内，可促进毛囊从休止期向生长期转换，最终促进毛囊生长。2020 年，美国北卡罗来纳州立大学的研究员发现了一种可以促进毛发再生的 microRNA——miR-218-5p。研究者将 miR-218-5p 序列注射至小鼠真皮内，可以抑制 SFRP2 基因的表达，激活毛囊中的 Wnt/β-catenin 通路，进而有效促进毛囊生长，提示 microRNA 可以作为一种基因治疗的小分子药物。然而，目前尚未有关于基因治疗脱发的临床研究，主要原因是该疗法的安全性和伦理问题限制了其临床应用。

6. 毛囊克隆 毛发移植手术是治疗脱发的最终手段，但面临着供区毛囊不足的问题。正常人头皮上约有50000个毛囊单位，永久性的供区占25%，约12500个毛囊单位，剩余的都有可能脱落。12500个毛囊单位中仅一半（即6250个）可用于移植（另一半需保留以避免供区变秃）。因此，用6250个毛囊单位覆盖原本37500个有可能脱发的区域，密度是原来的1/6；而毛囊克隆可以真正解决供区受限问题，并避免由于多次大量切取后导致的供区瘢痕。

毛囊克隆的过程是小范围提取未脱发区毛发，分离出毛乳头细胞、混合表皮细胞再生毛囊，或者体外大量扩增毛乳头细胞，与表皮细胞一起植入脱发区域，从而产生新的毛囊。目前，组织工程毛囊是克隆毛囊的基础，而构建组织工程毛囊的首要条件是获取大量具有诱导毛囊再生能力的毛乳头细胞。已有学者在这个方向做出大量尝试，例如基于仿生学原理构建出类似于体内的毛乳头微组织细胞球，并进行三维培养，从而有效地帮助毛乳头恢复生物学特性；还有学者从恢复毛乳头细胞发育所需信号通路的角度出发，通过在培养基中加入信号分子，如FGF2、GSK-3binhibitor或上皮细胞条件培养基，以帮助维持毛乳头的诱导能力。尽管目前毛囊克隆的研究进展迅速，但仍存在安全性不明确、毛囊方向不可控等问题，需进一步研究克服。

7. 其他治疗

（1）激素治疗。比马前列素和拉坦前列素是外用的特异性前列腺素F2α（PGF2α）类似物。研究显示，它们可延长睫毛，加深毛发颜色，延长毛发。比马前列素可用于促睫毛生长，拉坦前列素具有促进毛发密度增加和颜色加深的功能，理论上作用于真皮乳头层，但对斑秃患者的治疗效果不明显，对眉毛缺失也缺乏疗效。

（2）胰岛素样生长因子1（IGF-1）。2012年有研究发现，外用包含IGF-1的脂质体可以促进转基因雄激素性脱发的小鼠毛发生长和变密。研究没有显示造血系统的不良反应或其他可测量性的系统变化，提示这种方法可用于治疗男性型脱发。低剂量放射治疗可诱导人真皮乳头细胞产生IGF-1，也可在体内诱导真皮乳头产生IGF-1，同时可促进成纤维细胞生长因子（如

FGF-7、FGF-2）、血管内皮生长因子和 β- 连环蛋白抑制剂转录，促进真皮乳头细胞形成。给转基因小鼠口服异黄酮，可增加头皮真皮乳头的 IGF 产量，外用辣椒素也可以通过释放辣椒素受体 1 增加毛囊 IGF 的合成，促进更多的降钙素基因相关肽（CGRP）产生。抗坏血酸也可以在体内促进 IGF 的表达。

（3）外泌体。现阶段组织工程毛囊重建、毛囊细胞克隆，仍是毛囊细胞移植疗法的难关之一，需要大量具有生物学活性的种子细胞，包含毛囊干细胞和毛乳头细胞。毛乳头细胞聚集在毛乳头内，毛乳头在毛球部被毛母质细胞等包绕，毛囊干细胞与毛乳头细胞相互作用形成新的毛囊。毛乳头细胞被认为是毛囊形态发生和周期性生长所必需的，但毛乳头细胞在体外经过多次扩增培养，其生物学活性逐渐消失，因此改善或维持毛乳头细胞在体外培育扩增后的诱导活性，是组织工程毛囊重建中重要的一步。以外泌体为来源细胞，通过旁分泌途径细胞外排形成的囊泡，直径为 30 ~ 150nm，其内携带来源细胞的 DNA、RNA 及多种蛋白质等成分，可存在于细胞培养上清液、血液中。研究表明，毛乳头细胞的外泌体可改善毛囊种子细胞的生物学活性，为毛囊重建提供更多有效的种子细胞，为脱发的治疗提供新的研究思路。

（胡志奇，苗勇，张菊芳，王海沐）

参考文献

[1] 张菊芳. 毛发整形美容学 [M]. 杭州：浙江科学技术出版社，2013.

[2] Gupta A K, Lyons D C, Daigle D. Progression of surgical hair restoration techniques [J]. J Cut Med Surg, 2015, 19(1): 17-21.

[3] 石盼丽，苗勇，杜丽娟，等. 富血小板血浆在美容医学领域的应用进展. 中华整形外科杂志, 2019,35(11).

[4] 李宇，王善昌. 男性型脱发的外科治疗 [J]. 中华整形外科杂志，2000，16（4）：250-251.

[5] 亓发芝，顾建英，施越冬，等. 毛发游离移植治疗唇裂修复术后上唇瘢痕 [J]. 中华医学美学美容杂志，2001，7（2）：64-65.

[6] 王继萍，范金财. 高密度毛发移植治疗瘢痕性脱发 [J]. 中华整形外科杂志，2002，18（4）：219-220.

[7] 刘清，张余光，钱云良. 单位毛囊移植修复瘢痕性睫毛缺损 [J]. 上海第二医科大学学报，2004，24（8）：615-617.

[8] 马兰花，李发成. 自动毛发移植系统结合毛发移植器修复毛发缺损 [J]. 中国美容医学，2005，14（2）：171-172.

[9] 张菊芳，贾明，曹树英，等. 提高毛发移植的覆盖率 [J]. 中华医学美学美容杂志，2005，11（6）：348-350.

[10] 张菊芳，沈海燕，韩蕾，等. 高密度毛发移植术在瘢痕性脱发治疗中的应用 [J]. 中国美容整形外科杂志，2011，22（7）：388-390.

[11] 郭晓波，沈海燕，张菊芳，等. 单体毛囊单位移植修复阴毛缺失 [J]. 中国美

容整形外科杂志，2011，22（7）：394-396.

[12] 李金晟，沈海燕，唐亮，等. 头皮扩张结合分期高密度自体头发移植术治疗大面积瘢痕性脱发 [J]. 浙江医学，2012，34（16）：1373-1375.

[13] 张菊芳，贾明，沈海燕，等. 高密度自体毛发移植术修复瘢痕性脱发 86 例 [J]. 中华烧伤杂志，2012，28（4）：264-266.

[14] 沈海燕，张菊芳，韩蕾，等. 单株头发移植在眉修复术中的应用 [J]. 中华医学美学美容杂志，2012，18（4）：305-306.

[15] 张菊芳，沈海燕，王宇燕，等. 雄激素性脱发患者高密度毛囊单位移植并发症分析 [J]. 中华移植杂志（电子版），2012，6（2）：27-29.

[16] 贾明，张菊芳，王宇燕，等. 应用自体毛囊单位毛发移植术重建女性发际线 [J]. 中华整形外科杂志，2014，30（1）：60-63.

[17] 陈海华，张菊芳，王宇燕，等. 单体式毛囊单位移植在局限型白癜风治疗中的应用 [J]. 中华整形外科杂志，2014，30（2）：143-144.

[18] 吕中法，曹越兰，郑敏. 毛囊细胞移植诱导裸鼠毛囊样结构形成的研究 [J]. 浙江大学学报（医学版），2004，33（4）：287-289.

[19] 秦俭，钟志红，杨淑霞，等. Williams E 无血清培养基中培养人头皮毛囊 [J]. 中华皮肤科杂志，1999，32（3）：190-192.

[20] Vogel J E. Advances in hair restoration surgery[J]. Plast Reconstr Surg, 1997, 100(7): 1875-1885.

[21] Shiell R C. A review of modern surgical hair restoration techniques[J]. J Cut Aesthet Surg, 2008, 1(1): 12-16.

[22] Orentreich N. Autografts in alopecias and other selected dermatological conditions[J]. Ann N Y Acad Sci, 1959, 83: 463-479.

[23] Juri J. Use of parieto-occipital flaps in the surgical treatment of baldness[J]. Plast Reconstr Surg, 1975, 55(4): 456-460.

[24] Blanchard G, Blanchard B. Obliteration of alopecia by hair-lifting: a new concept and technique[J]. J National Med Associ, 1977, 69(9): 639-641.

[25] Headington J T. Transverse microscopic anatomy of the human scalp: a basis for a morphometric approach to disorders of the hair follicle[J]. Arch Dermatol, 1984,

120(4): 449-456.

[26] Limmer B L. Elliptical donor stereoscopically assisted micrografting as an approach to further refinement in hair transplantation[J]. J Dermatol Surg Oncol, 1994, 20(12): 789-793.

[27] Gupta A K, Lyons D C, Daigle D. Progression of surgical hair restoration techniques[J]. J Cut Med Surg, 2015, 19(1): 17-21.

[28] Pathomvanich D, Imagawa K. Hair restoration surgery in Asians[M]. Tokyo: Springer, 2010.

[29] Jandali S, Low D W. From surgery to pharmacology to gene therapy: the past, present and future of hair restoration[J]. Ann Plast Surg, 2010, 65(4): 437-442.

[30] Blumeyer A, Tosti A, Messenger A, et al. Evidence-based (S3) guideline for the treatment of androgenetic alopecia in women and in men[J]. J German Soci Dermatol(JDDG), 2011, 9(Suppl 6): S1-S57.

[31] Castro R F, Azzalis L A, Feder D, et al. Safety and efficacy analysis of liposomal insulin-like growth factor-1 in a fluid gel formulation for hair-loss treatment in a hamster model[J]. Clin Exp Dermatol, 2012, 37(8): 909-912.

[32] Flores A, Schell J, Krall A S, et al. Lactate dehydrogenase activity drives hair follicle stem cell activation[J]. Nature Cell Biol, 2017, 19(9): 1017-1026.

第二章

脱发患者的特殊心理及辅导

第一节 脱发患者的特殊心理

一、脱发对患者的心理影响

头发作为个体外观重要的组成部分之一，有着重要的社会意义，而发型和头发长短对人的外形也具有十分重要的作用。脱发不仅严重影响患者的外在形象，给其心理也带来无尽的烦恼，从而影响患者的生活质量。由于遗传基因和体内雄激素水平过高，所以大多数脱发者是男性。长期以来，对脱发患者的临床治疗和研究主要着重于疾病本身，但临床发现越来越多的就诊者同时还伴有不同程度的心理问题，出现焦虑、抑郁等多种症状，这种心理上的改变在认知行为模式的作用下，形成一系列不良的社会适应性行为。

有研究表明，人格差异决定脱发患者心理影响的易感性。因此，脱发对患者心理及精神的影响越来越受到国内外学者的关注，都不同程度地把诊疗模式转变为一种心理与躯体结合的方式。由于男性雄激素性脱发和斑秃是临床两种最常见的毛发疾病，自然成为研究脱发患者心理的焦点。掌握植发患者的心理特征，对患者进行相应的术前疏导，有时甚至比植发手术本身更重要。进行有效的心理辅导对于提高植发患者自信心、维系家庭和谐、提高生活质量、提高术后康复效果等，都可起到积极的促进作用。

二、植发患者常见的心理特征分析

（一）与脱发相关的心理测试评分

国内有调查发现，不同年龄层次的脱发患者生活质量评分存在一定差异。年龄小于25岁的患者皮肤病生活质量量表（DLQI）的评分显著高于年龄大于35岁的患者，其原因可能是25岁以下年龄组的人群对自身关注程度较高；初中及以下文化程度的脱发患者DLQI评分显著低于文化程度较高的患者，说明脱发对文化程度较高患者的影响较大，提示可能与其接受的教育程度、从事的职业以及社交环境有关。虽然斑秃患者有家族史的仅占患者总数的20%，但有家族史的男性雄激素性脱发患者DLQI评分显著高于无家族史者，可能与前者认为该疾病为遗传性，治疗困难有关。

对5种常见类型脱发（如男性雄激素性脱发和斑秃）患者的生活质量进行量化分析与评估，其调查结果显示：中年人收入越低，其抑郁程度越高，可能与患者顾虑治疗费用方面有关；以流调用抑郁自评量表（CES-D）评分方法分析斑秃患者时发现，评分与病程存在显著相关，病程越长，其抑郁程度越高。与无脱发者相比，脱发者被认为不讨人喜欢、缺乏自信。正是由于这种"外观论"价值导向，脱发者极有可能在最初交往中处于劣势，生活质量受到影响，其程度不亚于银屑病等。有报告指出，45%的中度脱发患者、79%的重度脱发患者以及60%的就医者，都曾经遭受过旁观者嘲笑。这种外观上的不利，也会影响到患者与异性的交往与就业等。

直接影响患者形象的脱发疾病心理问题已被大量研究所证实，包括不自信、焦虑、抑郁、过度自我关注、社会适应不良等（图2-1-1）。一些严重者可出现体象障碍，表现为过度关注一些轻微甚至是不存在的外观缺陷。大多数这类患者沉溺于自身缺陷中，反复求医且始终处于焦虑状态（图2-1-2）。长期如此，会形成严重的社会问题。

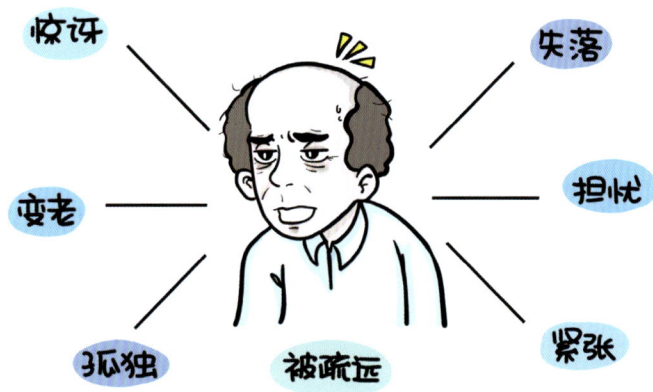

图2-1-1　脱发患者的心理

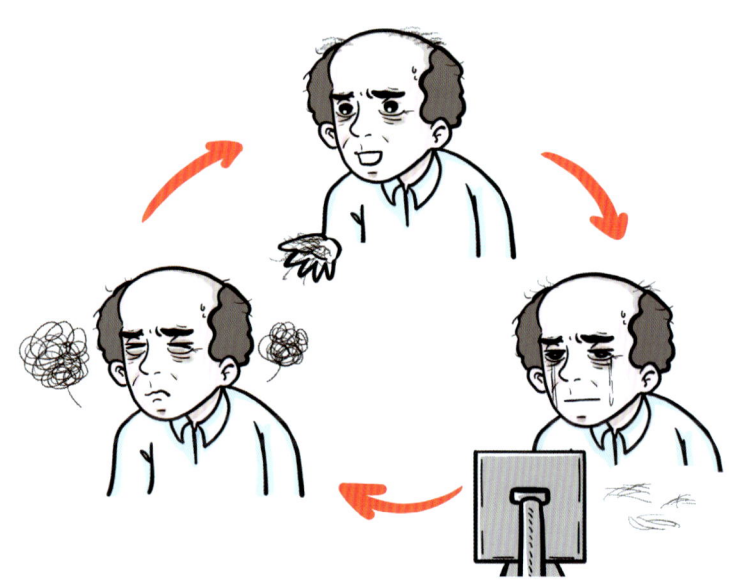

图2-1-2　情绪焦虑加重脱发

（二）男性雄激素性脱发患者心理问题的易感因素

1. 年轻男性（年龄小于 26 岁）且早期脱发。
2. 无恋爱对象。
3. 认为脱发引人注目，希望得到改进。
4. 高社会价值指向、低自我认可度和高外观重视度。

（三）特殊人生阶段脱发的心理问题

无论男性与女性，在求职、求偶等特殊情况下，都会发现脱发极度影响自身形象和生活质量，甚者会以此为生活等其他方面不顺的主要原因。但是，随着年龄的逐步增长，患者对脱发适应度也随之增加，求治欲望有所下降，其原因可能是经济和社会地位改善所带来的自信增加。因而植发患者的治疗动机与做其他美容手术者相同，都是为了追求时尚或对抗外观的衰老现象。

（四）应激事件所导致的脱发

斑秃的临床表现为突发性、快速进展性，为斑片状脱发的一类脱发疾病，这一特点导致患者突然间外观面貌发生变化。多数学者认为，应激事件是斑秃的发病原因之一。部分斑秃患者会出现言语表达障碍，无法清晰表达曾经发生的应激事件。心理学认为，这是一种精神极度受创后的回避反应，在这种情况下，患者无法把躯体的不适与悲伤联系起来。两性相比，男性脱发患者表现出更多的攻击倾向，而女性脱发患者则明显地更容易出现抑郁倾向，原因可能是女性对外观形象更重视，脱发后更易出现回避社会的现象。事实上，患者出现的心理问题并不与其脱发的程度绝对相关。Maffei 等认为，患者本身的人格特征可能决定了其出现心理精神问题的易感性。Ruiz Doblado 等对斑秃患者研究后认为，依赖型人格易出现心理问题，其次是反社会型人格。

（五）不良的认知行为模式

有研究用认知行为模式解释脱发对患者心理的影响，认为逐渐累积的负性因素形成发病基础，而特殊事件诱发不良认知、情感和行为。个体在儿童期和青春期，由于社会文化、社会交往和人格特点等因素的影响，形成基本外观形象认知。这种认知包括：①外观满意度值，是指评价自身外观与内心理想状态的距离。差距越大，不满意度值也越大。②外观的重视度。高度关注外观，以自我价值为中心的人对外观有更高的要求，在出现偏差时更易出现心理问题。具有这类认知的人无限放大外观上轻微的缺陷，出现负性外观表现时，就会缺乏自信心，甚至延伸到更多方面。此类个体会采取相应的行为来缓解这种不良情绪，会出现一些回避行为，如不照镜子、减少社交活动等，也会试图掩饰，比如戴帽子、避免风大或过亮的环境等，甚者会采取一种补救措施，如蓄胡子、重视穿着或练就强壮体格等。植发患者的常见类型大致如下：

1. 追求完美型　　无论从工作还是形象等方面，这类人自我要求更高，如职业演员、社会精英等。他们事业有成、社会地位高，欲通过自体毛发移植手术增强自信心以更具竞争力。该群体对植发手术要求和期望值很高，以恢复浓密发质、改善缺陷为目的，期待术后不留缺陷。术后部分人认为未达到期望值，大多要求做二期加密植发术。

2. 迫切改观型　　此类患者的脱发主要由遗传因素造成。发际缘过早向后或向上移位，头顶部毛发脱落。患者对于手术要求较高且无太多质疑，希望能尽快改变现状。

3. 病理性脱发型　　该群体无太多奢求，大多数能面对现实，清楚自己与健康人在外貌上存在的差距，只要毛发现状尚有一定改善便很满足。

4. 瘢痕性脱发型　　该类患者外貌原本正常，后因各种外伤、意外等导致头发脱失，自身所受的心理打击巨大，存在着不同程度的心理问题。因其对术后效果抱有过高的希望与幻想，常要求植发医生为其恢复原貌，希望通过植发手术使其恢复年轻和自信。

（张宇磊，杨佳峰）

第二节 脱发患者的心理辅导

头发不仅是给人的第一印象，影响着个人对外的吸引力，也是个体外观形象的重要组成部分和一种社会身份的标志。囚犯被强制剃头，表示剥夺其个性和一种对权威的服从；僧侣剃度，表示侍奉神明等。作为身体唯一可随时改变的部分，头发的装饰自然成为社会交往和个性体现的重要途径之一。脱发对个人魅力的影响已被大多数研究所证实，脱发患者的心理状态也将直接影响临床治疗效果。为此，临床医生在诊疗过程中和植发术前，要注意患者所伴随的心理问题并提供必要的心理辅导。

一、关注脱发疾病，更要关注患者心理

由于内源性改善自身外观比外源性取悦他人更易满足，因此决定了患者的植发动机。当患者的期望值不切实际时，很有可能引起低依从性。所以，在为患者提供植发治疗的同时，也要重视患者的心理问题，给予综合治疗。经过植发治疗，早期移植的毛发进入脱落期，在视觉上不会产生明显改变，因此患者对疗效的评估并不完全与医生的评估以及客观的测量结果相符，初诊时就有必要充分了解患者对自身脱发程度的认识、治疗动机和术后期望值。有条件的情况下，可进行人格测试，做一些与脱发相关的心理问卷，并对患者目前的生活质量进行评估。积累患者治疗前的基本数据，有利于医生评估，及时纠正患者不正确的认知和不切实际的期望；复诊时再评估观察变化情况，从而逐渐形成一种新型的治疗模式。对大多数患者来说，脱发的控制或好转足以改善其心理状态，提高生活质量。但对少数患者来说，脱发可能会引起较严重的心理精神障碍。患者所处的环境对其心理状态也有很大影响，可联合其家人共同帮助患者恢复健康的心理，鼓励患者参加脱发者协会等，在集体环境中与其他患者共同进步。

二、转移患者的注意力

由于语言刺激对患者的心理、生理活动都会产生很大的影响,因此要针对不同患者的病情及其心理状态、情感障碍等,充分利用语言工具和诸多植发的成功案例,采取语言交谈方式进行说理开导,以消除其致病心因,把患者的注意力从过于关注脱发疾病转移到其他方面,以纠正其不良情绪,解除其思想顾虑,减轻病情或使疾病好转,提高战胜疾病的信心,从而积极配合医生进行治疗,促进疾病的康复,达到治疗疾病的目的。接受自体毛发移植这一新技术可以使患者"年轻化",采用暗示疗法对患者的心理状态产生积极影响,诱导患者无形中接受医生的治疗意见或产生某种信念,从生活中找回自信。

三、针对不同心理特征分别疏导

随着人们生活节奏的加快、工作压力的加大、精神紧张和环境因素伤害等,脱发的发生率不断增加。很多人从早期的少量脱发,发展成严重脱发和永久性脱发。临床常见的斑秃现象就是患者出现局限性斑片状脱发,一般都是骤然发生但过程徐缓,且有复发倾向。斑秃以头发片状脱落,病变处头皮正常、无炎症、无自觉症状等为特点。由于发病迅速,严重影响容貌,给患者带来极大的心理压力,影响工作和学习。斑秃常见的诱因如用脑过度、精神刺激、紧张焦虑、悲伤或惊恐等,且多数患者伴有不同程度的焦虑和抑郁,大多数属于中医的肝经气滞血瘀型,因此心理治疗和药物治疗同样重要。而斑秃患者心理变化复杂,不良的心理刺激可使中枢神经调节机能失调,不仅通过下丘脑影响神经内分泌系统,还可通过下丘脑及其控制分泌的激素影响免疫功能,从生理上改变人体原来的各种动态平衡,导致机体发病。诊疗时,医务人员应通过观察和了解患者的气质、态度和思维,采取提问等方式,准确地把握与评估其心理状况,针对个体的不同心理特点,因人、因病、因时、因地,有的放矢地进行心理疏导,制订适宜的治疗计划和手术方案。尤其是病程较长的患者,更应注重其心理治疗。

四、耐心倾听，充分交流与沟通

由于植发对医生手术技术的要求较高，对仪器设备的精密度要求也更高，术中耗费大量人力与时间成本，故植发手术费用价格不菲。医生要对患者所提出的问题不厌其烦地进行解答，消除其疑虑，让其自行决定是否手术。术前患者一般都处于紧张焦虑、恐惧不安的状态，担心出现麻醉和手术意外等，也害怕手术后遗症及其他并发症。对于这些现象，医生要表示同情和理解，耐心倾听其心声，给予安慰和开导，认真地进行术前沟通，使之充分了解麻醉和手术的安全性，消除其惧怕手术的心理。对于本身就缺乏自信、手术欲望不强烈，且担心自己术后形象不能被社会所接受，顾忌舆论和害怕嘲讽议论的患者，或是经亲朋好友劝说而来的心理承受能力较差的患者，医生应尽量予以鼓励和积极的帮助，让其得到强有力的心理支持，进一步树立信心，坦然面对手术。有相当一部分患者认为男性雄激素性脱发不是病也治不好，延误了就诊治疗和植发手术的最佳时机，临床医生更应积极宣传，提高大众对男性雄激素性脱发的认识。

五、客观告知患者植发手术的效果

由于多数患者对植发知识缺乏了解，认为通过手术能很快恢复满头浓密的黑发，尤其是平时性情急躁易怒、容易激动者，或因工作环境之需急于见到成效的脱发患者，医生必须耐心细致地为其反复讲解有关植发知识，及时有效地进行疏导，详尽告知手术可能达到的效果及局限性，并且强调这种治疗的连贯性，降低其过高的期望值，打消其不切实际的念头，以便积极地配合手术。术前让患者充分认识自体毛发移植手术的原理及术后恢复的正常过程，减轻其急躁心理，解决其心理问题，才能真正有利于术后恢复，才会取得明显而持久的效果。

（张雅乐）

参考文献

[1] 杨冠华，罗跃嘉，杜太超，等.体象障碍患者对美容手术的满意度调查[J].中华整形外科杂志，2008，24（2）：151-152.

[2] 刘菡，图雅.美容就医者体象障碍的手术与非手术治疗[J].中国美容整形外科杂志，2012，23（1）：12-16.

[3] 方敏，潘洁，包祺，等.整形美容临床中的体象障碍问题浅析[J].中国美容医学，2017，26（1）：24-27.

[4] 李莎莎，庞建华，任立文.受术者心理与整形美容手术的关系[J].中华整形外科杂志，2014，30（4）：313-316.

[5] 刘友山，甘丽，俞凯莉，等.美容心理与整形美容外科医疗纠纷发生的相关因素分析[J].中国美容医学，2017，26（6）：118-121.

[6] 王磊，范卫新，曹蕾，等.脱发患者生活质量调查[J].临床皮肤科杂志，2008，37（7）：417-419.

[7] 楼玮，杨勤萍.脱发患者心理、精神和生活质量状况的初步研究[J].中国麻风皮肤病杂志，2011，27（3）：219-220.

[8] 毛雨，戴叶芹，孙春秋，等.雄激素性脱发和斑秃患者生活质量及抑郁情况调查分析[J].中华皮肤科杂志，2017，50（5）：360-363.

[9] 肖玮.植发患者美容心理的分析与探讨[J].中外医学研究，2011，9（5）：101.

[10] 张菊芳.毛发整形美容学[M].杭州：浙江科学技术出版社，2013：206-210.

[11] Unger W P, Shapiro R. Hair transplantation[M] .4th ed. New York: Marcel

Dekker, 2004: 301-305.

[12] Mysore V. Hair transplantation surgery—its current status[J]. J Cutan Aesthet Surg, 2010, 3(2): 67-68.

[13] Bunagan M J, Banka N, Shapiro J. Hair transplantation update: procedural techniques, innovations and applications[J]. Dermatol Clin, 2013, 31(1): 141-153.

第三章 脱发的非手术治疗

第一节 脱发的药物治疗

脱发是一项世界性难题，临床常见脱发包括雄激素性脱发、斑秃、生长期脱发、静止期脱发等。其中最为常见的是男性雄激素性脱发（androgenetic alopecia，AGA）。男性雄激素性脱发是一种雄激素依赖的多基因遗传病，主要表现为头发密度进行性减少，生长期缩短，毛乳头变小，毛乳头细胞、角质细胞及黑色素细胞活性降低，头发逐渐由终毛转化为毳毛，直至脱落。在治疗上有药物治疗、物理治疗、手术治疗等方法。本节具体讨论男性雄激素性脱发的药物治疗。

目前，美国食品药品监督管理局（FDA）批准的治疗AGA的药物主要有米诺地尔与非那雄胺。两者不仅可以单独使用或联合用药，更能与非药物疗法相结合使用。

一、非那雄胺

5α还原酶可将体内的睾酮转化为活性更强的二氢睾酮（dihydrotestosterone，DHT），睾酮及二氢睾酮都可以与雄激素受体结合，从而影响雄激素依赖的基因转录。AGA患者血清的游离睾酮和二氢睾酮水平高于正常，脱发区的睾酮、二氢睾酮及雄激素受体的水平均高于正常。非那雄胺则是一种合成的5α还原酶抑制剂，可选择性地抑制Ⅱ型5α还原酶。口服非那雄胺可迅速降低头皮及血液中DHT的浓度（≥60%）。临床上，非那雄胺又叫保法止，一般只用于男性患者，口服剂量为每天1mg。由于非那雄胺经过肝脏代谢，所以肝功能异常的患者需慎用。有约1.7%的患者服用期间可出现性欲减退、勃起障碍及射精障碍等，但停止服药后，这些不良反应将会逐渐消失。

除了非那雄胺片剂，现在还有非那雄胺溶液。在外用3%米诺地尔溶液（minoxidil, MNX）及联合3%米诺地尔溶液和0.1%非那雄胺溶液（MFX）治疗AGA患者的研究中，治疗24周之后，两组毛发计数无明显差异，但大体照片显示：MFX组优于MNX组。

二、米诺地尔

米诺地尔是20世纪70年代研制的一种钾通道开放剂，最初主要用于顽固性高血压，因观察到有多毛这一副作用，逐渐开始被用于治疗脱发。研究表明，局部外用米诺地尔可显著促进毛发生长。米诺地尔可能通过以下机制达到生发的效果：

1. 提前结束静止期，促进生长期毛发的生长和延长。
2. 开放钾通道，调节毛发生长。
3. 促进血管生成，增加局部血液供应。
4. 抑制毛囊周围T淋巴细胞浸润，使皮内已闭合的血管重新张开。

现FDA批准的有2%和5%两种浓度剂量。用法为每天2次，每次用量1.0～1.5ml。平均起效时间为12周，用药时间推荐半年至1年以上。有效率可达 50%～85%，以轻、中度脱发者疗效更好，男、女均可使用。如要维持疗效，需使用较长时间。其中，较为常见的不良反应为接触性皮炎和多毛。

三、雌激素类药物

口服避孕药（雌激素或孕酮类）常用于治疗女性雄激素性脱发患者，一般在使用避孕药 6～12 个月后头发会有所改善。该疗法尤其适用于因卵巢分泌雄激素功能旺盛而致体内雄激素水平增高者。

四、安体舒通

安体舒通（螺内酯）是一种较弱的雄激素受体的竞争抑制剂，它可以抑制肾上腺产生睾酮，并能与二氢睾酮竞争受体，减少雄激素。在一项研究中，实验组使用安体舒通每天 200mg，用于 40 名女性脱发患者的治疗；而对照组使用环丙孕酮，用于另外 40 名女性患者的治疗。结果表明，两组试验结果没有区别。其中，44% 的女性患者头发重新生长，44% 没有显著改变，12% 的女性患者继续脱发。然而，安体舒通治疗女性脱发的效果不如米诺地尔，在应用安体舒通时要随访监测电解质浓度，小心血钾升高。另外，安体舒通会引起男性患者性欲减低、乳房增大，故不宜治疗男性雄激素性脱发。

除了上述传统治疗 AGA 的药物，随着科技的不断进步，新药、新疗法也在逐渐面世。

五、度他雄胺

度他雄胺是治疗 AGA 的新药，是 Ⅰ 型和 Ⅱ 型 5α 还原酶抑制剂。目前推荐的剂量为每天口服 0.5mg。有研究显示：比较度他雄胺与非那雄胺治疗 AGA 患者，治疗 24 周后，每天 0.5mg 度他雄胺组的血清 DHT 水平降低（94.7±3.3）%，而每天 5mg 非那雄胺组则降低（70.8±18.3）%。度他雄胺的疗效明显优于非那雄胺。

六、南瓜子油

南瓜子油具有抑制 5α 还原酶和抗雄激素的作用。有实验表明，治疗组每天口服 400mg 南瓜子油胶囊，对照组服用安慰剂。在 12 周、24 周时，南瓜子油治疗组毛发计数高于安慰剂对照组，两组间毛发粗细无差异。24 周时，治疗组自我评估及自我满意度均高于对照组。两组间不良反应无统计学差异。这也为我们提供了治疗新思路。

七、丙戊酸钠喷雾剂

丙戊酸钠作为一种广谱的抗癫痫药，是全面性发作尤其是全面强直阵挛性发作的首选药。近期研究发现，丙戊酸钠可抑制糖原合成酶 3β，激活 Wnt/β 蛋白通路，引导毛发进入生长期。有临床研究评估 8.3% 丙戊酸钠喷雾剂治疗男性雄激素性脱发的临床效果，并采用安慰剂对照治疗。24 周后，丙戊酸钠喷雾剂治疗组毛发计数高于对照组，但对毛发直径、生长速度没有影响。

八、锯叶棕提取物

锯叶棕，学名为沙巴棕，为棕榈科灌木植物，通常生长在南美洲和北美洲气候炎热的地区，果实可供药用。研究发现，锯叶棕含有 β 抑制剂谷甾醇，能抑制睾酮合成，抑制 DHT 及 Ⅰ 型和 Ⅲ 型 5α 还原酶。临床研究显示，每天口服 320mg 锯叶棕提取物，在治疗 24 周后，实验组 38% 的男性雄激素性脱发患者显效，每天服用 1mg 非那雄胺的对照组有效率为 68%。治疗 24 周后，外用锯叶棕提取物治疗男性雄激素性脱发患者毛发计数和终毛计数增加。这也给我们的脱发治疗提供了新的思路。

九、迷迭香油

迷迭香也叫油安草，是一种香料植物，系唇形科多年生亚灌木，原产于地中海沿岸。临床研究显示：在治疗 6 个月后，外用迷迭香油组与 2% 米诺地尔组毛发计数无统计学差异（$P > 0.05$），外用迷迭香油组瘙痒发生率低于 2% 米诺地尔组（$P < 0.05$）。这也更新了我们现有的对于治疗脱发的知识储备。

十、前列腺素类药物

前列腺素（PG）中的 PGE 和 PGF2α 能促进毛发生长，而 PGD2 则抑制毛发生长。拉坦前列素与比马前列素作为前列腺素的衍生物，最初被 FDA 批准用于治疗青光眼，临床使用中发现其有可使睫毛增粗增多的作用。FDA 已于 2008 年批准 0.03% 比马前列素用于治疗睫毛稀少。2012 年，一项纳入 16 名 Ⅱ～Ⅲ 级 AGA 男性患者的随机双盲对照初步研究表明，连续 24 周外用 0.1% 拉坦前列素可显著增加毛发密度，外用前列腺素衍生物治疗 AGA 具有良好的应用前景。但近年来，美国及欧洲开展的外用 0.03% 比马前列素治疗 AGA 的 2 期临床试验发现，治疗 6 个月后毛发密度、毛发直径及毛发灰度跟对照组相比均无显著性差异。目前，增加比马前列素浓度观察安全性及疗效的临床试验仍在开展中。

十一、西替利嗪溶液

西替利嗪抑制炎症细胞浸润和前列腺素 G2 的分泌。在外用 1% 西替利嗪溶液每天 1mg 治疗 AGA 的过程中，6 个月后可使毛发总密度增加 11%，终毛密度增加 18%。

近年来，随着科技的发展，预防和治疗脱发已进入分子和基因水平。现在应用细胞因子、生长因子、PRP 和神经营养因子等局部治疗具有很大的潜力。同时，古今中外各种中草药制剂也重新得到人们的关注。

但脱发是个慢性过程，脱发的治疗也是个拉锯战。药物治疗脱发总体时间较长，导致许多患者的依从性差，各种药物的疗效也存在很大的差异。此外，脱发与患者的家族史、生活习惯、工作环境、精神状态都息息相关。除了上述治疗外，患者平时还需要注意劳逸结合，生活规律，饮食清淡而均衡，多吃新鲜蔬菜水果，并保持心情愉快及充足的睡眠。

（吴文育，林尽染）

第二节 脱发的低能量激光治疗

一、低能量激光治疗的背景

2007年，FDA批准了低能量激光治疗（low level laser therapy，LLLT）作为脱发治疗的方法之一。低能量激光的波长范围为600～1400nm，接近血红蛋白和水的吸收光谱，与呼吸链组分（主要是细胞色素C）具有相似的吸收光谱。该波长激光被组织吸收却不产生明显热量。LLLT作为光疗法及物理疗法的一部分，也被称为冷激光、软激光、生物刺激或光生物调节作用，是目前用于男性雄激素性脱发治疗的新型技术。LLLT能产生多种生物学效应，包括抗炎、止痛、伤口愈合、消肿、抗菌、调节免疫以及改善局部微循环。LLLT于20世纪60年代被发明，最先被美国国家航空航天局（NASA）用于促进太空中伤口愈合。此后，LLLT被用于减少神经源性疼痛，减少炎症并促进伤口愈合；其他用途包括部分皮肤肿瘤、寻常痤疮和银屑病，以及用于在甲醇中毒的大鼠中减轻视网膜毒性等。

二、低能量激光生发的发展历程

1967年，在第一台工作激光器发明后的第7年，LLLT在毛发生长中的作用被意外发现，匈牙利布达佩斯塞梅尔维斯大学的 Endre Mester 在进行激光照射诱导小鼠癌变的实验过程中，偶然发现小鼠低能量红宝石激光处理组的毛发比未处理组的毛发生长更快。这是激光生物刺激的第一个实验。自 Endre Mester 之后，相关研究较少，在激光生发领域出现了一段空白时期。1998 年往后，关于低能量冷激光疗法，特别是 670nm 激光在生发上的研究逐步完善。2007 年和 2011 年，低能量激光仪器分别被 FDA 批准为男性雄激素性脱发和女性雄激素性脱发的安全治疗，但 LLLT 的生发原理及对脱发的治疗效果需要更多的基础研究及临床研究来证实。

三、低能量激光生发的原理

LLLT 在毛发生长中的作用机制尚不明确，目前主要有几个假说：细胞色素 C 氧化酶（CCO）介导的三磷酸腺苷（ATP）产生增加、单线态氧假说、氧化还原假说和一氧化氮假说。证据表明，LLLT 通过细胞色素 C 氧化酶改变细胞代谢，增加 ATP 合成，促进毛发生长，同时使头皮的血液循环加速，促进新生血管形成，调节油脂分泌，促进新陈代谢，增强营养或药物吸收。LLLT 还可促使毛乳头细胞的增殖、迁移、氧合及黏附，并从静止期转化为生长期（图 3-2-1）。其他机制还包括可能与调节免疫反应有关。体外、体内实验都表明，LLLT 可降低前炎症因子前列腺素 E2（PGE2）水平，能升高抗炎细胞因子 TGF-β1 与 IL-10 水平，可调控血管内皮生长因子基因的表达，从而促进毛发生长。

四、激光治疗设备的发展

大型低能量激光治疗仪器主要在医疗场所使用，目前唯一通过中华人民共和国国家食品药品监督管理总局（CFDA）认证的是半岛 Derma Laser-670 激光生发仪。该仪器光源质量好、强度高，具有独特的"五片式"设计，治疗时照射均匀，可以 360° 旋转，调整方便，患者体验舒适。

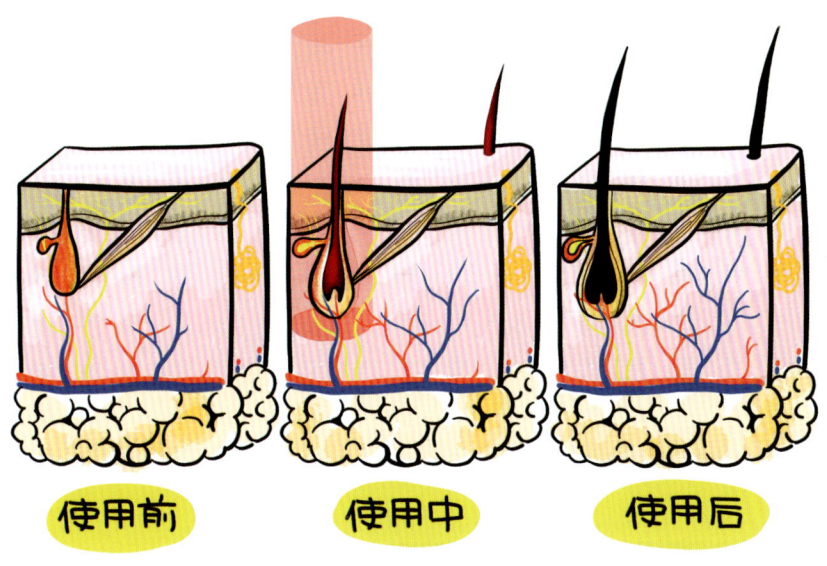

图3-2-1 低能量激光治疗原理：促进毛乳头细胞增殖、氧合，加速头皮血液循环，调节油脂分泌

手持便携式仪器适合个人在家庭使用。截至2014年，为了治疗脱发开发的LLLT设备主要有HairMax激光生发梳系列（Lexington International，Boca Raton，FL）、MEP-90固定式罩（Hartland Technologies）、Theradome（丝若得）激光生发头盔（Theradome，Los Angeles，CA；图3-2-2）和Apira iGrow激光头盔。在2007年和2011年，HairMax激光生发梳分别通过治疗男性雄激素性脱发和女性雄激素性脱发的FDA认证。HairMax激光生发梳是一款手持式3R类激光治疗设备，其中包含一个单一的激光模块，可以模拟波长为655nm（+5%）的9个光束（图3-2-3）。该设备通过连接到设备的梳子拨开头发显露头皮，改善了激光对头皮的输送。梳子被设计成每个梳齿分别与激光束对准。通过将梳齿与激光束对准，头发可以被分开，并且激光能量被传送到患者的头皮而不被头皮上的单个毛发阻碍。目前国内可供使用的有SPARK（斯帕克）激光生发帽和i黑密智能激光生发头盔（图3-2-4），此两款设备由26个650nm的发光二极管（LED）和21个650nm的激光头组成，使用方便，不受治疗地域限制，便于携带，基本无副作用。

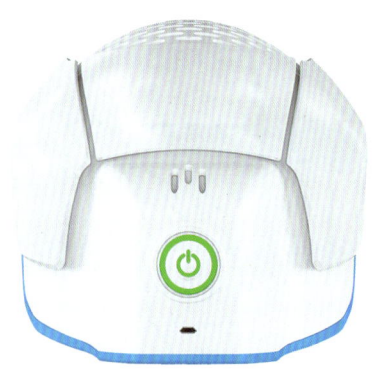
图3-2-2 Theradome（丝若得）激光生发头盔

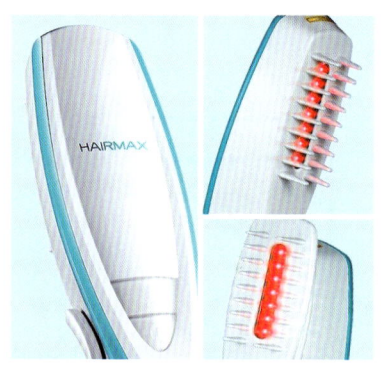
图3-2-3 HairMax激光生发梳

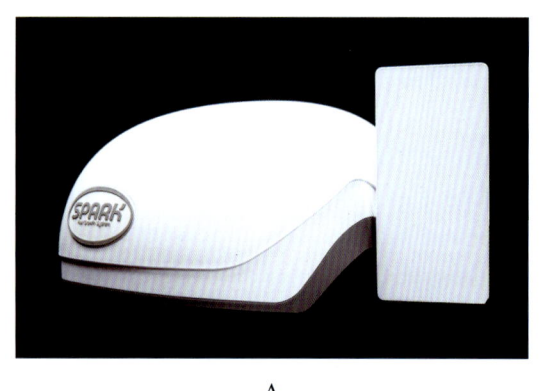

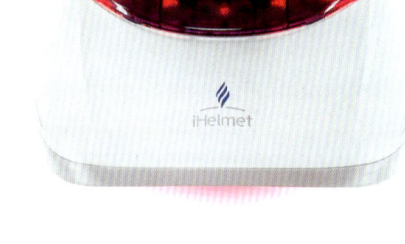

A   B

图3-2-4 激光生发帽和激光生发头盔
A.SPARK（斯帕克）激光生发帽 B.i黑密智能激光生发头盔

五、临床进展

2009年，Leavitt等发表了第一项使用LLLT治疗110例男性雄激素性脱发的多中心随机双盲对照（RCT）研究，用655nm HairMax激光生发梳照射Norwood Hamilton Ⅱa-V级脱发区头皮，疗程为26周，每周3次，每次15分钟。结果显示：LLLT组毛发密度增加17.3/cm^2，对照组减少2.1/cm^2，治疗组平均毛发密度明显高于对照组，且激光照射的耐受性良好，与对照组相比没有明显的不良反应发生。2013年，Lanzafame等报道的RCT研究中采用655nm TOPHAT激光帽治疗44例18～48岁Norwood Hamilton Ⅱa-V级男性雄激素性脱发患者，疗程为16周。结果显示：LLLT组毛发密度增加17.3/cm^2，对照组减少0.06/cm^2，治疗组毛囊单位密度提高了35%。2014年，Lanzafame等又报道了使用655nm TOPHAT激光帽治疗47例Ludwig Ⅰ～Ⅱ级女性雄激素性脱发患者的RCT研究结果，LLLT组毛发密度增加35.2/cm^2，安慰剂对照组增加8.4/cm^2，治疗组较安慰剂对照组毛囊数量增加37%。2017年，Friedman等又报道了使用650nm激光帽治疗44例Ludwig Ⅰ～Ⅱ级女性雄激素性脱发患者多中心RCT研究结果，治疗组毛囊数量增加达63%，而安慰剂对照组仅为12%。在一项荟萃（meta）分析中，比较了各种非手术方法治疗男性雄激素性脱发的疗效，结果显示LLLT对男性雄激素性脱发有疗效。

六、安全性与不良反应

LLLT在临床各领域应用已超过50年，不良反应发生率非常低，可能出现的不良反应为头痛、瘙痒、红斑、烧灼、刺痛感等。使用LLLT治疗脱发时，有报道在治疗后1～2个月内暂时发生的静止期脱发，在继续使用后消失。还有1例报道头皮基底细胞癌（SBCC），可能与LLLT的增殖作用有关，但相关性尚不明确。

七、低剂量激光生发前景

LLLT对男性雄激素性脱发和女性雄激素性脱发的治疗均具有安全性和有效性，随着疗程的延长，疗效逐渐提高，可以单独使用，或者配合药物、手术治疗。对于不想使用药物或手术的患者来说，LLLT是治疗脱发的最佳选择。然而，仍需要更多的研究来优化治疗参数并确定LLLT技术的长期疗效和安全性。文献报道，大多数临床研究使用LLLT治疗脱发时，使用的波长范围为 635～650nm，需要进一步的研究来比较不同波长（近红外光与红光）、不同光源（连续与脉冲）以及光输送方法（激光与 LED）的功效。

（吴文育，张菊芳）

第三节 雄激素性脱发的中医中药治疗

雄激素性脱发，中医称之为"发蛀脱发""蛀发癣"。《外科证治全书》记载："蛀发癣，头上渐生秃斑，久则运开，干枯作痒。"本病在中医治疗上需辨证和辨病相结合，多采取内外结合、针药结合的综合疗法。

一、病因病机

中医认为，本病主要的病机以脾胃湿热、血热风燥为主，后期可出现阴血耗伤，肝肾不足之证。常因过食肥甘厚味，损伤脾胃，脾失健运，水谷内停，湿郁化热，湿热交织，上蒸巅顶，瘀阻经脉，而致毛发失养脱落。或为素体血热，复感风邪，以致腠理不固，毛窍张开，风热之邪乘虚而入，日久化燥伤阴，阴血不能上承巅顶荣养毛发，则毛根干涸，发焦脱落。或过度思虑用脑，耗阴伤血，久之劳伤肝肾，肝肾精血不足，不能荣养毛发，毛根失养，头发脱落致秃。

二、治疗

本病辨证论治，医家各异，分型较多，但临床常见证型为脾胃湿热证、血热风燥证、肝肾不足证。故多以健脾祛湿、凉血消风、滋补肝肾为主进行治疗。应注意内治与外治相结合，标本兼顾，才能达到较好的治疗效果。

（一）辨证论治

1. 脾胃湿热证 头发油腻，头皮潮红，甚则数根毛发粘在一起，瘙痒，头发稀疏脱落；伴多汗，口苦，大便干；舌质红，苔黄腻，脉滑数。

辨证分析：嗜食肥甘厚味，脾胃损伤，纳运失职，中焦湿热内生，上攻于头，熏蒸发根之血，渐成枯槁，可致脱发；外感湿热交织，上蒸巅顶，侵蚀发根，致头发油腻、脱落。舌质红，苔黄腻，脉滑数为湿热之象。

治法：健脾祛湿，清热生发。

方药：祛湿健发汤加减。

方解：方中炒白术、泽泻、猪苓、萆薢、车前子健脾祛湿利水而不伤其阴，认为车前子不但能利水，而且有养阴的作用；生地黄、熟地黄、桑葚、首乌藤补肾养血，以助生发；川芎活血，且能引药上行；白鲜皮除湿散风止痒，以治其标；赤石脂能收敛，旨在减少油脂的分泌。

加减：头发油腻甚者，加赤茯苓、生山楂；瘙痒甚者，加侧柏叶、苦参；舌质暗有瘀斑者，加丹参、桃仁、红花。

2. 血热风燥证 头发干枯，略有焦黄，稀疏脱落，头皮白屑多，瘙痒；或伴头面部烘热，心烦易怒，急躁不安；舌质红，苔薄黄，脉弦数。

辨证分析：风盛则动，见头发脱落；血热日久，伤阴耗血，见头发干枯焦黄；风盛则痒，见头皮白屑多。舌质红，苔薄黄，脉弦数为热盛之象。

治法：凉血消风，润燥生发。

方药：凉血消风散加减。

方解：生地黄、当归、甘草凉血润燥，知母、石膏清肌热，荆芥、蝉衣消风，苦参、白蒺藜祛风止痒。

加减：血分热甚，五心烦热，舌红或绛者，加赤芍、丹皮；风热偏盛，头皮潮红，头屑多者，加桑叶、菊花；头发焦黄干枯者，加桑葚、何首乌。

3. 肝肾不足证 病程日久，头顶、前发际头发稀少或脱光，脱发处头皮光亮；伴头晕、耳鸣、眼花，腰膝酸软；舌质淡红，少苔，脉沉细。

辨证分析：肾精亏虚，无以滋润与濡养，则毛发焦黄脱落；肝肾亏虚，精血无以化生，见发际头发稀少或脱光；精血亏虚不能荣于上，出现头晕、耳鸣、眼花等症；肝肾不足，见腰膝酸软，脉沉细。

治法：滋补肝肾，养血生发。

方药：七宝美髯丹加减。

方解：何首乌补肝益肾，涩精固气；枸杞子、菟丝子均入肝肾，填精补肾，固精止遗；当归补血养肝；牛膝强健筋骨。以上诸药补肾精、益肝血，药性较平。补骨脂可温补肾阳，此"阴中求阳"之义，可使阴平阳秘；茯苓淡渗以泄浊，乃"补中有泻"。诸药配伍，共奏补肝益肾、涩精固本之功，气血和而诸疾自愈。

加减：腰膝酸软、头晕耳鸣加桑寄生、杜仲、续断；阴虚火旺者，可用知柏地黄丸加二至丸。

（二）外治法

1. 生发止痒膏　外用（由侧柏叶、泽兰、皂角刺、白鲜皮、白芷、薄荷、丁香、没食子、松针等组成）。

2. 中药透骨草　具有除湿活血的功效。煎水外洗患处可使药力直接作用于病灶局部，用法是透骨草加水煎煮后取汁，待温度适宜时外洗头发。

3. 中药酊剂外搽　其方药制备及用法为：取苦参、当归、百部、皂角刺、苍术、骨碎补、艾叶、附片各10g，加入50%酒精10ml浸泡取液，一天3次，用生姜片蘸药液搽抹患处。

（三）其他治法

1. 梅花针叩刺治疗　先用75%酒精在脱发区消毒，将梅花针以手腕的力量均匀地轻轻叩刺脱发区，叩至局部皮肤发红、微微渗血为佳。梅花针治疗隔日1次，每次10分钟，10次为一个疗程。

2. 体针　取穴：百会穴、四神聪穴、头维穴（双侧）、生发穴（风池穴与风府穴连线中点，双侧）、翳风穴。根据辨证及患者体质采用补法或泻法。

每次留针 20 分钟，得气后留针 30 分钟，隔日 1 次，10 次为一个疗程。

3.耳针　取穴：肺、肾、肝、交感、内分泌等，针刺或采用压豆法，隔日 1 次。

4.头三针　取两个固定穴：防老穴（百会穴后 1 寸），健脑穴（风池穴下 5 分）；一个机动穴：上星穴（油脂分泌多者取之），头皮瘙痒者加大椎穴。防老穴针刺斜向前方，针柄须紧贴患者头皮，进针 1 分，留针 15～30 分钟，每日或隔日 1 次，10 次为一个疗程。

5.刮痧经络疗法　刮痧排毒，疏经通络，活血化瘀，平衡阴阳。先刮全头及颈部三条线，刮督脉及膀胱经，配中极穴、关元穴、足三里穴、涌泉穴，最快 45 天长出新发，慢则 3 个月长出新发，先疏后密，以后逐渐变黑。

（四）预后调护

1.忌食辛辣、肥甘厚味，忌烟酒等，饮食要清淡，多吃新鲜蔬菜水果。

2.生活规律，睡眠充足，避免过度紧张劳累。

3.避免搔抓，洗头不宜过于频繁，不要用碱性过强的洗发液洗头。

（五）经典医案

李某，男，31 岁。近 1 年来头发散在脱落，洗头时掉发明显，发质根细枯槁，头顶脱落较显著，皮色油亮，头发油腻，偶有头皮瘙痒，头屑较多。曾服用养血生发胶囊，外用米诺地尔酊 3 月余，疗效不显。伴口干、口苦、失眠。检查：头顶头发稀少，头发软、油腻，舌红，苔黄腻，脉滑数。

诊断：男性雄激素性脱发。

辨证：脾胃湿热证。

治法：清热利湿，养血和营。

选方：祛湿健发汤加减。

处方：炒白术 10g，泽泻 10g，猪苓 10g，茯苓 15g，萆薢 10g，车前子 10g，生地黄 20g，桑葚 10g，首乌藤 15g，川芎 6g，白芍 10g，白鲜皮 10g，赤石脂 6g，酸枣仁 10g，甘草 6g。生发止痒膏外洗，每周 3 次。

二诊：服 15 剂后，头发脱落减少，头油也减轻，头皮瘙痒消失，但夜寐梦多，原方去白鲜皮、萆薢，加生龙骨（先煎）30g。生发止痒膏外洗。

三诊：继服 15 剂后，头发脱落已很少，头油明显减轻，也能酣然入睡。原方去赤石脂、猪苓，改服蜜丸制剂。

四诊：服蜜丸 1 月，头顶已见较多毛发生长，继续服用蜜丸以巩固疗效。

方解：本病多由脾胃湿热上蒸巅顶，侵蚀发根所致。方中泽泻、猪苓、萆薢、车前子清热利湿；白术、茯苓健脾利湿；白鲜皮清热、除湿、止痒；生龙骨重镇安神；首乌藤补血生发；甘草调和诸药。全方共奏清热利湿、健脾补血生发之功，坚持用药，可获得较好疗效。

（张予晋）

第四节　头皮健康管理、毛发养护和美塑治疗

一、什么是头皮健康管理

（一）概念

通过医学手段和科学诊断，根据不同的头皮类型和头皮问题，有针对性地选择个性化的头皮治疗方案和护理疗程，调理头皮至最佳健康状态，预防及改善头皮头发问题，达到"健康的头皮，完美的秀发"的管理目的，称为头皮健康管理。

所有的头皮头发问题产生的根源在于头皮生态平衡遭到破坏。头皮比面部的皮肤更敏感，头皮健康管理首先要提升头皮护理意识，单一的洗发去屑并不能从根本上解决问题，只有对头皮进行系统、全面、科学的管理，进行

调理和养护，才能从根源上消除头油、头痒、头屑等头皮问题，保持头皮的健康常态。

（二）头皮健康的重要性和意义

世界卫生组织的十条健康标准中的第九条就是头发有光泽、无头屑，所以头皮健康关系到身体的健康。《健康时报》2011年最新发布的中国人头皮健康调查问卷显示，80%以上的中国都市人被头发油腻、头屑、头皮瘙痒等头皮问题困扰，仅有8.2%的人认为自己没有任何头皮问题。现代都市人精神压力大、生活方式不科学，都会导致头皮环境恶化。

头是人体元神之会，头皮作为头部的天然屏障，与身体健康息息相关。头皮问题轻则引发毛囊炎、脂溢性皮炎，重则可能引发头皮肿瘤。资料显示，由于物理及化学因素刺激，近年来罹患头皮肿瘤人群的比例正逐年上升；另一方面，头皮又是人体气血是否旺盛的表征，与全身脏器的健康息息相关，是人体健康的晴雨表。

（三）什么情况下需要进行头皮管理

1. 头皮出油旺盛，且头屑很多；一天不洗头发就变得很油腻或者扁塌；头皮有时会散发异味；洗完的头发不容易干。

2. 头皮干燥且发痒，出现雪花状的头屑；发丝细软，容易断裂。

3. 发丝毫无生气，会出现一些脱发现象。

4. 过敏体质；换季时头皮容易发痒，出现大片状的头屑；头皮容易红肿、疼痛。

5. 一梳头就满地头发；头皮经常感到紧绷、瘙痒；发际边缘头发很细，头皮外露明显；出现白发。

（四）头皮健康管理的作用

1. 缓解亚健康，缓解压力，缓解疲惫。

2. 通经络，活气血，预防头痛、头重、头胀、颈椎病。

3. 去屑止痒，控油防脱，使毛囊深层清洁。

4. 去死皮、老化角质，促进头皮血液循环，促进新的细软头发生长，让毛囊形成新的代谢。

5. 消炎杀菌，调理头皮多种炎症。

6. 增加头皮弹性，收紧提升；还可以提升面部皮肤，减少眼角细纹。

7. 预防脱发、断发、掉发，使毛囊深处的新生发茁壮。

头皮问题的根源很可能在于头皮菌群、油脂、代谢三大平衡遭到破坏。当头皮油脂分泌失衡，头皮就会出油、变油腻；当头皮菌群环境失衡，有害菌大量滋生，就会出现头痒的现象；头皮角质层代谢过快，脱落就形成头屑。因此，只有系统地调整头皮生态环境，才能够从源头解决头皮问题。

早在半个世纪之前，健康管理已经风靡欧美，帮助人们在疾病形成之前有针对性地预防和干预，有效地使参与者的患病风险降低了至少50%。由于生理结构、生活习性的差异，中国人头皮健康管理需要因地制宜，不能完全照搬西方人的管理方法。

二、毛发养护

健康的头皮状态，必须是皮脂腺分泌的皮脂和汗液按照一定量混合在一起形成的弱酸性皮脂膜，可防止水分流失，起到保湿、润泽和保护的作用。随着年龄、季节的变化，皮脂腺的弱化会导致头皮干燥问题。特别是染色剂、烫发剂这类产品，大部分是碱性的，经常使用会破坏弱酸性皮脂膜的完整性，使头皮出现油腻或者干燥、皮屑，甚至敏感和炎症，成为脱发的诱因。

（一）正确的毛发养护方法

妨碍毛发生长以及头皮健康的各种药液和异物，包括皮脂、汗液等的分泌，会使头皮出现各种各样的问题。正确的护理关键是使用头皮去角质法，去除头皮内的老化物质、皮脂以及氧化物，使角化的头皮正常化，促进头皮毛孔内的渗透力，提高头皮皮肤的新陈代谢。进行头皮护理时，使用正确的头皮按摩可以促进血液循环，对问题性头皮、脱发，以及头皮机能减退起到预防性的效果。

1. 清洗和按摩 通过毛发镜检测可得知，针对不同类型的头皮环境，选择不同类型的洗发产品，如控油、去屑、舒缓等。需要注意的是，选择的洗发产品要避免含有硅油和丙烯乙二醇等刺激性物质，因为这些成分有可能加重头皮负担。在常用的有效成分中，控油、去屑作用较明显的水杨酸、二硫化硒、酮康唑等成分，有助于选择和推荐。

按摩师需要注意患者的发质、是否有皮肤疾病，如果是发质较细或者有脱发疾病的患者，要注意按摩手法轻柔，可以用指腹轻按头皮，以利于洗护产品成分对头皮的清洁渗透。

2. 水疗 是指通过仪器循环稀释的中药外用洗剂或是富含臭氧的水剂，清洁舒缓头皮。不同的水剂具有不同的作用，如应用苦参、独活、薄荷、黄芩、金银花等药物煎熬后稀释，反复冲洗头皮，可以达到控油、止痒、活血的作用，有效改善头皮微循环，以利于毛发生长（图3-4-1）。

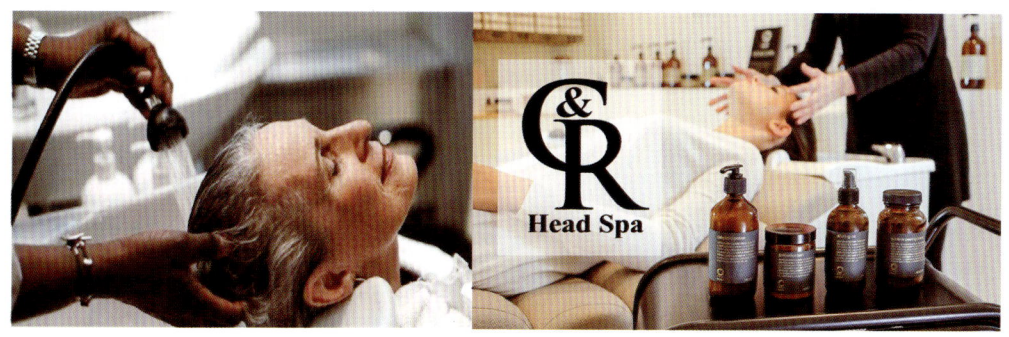

图3-4-1 水疗

（二）预防脱发风险和抗衰老

头皮和其他部位的皮肤不同，因为覆盖着毛发，所以湿度较高，皮脂或汗液分泌较旺盛，如果长时间保持不洁状态，不仅容易使细菌大量繁殖，出现瘙痒及头屑问题，而且会成为脱发的诱因。

头皮是全身老化最快、自由基含量最高的部位，含有比面部更多易于氧化的油脂。头皮老化的速度是面部皮肤的 6 倍，是身体皮肤的 12 倍。头皮是面部皮肤的延伸，当头皮层的血管开始减少，老化松弛的头皮将导致嘴角、眼角下垂，额头形成皱纹。从这个角度来说，真正地彻底抗老化，不只针对面部皮肤，被掩盖在头发下面的头皮更是不容忽略。

（三）毛发移植术前和术后的养护

1. 针对不同的术前头皮情况　头皮毛囊炎反复发作的患者，可以短期应用含锌的肥皂、焦油洗剂或者水杨酸抑制病情。对于炎症部位，可以应用糖皮质激素，但是需要注意的是不可用于维持治疗。

2. 需要特别注意的　对于二次进行毛发移植的患者，医生应该注意原移植区域可能出现的头皮纤维化问题。头皮纤维化会导致二次毛发移植的成活率降低；其可能产生的原因还是考虑原移植区域瘢痕形成和微循环改变。处理方案：在施行二次手术前和术后，改善种植区域的血液微循环，以利于移植毛发成活。

3. 清洗和按摩　同前处理。

4. 水疗　同前处理。

5. 外用药物导入　在毛发移植术后 2 周可以开始头皮和毛发的养护，通过外用药如常用的 5% 米诺地尔和中药合剂（人参、当归等）涂抹在头皮上，再通过电离子或者 1550nm 非剥脱点阵激光促进药物渗透，达到最大的治疗效果（图 3-4-2）。

6. LLLT 650～670nm 激光的使用　每周 1～3 次激光治疗可以让毛囊细胞的有丝分裂活动增加，增加蛋白质合成，使血管舒张形成新的血管，以利于毛发生长和防止毛发脱落（图 3-4-3）。

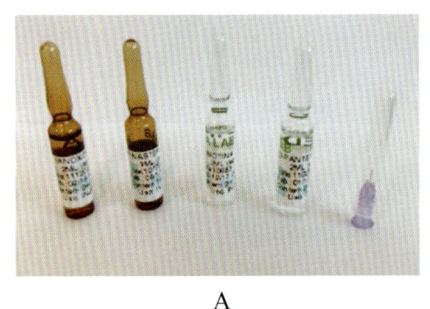 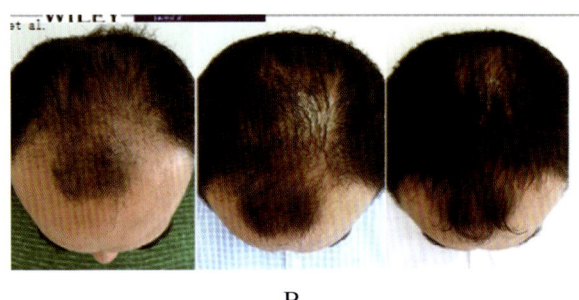

图3-4-2 将5%米诺地尔和中药合剂（人参、当归等）涂抹在头皮上，再通过电离子或者1550nm非剥脱点阵激光促进药物渗透，达到最大的治疗效果
A. 5%米诺地尔和中药合剂 B. 治疗前后效果对比

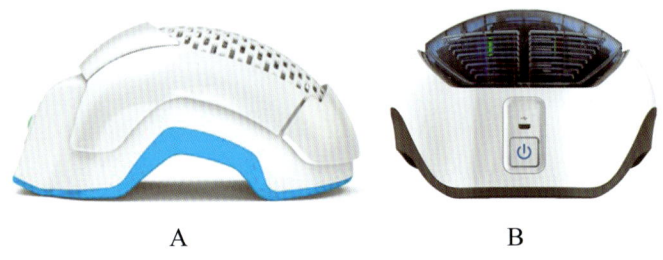

图3-4-3 激光治疗头盔

三、美塑治疗

（一）历史与发展

美塑疗法最早于1952年由法国医生Pistor提出，他首先发现在耳周皮肤内注射小剂量普鲁卡因，可以改善听力障碍。1958年，Pistor在文章中表示"针对中胚层（Mesoderm）的注射治疗作用是如此广泛"，第一次提出美塑疗法（Mesotherapy）的概念，并将美塑疗法描述为"最小剂量在正确位置注射"。Pistor于1964年成立了法国美塑疗法治疗学会，并于1976年在吕布雷举行了第一次美塑疗法的国际会议。1987年，法国国家医学院正式承认美塑疗法的合法性，并将其纳入合法的传统医学治疗项目。1988年，意大利皮肤科医生发现，将大豆卵磷脂注入皮下，具有溶脂、消脂的效果，自此美塑疗

法正式踏入美容、塑身的市场，并在欧洲、南美洲的大部分地区流行。2005年，《美国中胚层疗法杂志》（American Journal of Mesotherapy）出版，越来越多学者开始了美塑疗法的临床试验与研究，近年来在北美洲和亚洲的一些国家和地区，如日本、韩国也很流行。美塑疗法进入医美领域以来，主要被用于以下几个方面：消除局部脂肪堆积、消除陈旧性皮肤组织、皮肤年轻化、改善痤疮和色素沉着等，现如今该疗法也被逐渐用于脱发相关的治疗。

美塑疗法是一种方便的、安全的、相对无痛的非手术治疗方法，主要是根据个人实际情况，将不同的活性物质如常规的药物、维生素、矿物质、氨基酸等细胞营养成分像鸡尾酒一样调配起来，然后利用微注射方式，通过美塑枪等美塑仪器，靶向地将其注入皮下组织，从而更好地发挥疗效，以解决局部问题。

美塑疗法的一个重要突破是解决了皮肤对营养物质的吸收问题。从本质上来说，美塑疗法让所使用的药物避开了传统的口服或静脉给药途径带来的全身效应，且与简单的局部治疗相比，作用更广。美塑疗法可以促进人体微循环、淋巴回流，并通过刺激免疫系统来激发生物反应，并从以下几点来发挥其作用：

1. 有助于大分子物质渗透到皮肤浅表层。

2. 由于浅表给药的药物清除率低，美塑疗法可使药物逐渐渗透到真皮靶区域，作用持续时间更长、所用剂量更少，而效果显现更快。

3. 在治疗过程中采用多处多点穿刺的方法可加快微循环，提高皮肤新陈代谢，刺激胶原蛋白再生，提亮肤色和改善皮肤纹理。

4. 通过建立大量皮肤微细管道，直接靶向地送达有效成分。

5. 由于操作仅限于皮肤浅表层，疼痛感相对较轻，因此术后恢复时间也较短。

目前在美塑疗法的发源地法国，卫生部门认可其合法性，而且属于国家医疗保险可以报销的项目，医学院中也设有美塑疗法的课程。法国和北非最大的运动医学机构和疼痛治疗中心都在广泛使用这种治疗方法。近年来，美塑疗法在美国也越来越受欢迎，主要用于溶脂。在其他欧洲国家和南美洲国家，也已经有很多美塑疗法的协会和国际组织。在亚洲，美塑疗法得到了较好的发展，很多国家成立了相应的学会。

需要注意的是，美塑疗法现处于一个微妙的状态。虽然最近十几年来关于美塑疗法的基础研究有了很大的进展，但是关于美塑疗法的有效性还存在争议。美塑疗法中使用到的一些超适应证的药物，如氨茶碱、普鲁卡因及去甲肾上腺素等，可能存在合法性的问题，会对医生的执业造成困扰，是目前亟待解决的问题。

（二）头皮美塑疗法的科学概念

头皮美塑疗法，故名思义，即将相关的营养成分直接注入头皮组织，以针对头皮衰老等各种头皮问题及改善脱发、缓解脱发相关症状，其中包括脱发数量减少、毛干直径变粗、毳毛样毛发比例减少等。

美塑疗法主要用于非瘢痕性脱发，如雄激素性脱发和斑秃的治疗，其优势在于可以将药物直接注射于脱发区域，解决外用药透皮吸收不好的问题；同时，因皮肤浅表给药的药物清除率较低，药物作用的时间可以更长，头皮可作为药物储存库，发挥相对持久的药效。

除了治疗脱发相关问题，美塑疗法也可被看作是一种头皮的日常管理和养护，就像面部皮肤的日常保养一样。

当今社会人们生活节奏快，生活压力也较大，越来越多的人有了脱发的症状，且脱发年龄也在逐渐变小；也有越来越多的人头皮长期处于一种亚健康的状态，给生活带来相应的困扰，甚至社交上的尴尬。如穿深色西服时，如雪花一样的头屑飘落在肩膀；抑或是头皮油脂分泌过于旺盛，当天早上才洗的头，下午就油腻不堪，变成一缕一缕的。

头皮也是全身老化最快、自由基含量最高的部位，含有比面部更多易于氧化的油脂。头皮老化的速度是面部皮肤的 6 倍、身体皮肤的 12 倍。头皮是面部皮肤的延伸，当头皮层的血管开始减少，老化松弛的头皮将导致嘴角、眼角下垂，额头形成皱纹。从这个角度来说，真正彻底地抗老化，不能只针对面部皮肤，被掩盖在头发下面的头皮更是不容忽略的细节。

（三）常用制剂和具体作用原理

头皮美塑疗法常用的注射成分包括：米诺地尔、非那雄胺、度他雄胺、肉毒毒素、富血小板血浆（PRP）、生长因子（包括胰岛素样生长因子、成纤维细胞生长因子、血管内皮生长因子）、铜三肽-1、多种氨基酸、维生素、矿物质、天然植物提取物等。

1. 米诺地尔液　米诺地尔是一种钾离子通道开放剂，最初作为降压药，用于顽固性高血压、原发性高血压或肾性高血压的治疗，后因观察到米诺地尔有多毛症这一副作用，逐渐开始用于脱发的治疗。米诺地尔引起头发生长的机制目前尚未弄清，但普遍有以下几种观点：

（1）提前结束静止期，促进生长期毛发的生长和延长。

（2）开放钾通道，调节毛发生长。

（3）上调血管内皮生长因子(VEGF)水平，促进新生血管形成，增加局部血液供应。

（4）抑制毛囊周围T淋巴细胞浸润，使皮内已闭合的血管重新张开。

现美国食品药品监督管理局（FDA）批准的米诺地尔液有2%和5%两种浓度，男性和女性均可使用。有一部分患者经治疗后出现头皮瘙痒和接触性皮炎。

2. 非那雄胺制剂　非那雄胺是一种5α-还原酶抑制剂，可选择性地抑制Ⅱ型5α还原酶，从而减少体内睾酮向活性更强的二氢睾酮转化。雄激素性脱发患者血清中的游离睾酮和二氢睾酮水平均高于正常，脱发区的睾酮、二氢睾酮及雄激素受体的水平也均高于正常。口服非那雄胺片可迅速降低头皮及血液中二氢睾酮的浓度，现临床上一般只用于男性患者，口服剂量为每天1mg。由于非那雄胺经肝脏代谢，所以肝功能异常的患者需慎用。

3. 肉毒毒素　肉毒毒素一方面可以改善头皮的皮脂腺分泌，进一步改善头皮的微生态；另一方面从机械上来讲，头皮就像鼓皮，周围肌肉具有一定的紧张度，头皮的血供是由外周进入的，所以在血管远端，尤其是额顶部，血流的减少最为明显。肉毒毒素使头皮及头皮周围的肌肉"松动"，降低血管外周压力，增加血流量和氧气浓度。在高氧环境下，睾酮更多地转化为雌二醇。因此，肉毒毒素对头皮微环境的局部影响作用不可小觑。

4. 富血小板血浆（PRP） 富血小板血浆最早于1987年被应用于临床。Ferrari等人在心脏外科手术中率先使用了富血小板血浆，以减少术中失血和术后血液制品的使用，后来被广泛应用于骨科领域。富血小板血浆富含多种生长因子，包括血管内皮生长因子(VEGF)、血小板衍生生长因子(PDGF)、表皮生长因子(EGF)等，可调节上皮细胞、成纤维细胞、血管内皮细胞和间质细胞的增殖分化，有延长毛发生长期，增加局部血流，促进细胞再生，促进胶原合成、组织修复和抗老化的作用。

5. 生长因子（GF） 生长因子是具有刺激细胞生长作用的细胞因子，主要包括成纤维细胞生长因子(FGF)、血小板衍生生长因子(PDGF)、转化生长因子(TGF)、血管内皮生长因子(VEGF)、表皮生长因子(EGF)、胰岛素样生长因子(IGF)和肝细胞生长因子(HGF)等，能有效刺激毛囊细胞生长，改善头皮微环境及头皮血供。

有研究发现，雄激素性脱发的发病机制与毛囊周围血管化和生长因子失衡有关。体内外实验也证实，有许多生长因子参与毛囊生长发育和毛发周期的调节，如TGF、VEGF、IGF-1、EGF及FGF等。

（1）转化生长因子(TGF)：TGF-β属于一组调节细胞生长和分化的TGF-β超家族。TGF-β涉及毛囊发育过程中的多种信号途径，包括调节上皮成分和间质成分，对毛囊的发育、细胞分化、细胞外基质的形成以及血管生成都有重要作用；同时，TGF-β可以控制毛发生长周期，有效激发胶原的合成。毛囊干细胞可以经过TGF-β的刺激，诱导转化成血管内皮细胞组织，从而改善头皮血液循环。

（2）表皮生长因子(EGF)：是一种由多个氨基酸残基组成的肽类物质，

可以促进细胞的增殖分裂，是一种细胞的促有丝分裂剂。EGF 表达于毛囊外根鞘细胞，激活毛发周期中的生长期；退行期之前的 EGF 可以促进毛囊生长及毛发纤维的产生。

（3）胰岛素样生长因子 (IGF)：IGF 是一种具有多种亚型的半生长激素依赖性多肽，毛乳头细胞内产生的 IGF-1 在毛发生长过程中起着重要作用。毛发根部含有大量 IGF-1 活化细胞，可以改善头部血液循环，调节影响毛囊真皮细胞和毛囊角质细胞的增殖、迁徙及分化，在毛发生长周期中促进生长初期毛发的生长，延缓毛发衰退期及休止期的时间。

（4）成纤维细胞生长因子 (FGF)：是一类由垂体和下丘脑分泌的多肽家族，能促进成纤维细胞有丝分裂和中胚层细胞生长，还可刺激血管形成。通过激活毛母质细胞的蛋白信号通路，FGF 可以影响真皮细胞分裂，促进毛乳头细胞增殖。FGF 在上皮再生中也发挥着重要作用，表现为刺激血管形成，促进角质细胞生长。

6. 咖啡因　体外研究表明，咖啡因可对抗睾酮对头发生长的抑制作用，促进毛轴伸展，延长胶原持续时间，促进头发角质形成细胞增殖。咖啡因还可下调睾酮诱导的 TGF-β 表达，增加 IGF-1 的表达；并通过抑制 II 型 5α 还原酶的表达，降低双氢睾酮（DHT）的浓度；通过促进毛乳头增殖，促进头发生长，同时抑制毛乳头细胞死亡，延长头发的生长周期。还有研究表明，女性毛囊对咖啡因的敏感性更高。

7. 铜三肽 -1　为 Pickart 等人于 1973 年发现的人体血浆中的金属胜肽复合物，由三个氨基酸组成的三胜肽结合一个铜离子，又称为蓝铜胜肽（GHK-Cu）。铜离子为细胞重要信息的传递物质，是一个信号肽。由于蓝铜胜肽与铜离子结合的能力强弱适中，因此可以与细胞膜上的特定受体传递及交换铜离子，使具有生化效果的二价铜离子成分进入细胞，发挥生理功能。在以老鼠和兔子为对象的实验中发现，蓝铜胜肽可以刺激皮肤纤维母细胞的胶原蛋白增生以及皮肤新生血管的形成，加速伤口愈合。2005 年的一份研究指出，蓝铜胜肽可以刺激受损的体外培养皮肤纤维母细胞增生，提升 VEGF

的浓度，而 VEGF 被认为是加快毛发生长以及增加毛囊的重要因素。另一份研究显示，蓝铜胜肽能够下调 TGF-β 的浓度，而雄激素诱导的 TGF-β 生成被发现对头发的生长有抑制作用。这也是蓝铜胜肽能扩大毛囊、加速毛发生长、抑制脱发的原因。另外，也有研究表明，蓝铜胜肽能刺激毛发黑色素的生成，调节毛囊细胞的能量代谢，清除皮肤上的自由基及抑制刺激 5α 还原酶的活性的功能，从而缓解脱发。

8. 锯棕榈　锯棕榈是棕榈科的植物，原生于遥远的西印度群岛，后来被广泛种植在北美洲东南沿海一带。锯棕榈的生发效果并不是整株都有，主要是萃取其栗色、椭圆形的浆果中的成份，得到我们常听到的锯棕榈提取物。

研究发现，锯棕榈含有 β-谷甾醇，能抑制睾酮合成，抑制双氢睾酮及Ⅰ型和Ⅱ型 5α 还原酶。临床研究显示，每天口服 320mg 锯棕榈提取物，在治疗 24 周后，实验组 38% 的雄激素性脱发患者显效，而每天服用 1mg 非那雄胺的对照组有效率为 68%；治疗 24 周后，外用锯棕榈提取物治疗雄激素性脱发患者的毛发计数和终毛计数增加，且其作为天然植物提取物，能被更多的人接受。

9. 硫酸锌　锌是一种人体必需的微量元素，参与酶催化、蛋白质折叠和基因表达。锌缺乏症状包括生长迟缓、青春期延迟、腹泻、脱发、舌炎、指甲营养不良、免疫功能下降等。在雄激素性脱发患者中已发现血液中锌的水平较低，因此目前锌已被研究作为一种外用和口服补充剂，吡啶硫酮锌可作为抗真菌剂治疗脂溢性皮炎。

10. 现有成熟的复合制剂　详见表 3-4-1。

表3-4-1　部分现有的美塑丽发配方产品对比

产品名称	主要成分
百肤谜生物素 BIOFORMULA	赖氨酸、苯丙氨酸等8种必需氨基酸，精氨酸、蛋氨酸、酪氨酸等11种非必需氨基酸，生物素、吡哆素、叶酸等8种B族维生素，透明质酸纳等
菲曼德青春精华液加强型 NCTF* BOOST 135HA	1种透明质酸，6种辅酶，5种核酸，6种维生素，23种氨基酸，1种抗氧化物
丝丽焕活盈韧头皮修复液 HAIRCARE	叶酸、钴胺素、烟酰胺、泛酸钙、生物素、盐酸吡哆醇、精氨酸、甘氨酸、谷氨酸、天冬氨酸、丙氨酸、胱氨酸、L-半胱氨酸、透明质酸、葡萄糖酸锌、吡咯烷酮羧酸钠等
丝科慕毛发营养液 SKM	铜三肽-1，PDRN，泛醇，吡多素HCL，PCA锌，透明质酸钠，谷胱甘肽，谷氨酰胺等
英诺皮肤世家强韧护发营养液 INNO HAIR RESCUE	铜三肽-1、谷胱甘肽、咖啡因、吡多素HCL、壬二酸、硫酸锌、三磷酸腺苷、野大豆油、氢化卵磷脂、甘油、硫酸软骨素钠、苯氧乙醇等
域发头皮营养敷料	锯棕榈提取物、腺苷、欧洲落叶松木提取物、茶叶提取物、人参提取物、日本獐牙菜提取物、氨基酸、维生素及微量元素

（四）适应证和禁忌证

1. 适应证

（1）适合普通人群的日常头皮保养或自觉头皮处于亚健康状态者的日常保养。头皮亚健康状态可有如下一些症状：①头皮出油旺盛，且头屑很多；一天不洗，头发就变得很油腻或者扁塌；头皮有时会散发异味；洗完的头发不容易干。②头皮干燥且发痒，出现雪花状的头屑；发丝细软，容易断裂。③发丝毫无生气，会出现一些脱发现象。④过敏体质；换季时头皮容易发痒，出现大片状的头屑；头皮容易红肿、疼痛。⑤一梳头就满地头发；头皮经常感到紧绷、瘙痒；发际边缘头发很细，头皮外露明显；出现白发。

（2）植发术前及术后的养护。决定植发的患者可结合相应的头皮美塑疗法，特别是一些头皮及毛发状态特别不好、细软头发偏多且易出油的患者，术前可选择短程的头皮美塑疗法以改善症状，一般建议治疗至植发术前1个月时停止。

（3）男性雄激素性脱发。对于脱发症状相对较轻、觉得没必要进行植发的患者，抑或是脱发症状十分严重、后枕部没有足够的供体来达到好的植发效果的患者来说，头皮美塑疗法不失为一种好的选择。

（4）女性脱发。女性脱发跟男性脱发的模式略有不同，多表现为头发变细和密度下降，头顶进行性弥漫性稀疏，而前额发际线不受影响，或双上颞及头顶毛发稀疏，伴前额加重（即圣诞树型）。在这种弥漫性稀疏的情况下，植发加密所需的毛囊单位数量大，多数患者供区所能提供的移植体数量有限，同时因受区不剃发的缘故，操作上所需的时间更久，也有可能费时费力而最终也达不到十分理想的效果。在这种情况下，头皮美塑疗法能很好地发挥作用。

2.禁忌证

（1）对治疗效果期望过高，抱有不切实际幻想的患者，想要达到他们的要求是非常困难的，甚至是不可能的。

（2）因内分泌或其他原因造成的脱发，建议先治疗原发疾病。

（3）瘢痕体质者或容易出现色素沉着者。

（4）已知对所使用的活性物质中的任一成分不耐受或过敏者。

（5）活动性自身免疫性疾病患者。

（6）有癫痫、严重糖尿病、恶性肿瘤、免疫缺陷、心脑血管疾病及代谢紊乱等严重系统性疾病者。

（7）处于妊娠期或哺乳期的女性，出于安全原因，原则上不应进行任何美容治疗。

（8）心理障碍者及精神疾病患者。

（9）痛觉敏感，有注射恐惧症，害怕打针、不能耐受治疗疼痛的患者。

（10）近期服用阿司匹林、华法林、肝素等药物的患者，需至少停用1周，才可接受美塑治疗。

(五)术前评估和准备

对于想进行头皮美塑疗法的患者,术前评估是个绝对不可忽略的重要步骤。评估包括了解患者的脱发史、治疗史、治疗效果、患者对治疗的满意程度及此次所要达到的预期目标。详细地了解以上情况,有助于避免一些不必要的麻烦。

头发作为个体外观重要的组成部分,有着重要的社会意义,发型和头发长短对人的外貌也具有十分重要的作用。脱发不仅严重影响患者的外在形象,也给其心理带来或多或少的负担,有些人甚至会出现不自信、焦虑、抑郁的症状,严重影响患者的日常生活,也降低了生活质量。如遇到有多年脱发困扰,且一定程度上因此而自卑的患者,根据其心理特征,对患者进行相应的术前疏导,有时甚至比治疗本身更加重要。进行有效的心理辅导,帮助其提高自信心,也会对治疗效果有积极的影响。

1. **选择合适的患者提供适合的治疗方案** 需要注意的是,那些对治疗效果抱有不切实际幻想的患者,或表现为过度关注一些轻微甚至是不存在的外观缺陷的患者,在是否对其进行治疗的问题上,建议再三考虑。这类患者大多沉溺于自身缺陷中,反复求医且始终处于焦虑状态。

2. **术前进行良好的术前评估和沟通,签取相应的治疗同意书** 治疗前应常规取得患者书面知情同意书,告知可能出现的不良反应及并发症。为了达到良好的术后效果,应建议患者按疗程进行正规治疗。

3. **拍摄术前照片** 为了评估术后效果,术前需拍摄目标区域前后的高质量照片,包括总体观和毛发镜下放大的局部观(图3-4-4)。可酌情对目标区域进行标记处理,做标记的好处是复查时可使拍摄同一部位的照片成为可能,术前术后对比更加准确,更加有参考价值和可信度。

(1)总体观拍摄要点:①拍摄额角发际线时需使用黑色发箍,不建议使用波浪状和有装饰物的发箍。②拍摄发际线时,需要加拍一张低头位。③拍摄发缝时,可使用一字夹,于发缝两侧固定头发。④后仰位的拍摄需要同时

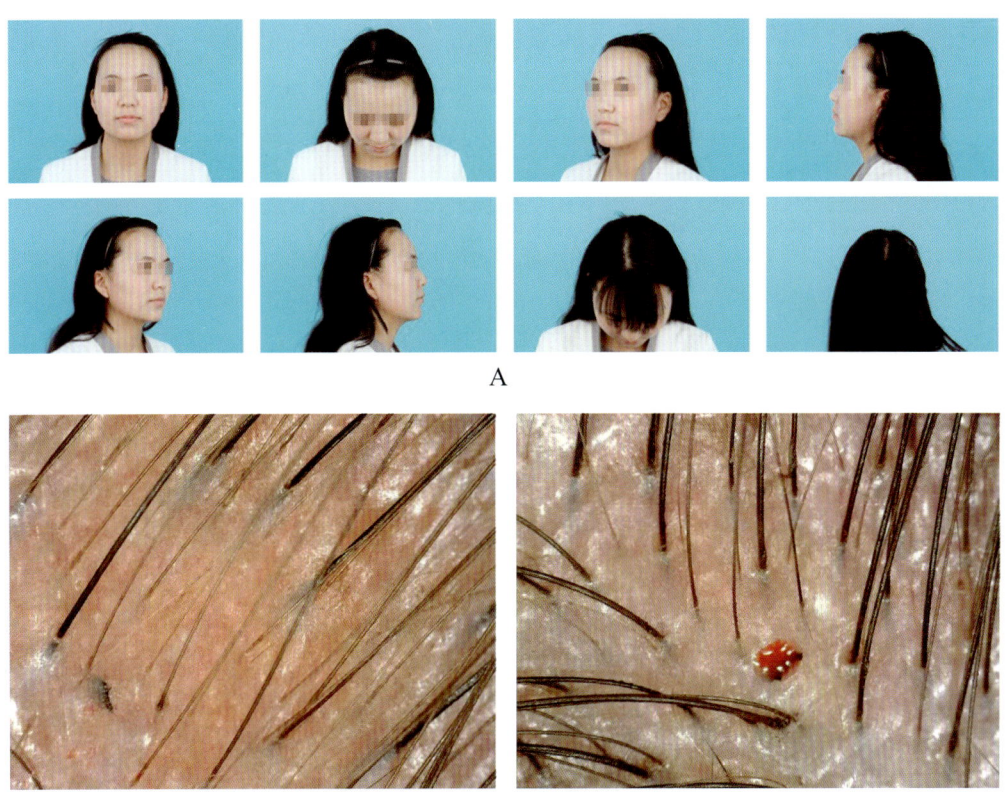

图3-4-4 术前需拍摄目标区域前后的高质量照片
A. 总体观拍摄　B. 毛发镜下拍摄

拍发旋及发缝。

（2）局部拍摄要点：①标注合理的毛发镜视野范围。②每次复诊时拍摄同一点位。③采用固定的放大倍数。

4. 消毒　可选用苯扎氯铵或醋酸氯己定（与治疗药物不发生反应的消毒剂）等无色的消毒液，以防患者术后即刻有社交上的需求。采取分区域消毒法，头发较长的患者消毒时，可用梳子耐心地拨开头发，显露发缝，切记要消毒在头皮上而不是头发上。消毒完一小块区域后，建议用干净的纱布擦干遗留在头皮或头发上的消毒液。

5. 选择合适的美塑工具　目前市面上的美塑工具有很多，较常见的有美塑枪、无针注射设备、微量电子注射仪（水光枪）、微针及手针注射器，在此进行大致的介绍（图3-4-5）。

（1）美塑枪：美塑枪是自动化的微型注射器，对于头皮而言，采用空气动力的美塑枪进行快速注射，单次注液量精准，并且具有可调节的深度。

（2）无针注射设备：是将药物通过超声波、电离子渗透或高压气动技术等方法导入皮肤。其优点在于相对无痛、几乎不会出现瘀血、红斑或肿胀；但是它的效果只有传统美塑疗法的20%左右。如果患者对疼痛非常敏感的话，该方法不失为一种好的选择。

（3）微量电子注射仪（水光枪）：是多头带负压的自动注射器，可以通过电脑参数设定每次注射的药物剂量、注射速度、注射深度等。优点是均匀、快速、出血少、疼痛轻；缺点是由于头发的关系，难以形成负压，操作起来不方便，也会有漏药的情况。

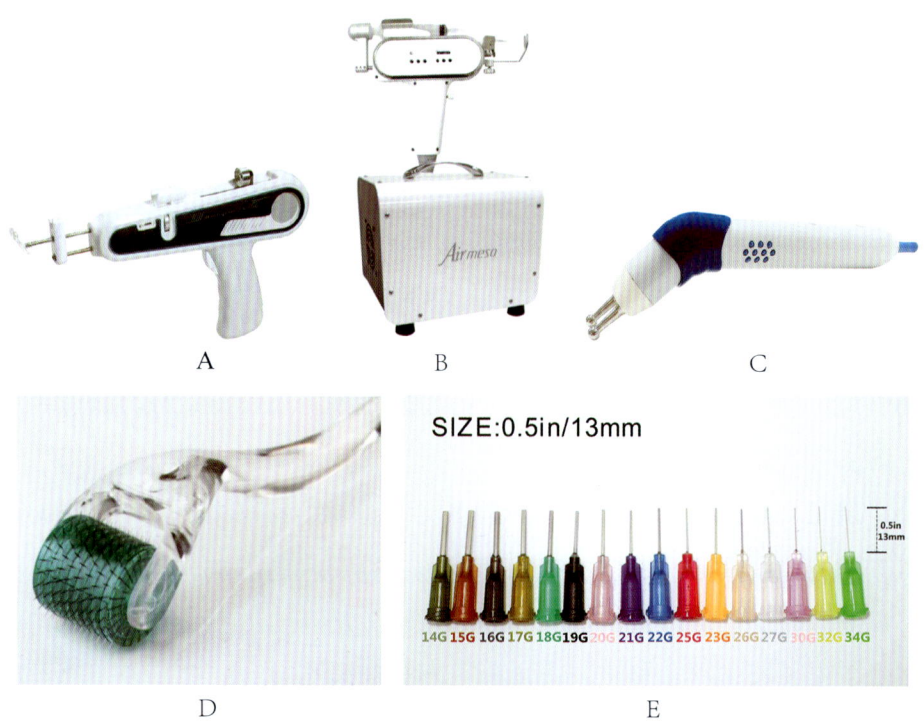

图3-4-5 目前市面上常见的美塑工具
A.美塑枪 B.无针注射设备 C.水光枪 D.微针 E.手针注射针头

（4）微针：采用微细的针状器械对皮肤进行机械打孔，在皮肤上制造大量微小的输送管道，使药物及多种营养物质经微小管道直接渗入皮肤深层；同时刺激皮肤启动再生功能，促进胶原增生，恢复皮肤屏障功能。常见的微针种类有滚轮式微针、盖章式微针、电动微针及射频微针。微针的针长0.25～2.50mm，根据不同的部位选择不同的针头，头皮上一般建议使用针长0.5～1.0mm。

（5）手针注射器：即医生使用注射器直接在治疗区域进行注射。常规使用的注射器有1ml、2ml或5ml，但头皮上建议使用带螺口的1ml注射器，推注阻力小，更易把控剂量，也可以预防"爆针"。在针头的选择上，可根据个人习惯使用针长为2mm、4mm、6mm或规格为13mm、30G、32G甚至34G的针头。需要注意的是，在头皮上进行手针注射的疼痛感比较强烈，术前可适当敷2%或5%的表面麻醉剂。常用的注射方法有：

1）单点注射：在需要注射的区域内每隔1～2cm进行注射，常使用注射深度为1.5～6.0mm，有时根据情况可以更深；每点注射药物0.02～0.05ml，主要用来溶脂。

2）真皮浅层注射：在比较大的范围内浅表覆盖注射，通常使用针长为4mm、规格为30G～34G的针头，进针角度为30°～60°，深度为2～4mm。注射时，一边轻柔持续地给注射器手柄施压推注，一边快速移动手腕，在每个注射点注射少量（1滴）药物。这种注射方式对患者来说不适感可能会稍微强一些。

3）皮丘样注射：将药物注射至真皮表皮交界处，斜行15°进针，间隔2～4mm，每个点形成一个小皮丘样注射区。主要用于肉毒毒素的微滴注射以及治疗皱纹、脱发，头皮美塑也多选用这种方法。需要注意的是，每个点注射的剂量不宜过大，所形成的皮丘以直径1～2mm为宜。若注射点体积过大、注射压力过大，可能会引起毛囊损伤，导致注射局部脱发。

4）表皮内注射：是最浅层的注射方式。通常使用针长13mm、规格为30G的针头，注射时针尖斜面朝上，对注射器轻微施压，同时轻柔地拖拽针头,抖动式(类似于帕金森震颤)进行极浅表的网格状注射,注射深度不超过 1mm,每条注射线之间的间隔距离约 1cm。这种方式疼痛感轻,几乎不出血。

6. 具体操作　以头皮美塑最常用的微针为例。消毒后先将药液涂抹在患处,注意此时应耐心地拨开头发,将药液涂抹在头皮上而不是头发上。以适中的力度下压盖章式滚针,治疗深度以局部头皮微微发红为宜,不必追求大量出血。在治疗颞侧头皮时,痛感会相对强一些,在靠近前额发际线区域时痛感也会比发旋处强一些,但也有些男性患者觉得痛感最明显的是头顶区域。如患者对疼痛的耐受程度较低,可选用针长较短的微针,如针长 0.5mm 的微针。常规建议使用 0.75mm 的盖章式滚针,虽然并不是完全无痛,但大部分人可以忍受,术前也可不使用表面麻醉。

7. 术后护理　术后建议避水 6～8 小时,有时为了让药液在头皮上停留更久,也可术后 24 小时再洗头。可配合使用含水杨酸的洗发水,以减少术后头皮瘙痒及降低毛囊炎的发生概率。

(六)常见并发症

由于美塑疗法的注射层次比较浅表,每个注射点的剂量比较小,总体安全性很好。但因操作过程中刺破皮肤,在治疗过程中难免会有疼痛,术后即刻也可能会有不同程度的红斑、水肿、瘀青或小的皮丘。可以通过术前外敷麻醉剂或术后即刻冷敷等有效地控制疼痛,通过冷敷、面膜、红光面罩等减轻或消除红肿,及时按压出血点和术后冷敷也可减轻瘀青。大部分轻微的并发症可通过以上操作技术和适当的药物剂量加以预防。

1. 局部反应

(1)美塑疗法常见的局部反应有:①瘀青、红斑、水肿和局部压痛,多为局限性和短暂一过性的,在术后 1～2 周内可自行消退。②离散的划痕或轨道痕迹,通常会出现在使用滚轮式微针设备的美塑疗法中。③炎症后色素沉着。④慢性荨麻疹。

(2)不常见的局部反应有:①头痛及瘙痒(多为自限性)。②头皮美塑疗法后的反常脱发或继发性脱发。③过敏反应。④激活潜伏性疱疹。

（3）极少见的局部反应有：①皮肤坏死或溃疡，头皮脓肿。②局部瘢痕形成。③非典型分枝杆菌感染。④苔藓样药疹。⑤异物肉芽肿。⑥色素性荨麻疹。⑦银屑病。

2. 系统性反应

（1）过敏反应。

（2）感染，如感染艾滋病病毒、乙肝病毒等。因此建议在正规医疗机构就诊，由正规医护人员进行操作，基本不会出现上述情况。

（3）肝毒性和神经脱髓鞘。

（4）迷走神经症状。

（5）非特异性症状，如恶心、呕吐等。

（七）案例分享

详见病例一～病例四（图3-4-6～图3-4-9）。

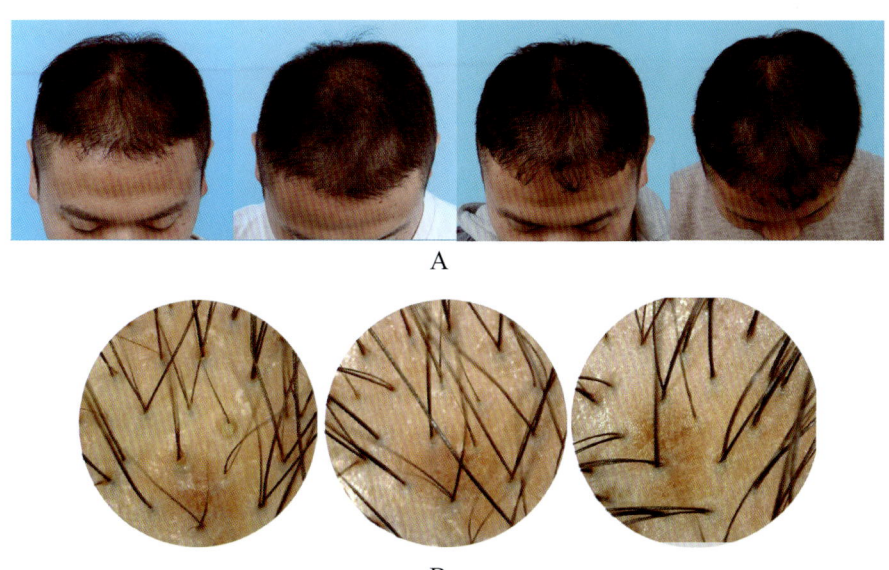

图3-4-6 病例一：男性，前发际线重建术后6个月，头顶毛发稀疏3个月，美塑疗法治疗3个月后，头顶毛发直径增粗，双/三根毛发比例增加，头皮覆盖率改善
A.术前术后外观对比　B.术前术后毛发镜下对比

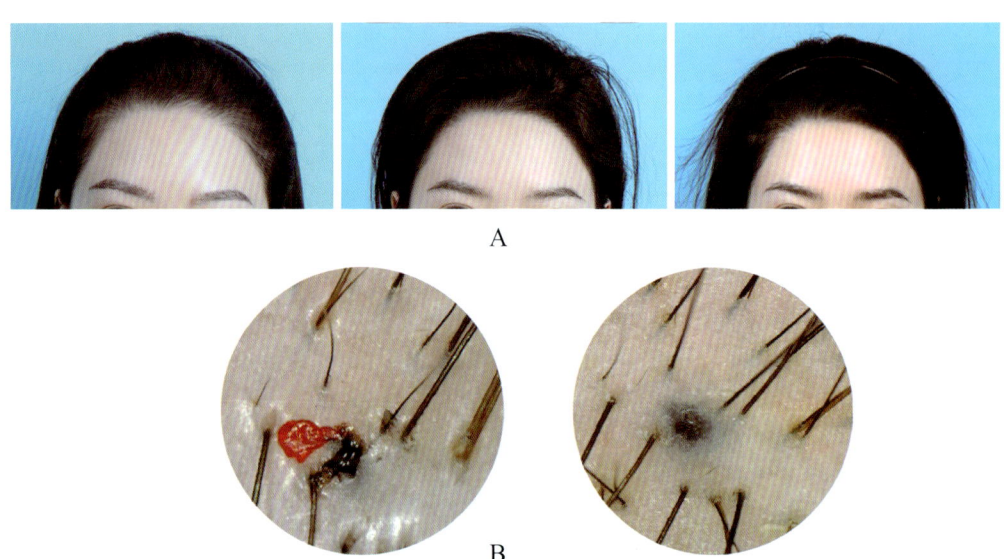

图3-4-7 病例二：女性，前发际线稀疏3年，美塑疗法治疗3个月后，前发际线终毛比例增加，毛发色泽加深，头皮覆盖率改善
A.术前术后外观对比 B.术前术后毛发镜下对比

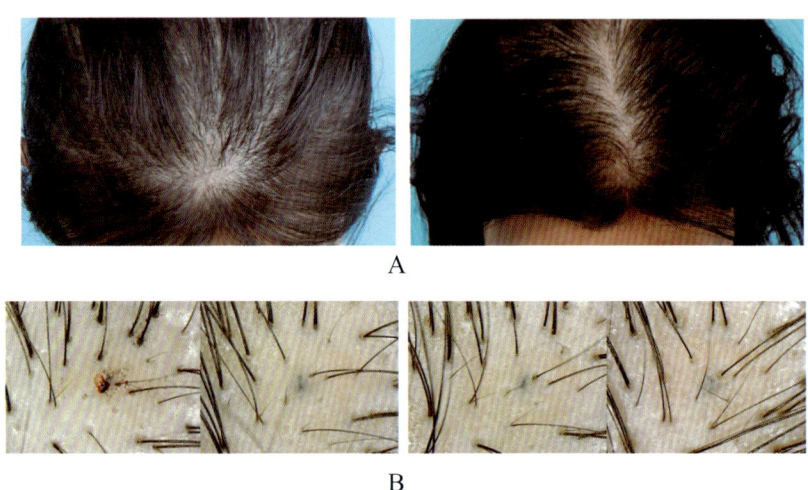

图3-4-8 病例三：女性，头顶毛发稀疏5年，美塑疗法治疗4个月后，头顶终毛比例增加，双根/三跟毛囊比例增加，头皮覆盖率改善
A.术前术后外观对比 B.术前术后毛发镜下对比

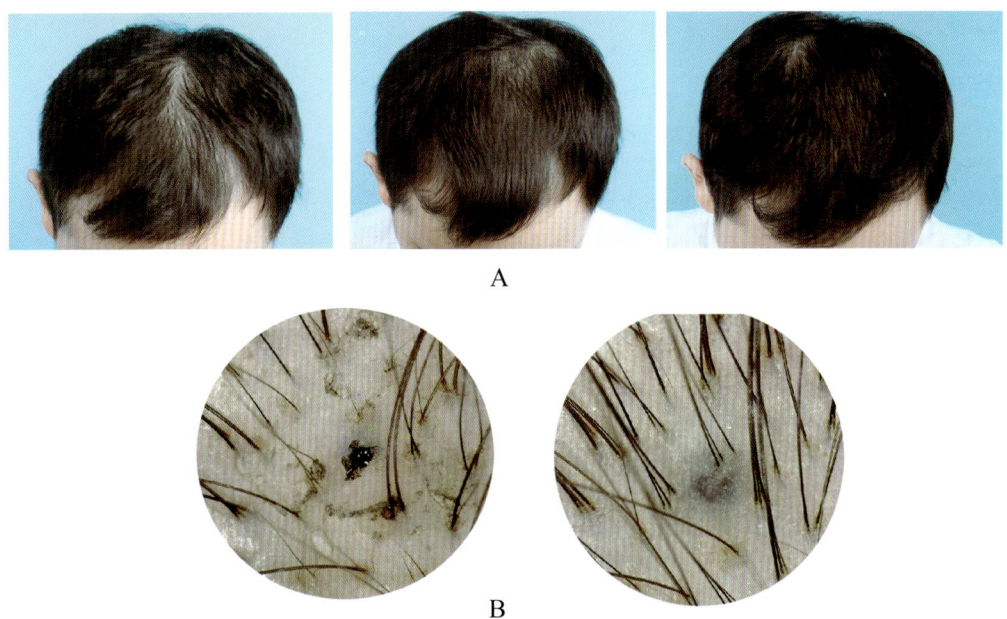

图3-4-9 病例四：男性，头顶毛发稀疏5年，美塑疗法治疗3个月后，头顶终毛比例增加，毛发直径增粗，头皮覆盖率改善
A. 术前术后外观对比　B. 术前术后毛发镜下对比

（程含晶，江南一，赵沁园，戚吉妮，范治强）

第五节　头皮微着色技术（M-SMP）

一、文刺技术及医学文发术的发展史

文刺已经有4000多年的历史，在古埃及木乃伊上就出现了文身。"tattoo"（文身）一词最早是库克船长（1796）使用的，记录了波利尼西亚人在皮肤下镶嵌黑色颜料的做法，在当地人的母语中通常被称为"tattoo"。

最早的文刺针是用骨头粗制而成的。1945年，Byars用一排针焊接到一根金属棒上用于文刺，这比单针文刺大大提高了效率。后来，Conway、

Turell 和 Schmidt 发明了一种可振动的文刺工具，由伯吉斯电池公司（Burgess Battery Company）制造，宣告了文刺技术的机械化。此后，Schmidt（1951）通过使用管形尖头的皮革打孔器作为针持加以改进，将一排小而锋利的钢针焊接其上。Conway 也发明了类似的设备，但带有一个色料杯，这个杯直接与文刺针相连。

文刺使用的色料通常是无毒、无过敏、组织稳定的色料。最早使用的色料是从烟灰或植物提取物中提取的天然色料。随着时代的发展，氧化铁等金属色料因其颜色的稳定性逐渐进入人们的视野，一度成为首选色料。但是，随着医学界对体内植入物安全性的重视和严格要求，纯天然可降解色料逐渐成为医学文发术的首选。

文发术的治疗设备包括各种不同配方、不同色调的染料（即色料），以及包含 1～20 簇针头大小不等的仪器。Traquina 采用的是一种从永久性眼线笔技术改进而来的文刺仪器，由一个带机头的动力装置和变速脚踏板附件组成，机头包含往复轴，针组件连接到该往复轴；采用的文刺针包含 3/7/9/14/18 簇针。韩国的 Kim 医生使用的文刺设备是德国产品 MT.DERM，使用的文刺针是 1/3/4 簇针。现在使用的头皮微着色仪器是采用文刺仪器刺入皮肤，进入真皮层，每秒可完成 100～150 次往复穿刺。穿刺深度因操作者的经验和感觉而异。这些经验判断有赖于对每个部位表皮厚度的判断。头皮较厚、脂肪和支撑结构较多者，在头皮瘢痕或萎缩的情况下，皮肤会产生与其他部位不同的质感变化，从而影响术者操作时的感觉。皮肤基底层距皮肤表层的深度发生着变化，实际上取决于真皮表皮交界处的起伏深度。这要求色料种植深度必须由术者精准控制，而这种精准控制取决于术者对进针阻力的灵敏感知。这个过程需要大量的临床经验，也比较难掌握。

Traquina 于 2001 年在《皮肤外科》（*Dermatol Surg*）上发表的一篇文章"Micropigmentation as an adjuvant in cosmetic surgery of the scalp"，被认为是最早将医学文发术公布于世的文章。作者采用的文发方法借鉴了 Patipa 的一种永久性文眼线技术，并做了适当改进。Traquina 回顾了 1993—1999 年共 62 例患者采用医学文发术后的治疗效果。这 62 例患者中包括 60 名男性和 2 名女性，共完成了 82 次手术，其中有 16 例患者做了 2 次以上手术，59 例为头皮瘢痕的医学文发术，包括烧伤后瘢痕、搔抓后瘢痕、扩张头皮瓣旋转产生的瘢痕等。此后，整形外科医生将这一技术与毛发移植手术相结合，推动了医学文发术的进一步发展。

目前头皮疾病以及瘢痕性脱发的根治性方法及种类不多，往常毛发移植是此类患者的首选治疗方案，但毛发移植并非对所有这类患者均能产生较好的治疗效果。这些患者中的一部分被毛发移植手术适应证排除在外。

二、医学文发概述

头皮微着色技术（medical scalp micro-pigmentation，M-SMP），是指使用医学美容技术，借用美容文刺仪器及色料在头皮上以点状刺画的形式，达到一种头皮微色素着色技术。这是一种利用色素着色于头皮真皮层的技术，着色完成后效果立竿见影，即刻加密，观感有如真正的毛发一样，是一种全新的脱发治疗补充方法，也称为医学文发术。

头皮微着色技术（M-SMP）使用点状刺画的方法纹饰在头皮上，模拟毛囊的外观，这项新技术可以显著解决脱发问题。在过去的十余年里，文身行业本身就处于文化扩张的过程中，而且比例逐年上升，说明人们对于文身有着越来越高的宽容度和接受度，这也直接使整个社会对医学文发的接受度大大提升。

头皮微着色技术（M-SMP）不需要患者自身毛发作为供区，因此适用于在毛发移植中供区不足的患者群体，可以单独使用或与毛发移植术联合使用，最大程度地改善晚期脱发患者的术后外观，也可以显著缩短患者的治疗总进程。

（一）医学文发的本质是一项头皮修饰性治疗

头皮修饰性美容对脱发患者来说是安全有效的辅助治疗，过去这种美容方法具体包括戴假发、喷雾、使用化妆品等。脱发通常反映头发密度的降低。脱发早期，人们常常通过改变发型起到掩饰的作用。但随着脱发的进展，这样的发型改变开始无法满足患者的需求，此时常常需要染发，目的是降低发色与头皮颜色之间的对比差，掩盖散在的或局部脱发的区域。有的人会使用遮瑕膏、发蜡类产品，目的仍然是使头皮与毛发颜色相匹配。

但是，这种头皮修饰的方法毕竟是暂时的，在很多场合如戴帽子、躺在床上或者淋雨等就容易发生晕染，所以为了配合这些产品的使用，人们需要改变自己的生活方式。医学文发与上述头皮修饰治疗的目的相同，都是为了减少毛发发色与头皮颜色的对比而产生头发茂密的视觉效果，区别在于其效果持久，不影响患者的日常生活。

（二）医学文发可以作为毛发移植的补充

毛发移植对脱发晚期患者有着明显的局限性。毛发受区的需求量与脱发面积成正比。脱发面积较大时，所需毛发数量为脱发区域原有毛发量的25%左右，而患者残存毛发仅仅是侧面和枕部的一个环形区域，明显不能满足要求。白色人种的供区毛发密度尚高于平均值，可以通过多次手术的方法尝试获得充分的毛发覆盖。但是黄色人种和黑色人种的毛发供区密度普遍较低，其中黄色人种比白色人种低20%，黑色人种比白色人种低30%～40%，所以黄色人种和黑色人种的毛发供区更加不足。但是通过毛发移植结合医学文发，通常可以达到较满意的外观效果。

三、头皮微着色技术（M-SMP）的适应证及禁忌证

（一）适应证

在2011年国际毛发移植修复外科学术会议上，认定以下疾病和外科手术后引起的头皮问题是头皮微着色技术（M-SMP）的适应证：①自身免疫性疾病（如斑秃）；②遗传性脱发，如男性头顶稀疏、脂溢性脱发；女性头顶发缝稀疏、产后脱发(图3-5-1)；③包括传统毛发移植瘢痕的各种手术瘢

痕性脱发；④FUT术后的供区条状瘢痕；⑤FUE术后的供区点状瘢痕（图3-5-2）；⑥颅骨切开术后瘢痕；⑦颅骨减压术后瘢痕。

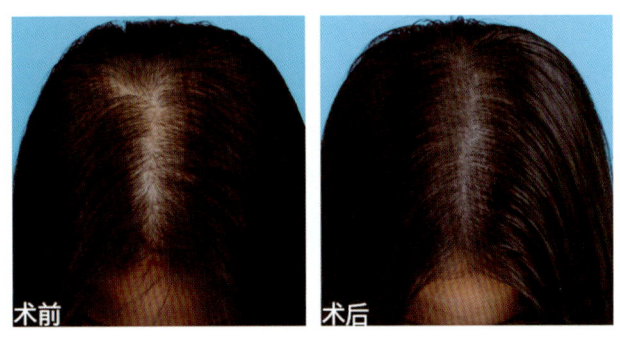

图3-5-1　M-SMP用于女性脱发发缝加密的治疗

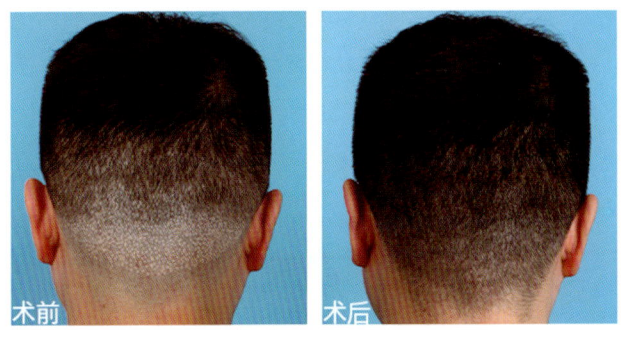

图3-5-2　M-SMP用于FUE术后枕部点状瘢痕的治疗

在医学文发术诞生之初，学者们认为只有一小部分脱发患者需要文发，这个比例大概在1%左右。对于活动性脱发和进行性脱发非常严重的患者，不建议使用文发术。

1. 在头皮瘢痕中的应用　2011年，韩国的Kim医生认为有些瘢痕性脱发不适合手术修复，也无法通过激光治疗显著改善，在这种情况下，文发是一种良好的替代方法。随着从业者经验的积累，其他从事毛发相关疾病研究的学者们逐渐发现医学文发术是一种治疗瘢痕性脱发的有效方法。由于瘢痕部位植发的成活率较低，因此瘢痕区植发的术后满意率较低。加之头皮瘢痕常常导致头皮局部颜色较白，与周围黑色的毛发形成鲜明的对比，头皮的稀疏外观更加明显，而医学文发术就成为毛发移植术的良好补充。头皮瘢痕可由多种原因引起，包括外伤、神经外科手术和整形外科手术等。医学文发术对遮盖毛发移植供区瘢痕也有较好的疗效。另外，对于缺乏血运的坚硬的增生性纤维组织瘢痕，使用医学文发术比毛发移植术更能带来确切的效果。

2. **在女性型脱发中的应用** 与男性型脱发（male pattern baldness, MPB）不同，女性型脱发（female pattern hair loss, FPHL）表现为女性全头皮毛发密度均匀降低，而发际线并不后退。由于女性常常会留较长的头发，因此当通过长头发看到若隐若现的白色头皮时，就会注意到头发密度降低，这种现象称为"透视外观"。

对于这些女性患者，医学文发术可以明确地减少"透视外观"，在掩饰脱发程度方面具有较好的临床效果。过去针对女性型脱发的治疗可分为药物治疗、保守治疗、局部用药（例如米诺地尔）和毛发移植。然而事实证明，单独使用上述方法均无法提供确切的治疗效果，而单独使用医学文发术或毛发移植联合医学文发术均可带来确切的疗效。在西方国家，很多黑人和白人都有保持光头发型或很短的寸头发型的习惯，因此医学文发术在这些患者的头上应用较广泛；在亚洲，医学文发术的适应证则稍有不同，女性型脱发被认为是亚洲人使用医学文发术的最佳适应证之一。在女性型脱发患者中，即使脱发症状持续进行，发际线也不会像男性型脱发那样退缩，因此在进行医学文发术时不必担心在发际线部位文发而使外观不够立体等风险。

3. **在男性型脱发中的应用** 医学文发术是对男性型脱发患者毛发移植术后的一个很好的补充治疗手段。当脱发区域范围过大时，单独依靠文发术或毛发移植术都不能产生令人满意的效果。这种情况下，在发际线部位进行毛发移植后再进行医学文发术，可能会产生协同效应，获得较好的术后效果。

毛发移植的本质是从后枕部及颞部密度较高的毛发供区取毛囊种植在相对脱发及稀疏区域。在这个过程中，要求供区毛发必须是健康的。在绝大多数男性遗传性脱发病例中，即使头顶、额部脱发严重，但供区毛发却能得到保留；而在女性遗传性脱发病例中，80%的病例枕部和两侧颞部的毛发密度出现降低，这使得毛发移植手术不容易得到满意的效果。在这些女性患者中，笔者发现有很多弥漫性非典型脱发，这些区域在毛发移植手术中是不良毛发的来源。如果在一些男性中发现弥漫性非典型脱发，这也是植发手术的禁忌证。因此，毛发移植是对毛发供求关系的挑战。头发的侧面和后面的环状区域占毛发总数的20%～25%，这个供区必须满足前额部、头顶部脱发受区的需求，并在供区保留足够的毛发，以保持相对完整的外观。毛发移植的关键就是要收集足够的毛发来解决脱发问题，但又不可过度开发供区而造成供区稀疏。对于很多脱发患者来说，毛发往往供不应求。对于秃顶程度较高的男性，尤其是亚洲男性，则是更大的挑战。根据毛发的特征，脱发区域恢复原有毛发密度的20%～40%通常可以满足大多数人的需求。一般来说，卷曲毛发相比同等厚度的直发覆盖头皮的效率高，而粗硬的毛发比细密的毛发覆盖效率高。亚洲人毛发相对较黑、肤色较浅且毛发细密，因此是毛发移植术中相对难度较高者。对于这些患者来说，通过毛发移植术结合医学文发术，能起到较好的治疗效果。

（二）禁忌证

1. 女性在月经期、哺乳期、生育期。
2. 对抗生素及表面麻醉药过敏者。
3. 对于蛋白质过敏者。
4. 病理性脱发者。
5. 高血压、高血脂、高血压的"三高"人群及心脑血管疾病患者。
6. 瘢痕体质及患有精神疾病者。

四、术前评估与准备

1. **预约设计** 患者在文发前，需提前和医生预约面诊时间。如不方便面诊，需要将自己的发缝或者全头顶最真实的情况发给医生评估，看是否适合治疗，并由医生进行初步判断和定制适合不同患者的头皮微着色技术（M-SMP）治疗方案。

2. 清洁头皮　在确定预约文发的时间后，需提升清洁头皮的频次，一般提前2天，每天早晚彻底清洗头部即可，如果做一些简单的按摩和护理更佳。在确定第二天行头皮微着色技术（M-SMP）的患者，需在当天清洗头部以便于操作。

3. 受区面积的测量

（1）准备工具：固定圈、保鲜膜、记号笔、剪刀，以及面积测量器（方格纸）。

（2）裁剪适合大小的保鲜膜，绷直固定在固定圈上 (3-5-3)。

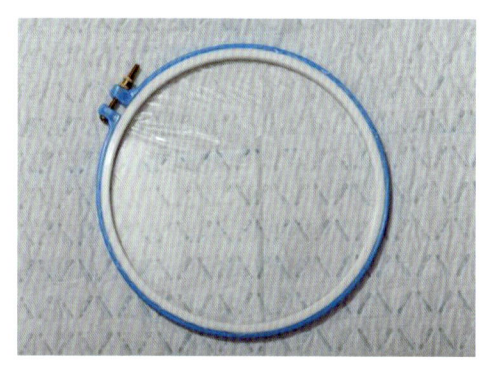

图3-5-3　固定圈

（3）通过头箍、发夹、扎辫子等方式将患者受区完全暴露。

（4）将准备好的固定圈贴附在患者受区，根据受区面积大小用记号笔在保鲜膜上做记号。如不能一次完整记录，可以分次测量。务必真实、完整地记录受区大小 (3-5-4)。

（5）将画好的保鲜膜平整地放在面积测量器（方格纸）上，通过这个方法可以完整、准确地计算出受区面积。患者也能直观地认知，从而推进治疗方案有效进行。

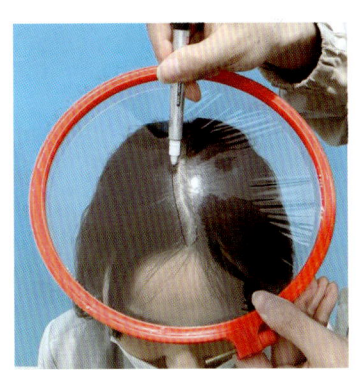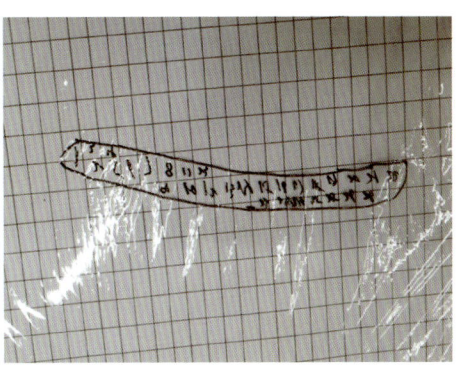

图 3-5-4　根据受区面积大小用记号笔在保鲜膜上做记号

五、头皮微着色技术（M-SMP）操作步骤

（一）术前设计

1. **女性发缝加密**　以发际线的最高点为起点，但必须隐藏在发际线里面，从这条发缝的起点向两侧过渡 1cm，直至整体无明显的发缝色差，然后延伸至发旋。操作的密度为每平方厘米 80 个点。

2. **男性全头顶加密**　从发际线最高点延伸至发旋，两侧颞点正上方为边界终点，从该颞点向后，同样延伸至发旋，整体面积因头围大小而有所差异。操作的密度应以社交距离内自然外观为准，每平方厘米 50～80 个点。

（二）麻醉

在医学文发术诞生之初，第一位报告该术式的 Traquina 采用的麻醉方式为类似于现代毛发移植术的神经阻滞麻醉。Park 在一组 43 例的医学文发术中使用恩纳乳膏（利多卡因和丙胺卡因按 1∶1 混合）局部外涂后，等待 20～30 分钟作为局部麻醉方式，发现除 2 例患者对疼痛非常敏感外，大多数患者不需要另外使用神经阻滞麻醉剂。Rassman 使用 0.5% 利多卡因和 0.25% 布比卡因局部表面麻醉剂，对于面积较大的患者，认为可连续使用该局部麻醉剂 6～8 小时。目前普遍认为，局部表面麻醉剂对于大多数医学文发术可以起到 2～3 小时充分麻醉的效果，但是对于面积较大的医学文发术或对于疼痛较敏感的患者来说，全头皮神经阻滞麻醉应作为补充选择。

（三）针头的尺寸、型号

单针针头（约 34G 针头）适用于发际线稀疏处的加密（图 3-5-5A）。

三针针头（约 3 个合并连排的 30G 针头）适用于头顶及发缝以及瘢痕处的加密（3-5-5B）。

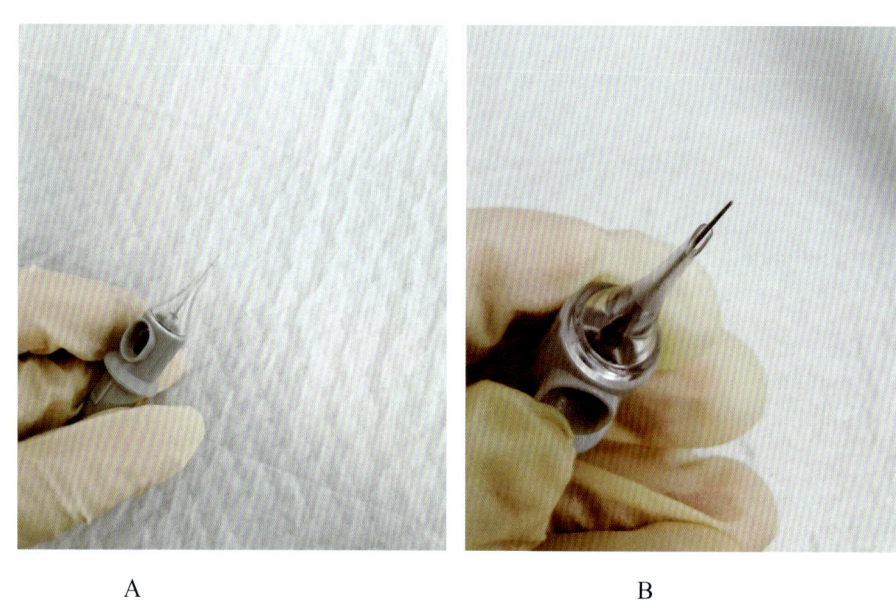

图 3-5-5　针头
A. 单针针头（约34G针头）　B. 三针针头（约3个合并连排的30G针头）

（四）操作要点

头皮微着色技术（M-SMP）对操作的环境、设备及细节要求较为严谨，均需要在无菌环境下进行。另外，操作时还需注意以下一些要点：

1. 色料的调配需要根据每个患者的头皮环境、头皮露白程度、面部及头皮皮肤颜色进行初步判断。皮肤较白的患者，如色料调配得过深，颜色会出现明显反差；皮肤偏黄的患者，如色料调配得过浅，则看不出文发的效果。

2. 操作时必须保证针头与头皮成垂直状态。

3. 针头扎入头皮的深度对不同患者也是不同的。如扎得过深,会出现色料发蓝、晕色的情况;扎得过浅,则会在术后 2 周全部脱落。

4. 针头在头皮上的停留时间不能太长,即点即退。

5. 脱发人群的头皮弹性与正常人群的头皮弹性有所差异,进针的力度也要根据不同的头皮弹性有所区别。

6. 操作时,以手腕为支撑,机身保持垂直,左手食指与中指固定着色区头皮于紧绷状态,由左往右,直上直下,直至操作完成(图 3-5-6)。

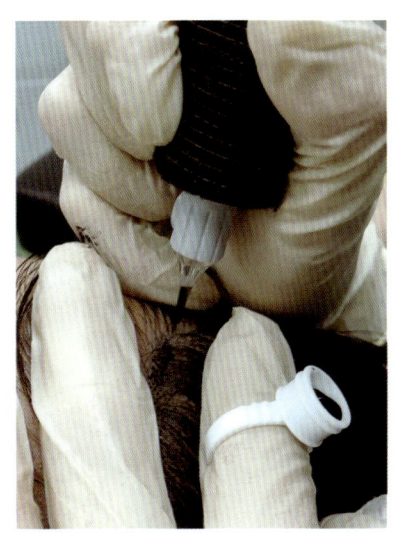

图 3-5-6　M-SMP 操作图示

六、头皮微着色技术(M-SMP)的并发症及处理

1. **过敏**　术中患者可能会突发急性荨麻疹,应立即停止操作,给予患者口服西替利嗪等抗过敏药,并留观半小时后方可离开。在下次治疗之前,可以先口服西替利嗪等抗过敏药再继续操作。确定操作前一天患者无饮酒宿醉等不良生活习惯。

2. **术后头皮瘙痒和毛囊炎**　术后局部轻微的瘙痒和毛囊炎是非常常见的,

原因主要有：①术后常规使用了米诺地尔；②伤口愈合过程中出现感染、增生；③头皮本身有感染灶存在。预防和处理方法：①术前确保头皮清洁，无感染灶；②米诺地尔可能会刺激头皮，前期使用时剂量及频率需减少；③局部采用抗生素软膏进行处理。

3. 头皮肿胀　术后可出现不同程度的肿胀，原因主要为文发面积较大，可以在术后 1～2 天内局部冷敷，每天 3 次，每次 10～20 分钟，可加快肿胀消退。

4. 外观不自然　文发术后的美学效果类似于"点状刺画"的效果，其主要目标在于降低毛发与头皮之间的对比度，减少透明样外观。

在术前设计过程中，文刺点的密度未必与正常毛囊密度绝对一致。如果文刺点过密，有可能引起点与点之间发生连通现象而影响外观。这常常是由于术者过度追求文刺点的高密度，造成点与点之间的距离过近，而肉眼的分辨率不足以区分点与点之间的距离，使得几个"小点"在视觉上融合成片，形成"大点"或产生"片状"外观。控制文刺深度以及文刺点的直径可以有效地预防色素晕开。由于文刺点有成千上万个，有时即便准备得非常充分，这种情况也很难完全避免，此时可能需要 Q 开关激光等来解决这一问题。

（1）发缝做完不自然。原因主要有：文发点过于密集，文发深度深浅不一。处理方法：操作者应提高文发技术水平，文发深度宁浅勿深，第一次做的时候尽量保守一些，不满意者在第一次补色的时候处理。

（2）文发区与非文发区界限明显。原因主要有：在边缘区做得比中心区密集，边缘的深度较深，无过渡区。处理方法：第一次文发时尽量保守些，由中间向两边慢慢过渡，深度应保持一致。

由于每个患者自身情况不同、头皮不同区域的特点不同、每个穿刺点的具体穿刺情况不同，瘢痕性头皮、萎缩性头皮以及正常头皮中色素存留的情况和方式也有着明显的区别，因此要求术者在治疗过程中随时根据美学情况在技术上有所调整。

5. 术后颜色变化　需要向患者告知术后原本黑色的染料可能向蓝色或

绿色转化，出现这些偏蓝或偏绿颜色的原理就像皮下血管中的红色光谱吸收增加而呈现蓝绿色外观一样。除此之外，某些颜料自身也可能会发生变色现象，而这种变色现象是由于紫外线穿透皮肤作用于染料而加强视觉的三色效应所致。Walter Lampeter 在医学文发的色料里添加了少量橙色成分，根据光谱原理，这样就可以有效地避免术后文刺点蓝化。

七、文发术后的头皮生理改变

色料埋植于头皮后，最终的色料存留量与文刺时的色料量和文刺的深度呈正相关。如果色料植入表皮层，很容易在几天之内出现色素流失；如果色料植入真皮深层，则可能晕开而导致失效。随着色料的晕开，可能在视觉上看到的"视觉点"与"文刺点"的直径并不一致。

1. **术后的表皮生理** 术后早期，表皮中最厚的一层，也就是棘层内文刺针道充满了色料。表皮最深层是基底细胞层，该层有一排柱状细胞，将表皮与真皮隔离开。这些柱状细胞具有有丝分裂活性，并向表皮表面迁徙。在文刺过程中，术者应尽量将文刺深度控制在真皮浅层。针刺完成后，即可在基底细胞层发现大量色素，在角质层和吞噬细胞内均发现了色料颗粒。在术后1个月时间里，基底膜发生自我修复重建，当这些细胞向皮肤表面迁徙时，基底层中存在的色料颗粒的聚合物逐渐消失。

2. **术后的真皮生理** 在真皮中，含有色料的吞噬细胞可沿表皮和真皮边界聚集在被胶原蛋白包围的肉芽组织深层。颗粒层和棘层细胞向表层迁徙时含有色素颗粒。最终，表皮中发现的所有色料将随着角质层的脱落而向浅层移动，最终被代谢掉。因此，最终唯一保留的色素将是最初植入真皮中的色素，而这才是术者预期的满意结果。术后3天第一次洗头时洗掉的黑色染料，实际上是文发术中遗留在头皮表面的染料，或者是角质层和颗粒层针道内的染料。角质层更新一个周期的时间为27天，正常情况下，表皮层色料在1个月内即被排出体外。极少数情况下，色料可能在表皮的角质层下方停留1个月以上。基底层中残留多少色素以及色素在基底层中的存留时间可能因人而异，但是最终整个表皮层都不含色素。这就是导致患者在最初几周或几个月内看到头皮外观颜色变浅的原因。因此，术后1个月内的补色是术后服务中的重要部分。

3. 色料的异物反应以及色料的代谢　色料可引起头皮局部异物反应，而这种异物反应的活跃程度视使用色料的种类、用量、头皮的局部解剖结构、生理和病理情况不同而有所区别。在针对文身的研究中显示，在皮肤文身后2~3个月以及40年后的活检标本报告中，表皮中不再发现色料颗粒，但是在真皮成纤维细胞中发现了色料颗粒，它们主要分布于真皮毛细血管周围的肉芽组织中。在细胞内和细胞外均可发现文身色料，伴有轻度纤维化和偶发的异物巨细胞反应。

最开始色料颗粒以极微小的形式分散在真皮浅层及穿刺点的表皮层中。第7~13天，色料颗粒一般会聚集在真皮浅层更集中的位置。色料中的一些可溶性成分可能会先被吸收，然后被淋巴系统引流；而不溶成分则与结缔组织融合，结缔组织包绕每个含墨水颗粒的成纤维细胞。术后早期常常可以观察到这些变化，包括表面色素的洗脱以及真皮色素渗透到穿刺部位以外。有经验的术者必须在做这些步骤时透过现象看本质。随着角质层的针道敞开，术后前几天可以看到色料渗漏。由于真皮中的色素在人体异物反应下不稳定，某些色素可能会随时间而吸收或变色。紫外线下暴露，会加速颜色变异。笔者观察到在治疗的前几周内，有时色素几乎完全消失，这可能是由于针头刺入太浅的缘故；而在第1周，大量色料外渗，也可能对视觉效果产生影响。色料随淋巴系统的引流，也常常表现为术后早期头颈部淋巴结肿大，这可以认为是术后常见的并发症，常常可自行缓解。

八、总结

对于整形美容科医生和皮肤科医生而言，医学文发术是一种全新的脱发治疗手段。由于这是一种美容性质的纹饰，因此其效果反映了术者经验是否丰富以及是否具有艺术眼光。这项技术的普及可以为成千上万不适合毛发移植的患者提供帮助。医学文发术的目标是隐藏脱发，它跟传统的外科干预手段相比风险明显较低。术者可以通过对色料的选择、文刺深度的控制等来避免很多并发症的发生。医学文发术如果完全由医生群体来掌握，将消除非专业人士带来的操作问题等风险。随着毛发疾病及医学文发行业经验的进一步积累，将有更多研究可以阐明文身色料和文身仪器的安全性和有效性，这将成为专业从事毛发疾病的医生必备的标准化治疗手段之一。

（唐亮，傅正，薄宏涛）

第六节　脱发的物理治疗

除了以上治疗脱发的方法之外，患者还有一个时尚扮靓的选择——顶上时装。这个名称大抵很多人都没有听说过，不过通俗点的名称"假发"，对于大众来说应该一点也不陌生。然而，对于从事假发生产和销售的群体来说，它还有一个学名——发制品。

从假发到发制品，再到顶上时装。这个从历史余晖中走出来的古老行当，正随着其名称的变迁，在信息时代的今天演绎出一番新气象。假发，正从昔日癞头谢顶者的"遮羞布"，蝶变为今天时尚达人们的心头爱。

那么，发制品是什么呢？

中华人民共和国国家质量监督检验检疫总局和中国国家标准化管理委员会发布的《GB/T 23166-2008 发制品术语》中指出，发制品为用人发或者人造发（化纤发）制成的饰品。从用料上一般可分为真人发、化纤发；从制作工艺上，可分为全手织、半手织与机织。主要用于发型装饰、美容美发教学以及弥补缺发、脱发的生理缺陷等。

目前我国脱发人群对发制品的消费，主要集中使用的产品是发套和发块这两类。发套使用起来很简单，女装发套相对于男装发套在佩戴方面稍微复杂一点，具体可以参考以下女装发套佩戴步骤。

一、针对自身发量适中的情况

1. 双手五指张开，撑开网帽。
2. 将发网拉至颈部，并整理头发置于网帽外。
3. 将网帽镶边的一端调整至发际线，捏住发网另一端向上提拉。
4. 将头发向上提拉，左、右分为两部分，交叉塞入网帽内，打散、铺平于后脑处。
5. 将网帽末端打结固定，或抓住网帽的两个角左右交叉，用小卡子固定。为加强逼真效果，可在头部前、后、左、右分别用 4 个小卡子固定网帽和头发，并将网帽边缘拉至发际线以上约 1cm 处，露出太阳穴。
6. 确定发套前后方向，将刘海对准额头上方，扣好弹簧梳（手织产品除外）。
7. 调整假发两侧三角形"耳朵"，确保两侧对齐。
8. 扣好假发底部弹簧梳。
9. 调整、打理。

调整假发至最佳状态：确保两耳对齐，前网边缘对齐前额发际线；确保假发与头部完全契合，没有紧箍和松动的感觉为止。

二、针对自身发量较少且发色与假发发色接近的情况

1. 将刘海拢起，用发卡固定好。
2. 假发刘海朝前，拇指和无名指捏住两耳，用食指和中指固定松紧带，从前向后将假发戴上。
3. 调整假发至最佳状态。
4. 用梳子随意打理出理想中的发型，也可以将梳子斜成 45° 夹角插入头发，向外翻转以增加发量和蓬松感。

5. 根据产品的不同特点，可以将自己的刘海、头发、鬓发用尖尾梳挑出，使假发与本人的发型完全融合。

三、针对发量较多、发长较长的情况

1. 将头发分成两股。
2. 将分成两股的发辫分别编好。
3. 用发卡将编好的发辫固定在头顶上。
4. 戴好网帽并打结（发网佩戴可参考发套佩戴的第一种方法）。
5. 从前往后依次扣好弹簧梳。
6. 调整假发至最佳状态。
7. 用梳子随意打理出理想中的发型，也可以将梳子斜成45°夹角插入头发，向外翻转以增加发量和蓬松度。

针对男性使用的男装发套，可直接将头套佩戴到头上，再进行调整（图3-6-1），或根据本人特性进行二次修剪即可。亚洲男性脱发的特点大多是地中海型，所以使用发块的居多。目前市场上所使用的方式有增发、补发，具

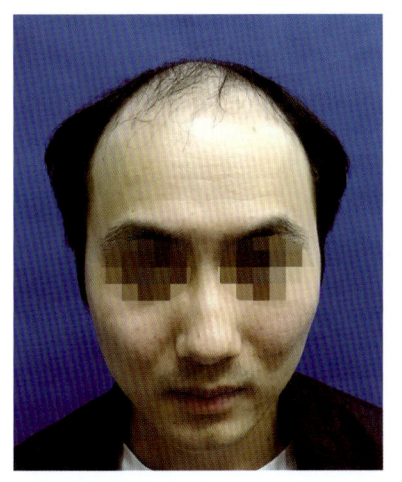
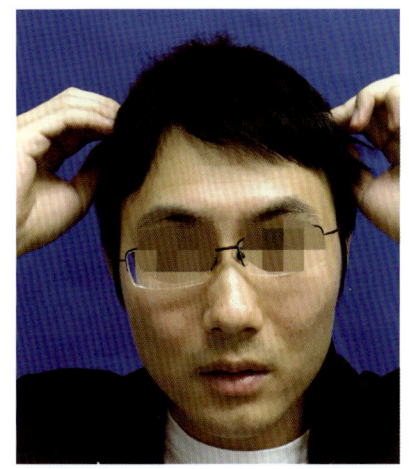

图3-6-1 男性的假发佩戴效果
A. 佩戴假发前脱发明显，显老 B. 佩戴假发后年轻帅气

体的操作工艺和流程与各个机构有关。就增发而言，一般采用发块隐形增发技术，增发效果与本人的皮肤及发型完美地融为一体，轻松自然更逼真，具有真人发特有的光泽感，可做小平头、前发际、往后背头。女发稀少增密、白发物理方式变黑，不用染发，同时可烫发、染发，可做各种造型，可披散秀发，也可扎起束发（图3-6-2）。现在的技术既可带发块洗澡、游泳，又可改变发型。针对这类佩戴造型方法，目前还有一个时髦的称谓，即混合造型。

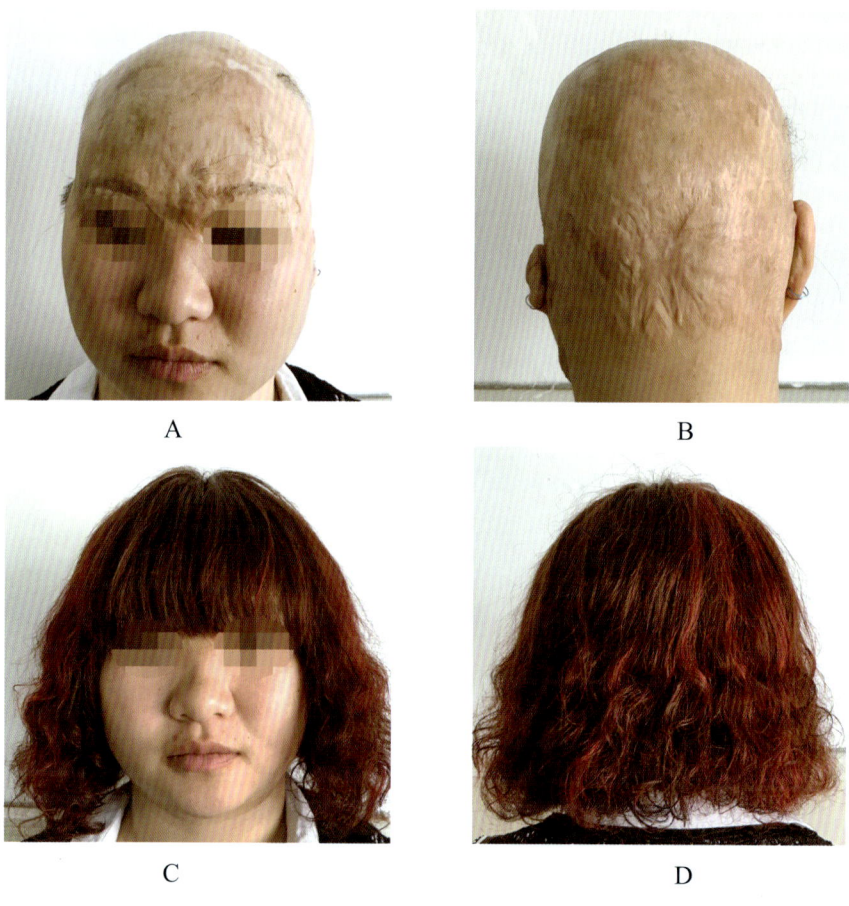

图3-6-2　女性的假发佩戴效果
A.佩戴假发前正面　B.佩戴假发前背面　C.佩戴假发后正面　D.佩戴假发后背面

目前，除了生产厂家可提供的发块外，想要更适合自己、更自然的发型，可根据本人的脱发面积大小，提前定制不同大小的发块。

除了佩戴发套和发块外，生发、养发、育发也都是不错的选择。生发，采用含有促进头发生长的有效洗发成分的产品或者红外激光原理，增加局部血液循环，刺激毛囊打开，促使毛发再生，达到头发快速生长的目的。

"养发、育发"，字面意思就是保养、养护头发。通过头皮按摩养护及洗发水的保养功效，促进头部的血液循环，同时也能够增强头皮细胞的活力，起到防脱、保健的作用。

（张菊芳，李琳）

参考文献

[1] 林尽染，叶亚琦，张莉，等．激光生发帽治疗雄激素性脱发的疗效观察[J]．中国美容医学，2016，25（10）：7-10．

[2] 范瑞强，邓丙戌，杨志波．中医皮肤性病学（临床版）[M]．北京：科学技术文献出版社，2010：617．

[3] 王奇，李秀花．中医辨证治疗脂溢性脱发68例[J]．吉林中医药，2008，28（9）：669．

[4] 任芳．魏跃钢辨证治疗脂溢性脱发验案3则[J]．河北中医，2011，33（8）：1125-1126．

[5] 韩吾祥，叶千一．辨证治疗脂溢性脱发290例[J]．浙江中医杂志，1996，6（16）：258．

[6] 罗文霞，贝宏，刘品梅．梅花针叩刺加擦姜汁治疗脂溢性脱发[J]．临床医学，2016，36（5）：121-122．

[7] 徐爱琴．针药并用治疗脂溢性脱发132例[J]．辽宁中医杂志，2005，32（11）：1154-1155．

[8] 陈占学．头三针治疗脂溢性脱发[J]．中国民间疗法，2003，11（10）：8-9．

[9] 周城，张建中．中国雄激素性脱发诊疗指南BASP分型法解读[J]．皮肤病与性病，2016，38（5）：325-327．

[10] 叶艳婷，曹慧，李水凤，等．5%米诺地尔治疗33例女性型脱发治疗前后的临床和皮肤镜观察[J]．临床皮肤科杂志，2014，43（12）：739-741．

[11] 孙春秋，杨勤萍．外用米诺地尔治疗女性雄激素性脱发的系统评价[J]．中国

麻风皮肤病杂志，2007，23（5）：404-406.

[12] Yoshitake T, Takeda A, Ohki K, et al. Five-year efficacy of finasteride in 801 Japanese men with androgenetic alopecia[J]. J Dermatol, 2015, 42(7): 735-738.

[13] Yip Y, Sinclair R D. Antiandrogen therapy for androgenetic alopecia[J]. Expert Rev Dermatol, 2006, 1(2): 261-269.

[14] Van Zuuren E J, Fedorowicz Z, Carter B. Evidence-based treatments for female pattern hair loss: a summary of a Cochrane systematic review[J]. Br J Dermatol, 2012, 167(5): 995-1010.

[15] Vexiau P, Chaspoux C, Boudou P, et al. Effects of minoxidil 2% vs.cyproterone acetate treatment on female androgenetic alopecia: a controlled, 12-month randomized trial[J]. Br J Dermatol, 2002, 146(6): 992-999.

[16] Kure K, Isago T, Hirayama T. Changes in the sebaceous gland in patients with male pattern hair loss (androgenic alopecia)[J]. J Cosmet Dermatol, 2015, 14(3): 178-184.

[17] Randall V A. Androgens and hair growth[J]. Dermatol Ther, 2008, 21(5): 314-328.

[18] Piraccini B M, Alessandrini A. Androgenetic alopecia[J]. G Ital Dermatol Venereol, 2014, 149(1): 15-24.

[19] Di Loreto C, La Marra F, Mazzon G, et al. Immunohistochemical evaluation of androgen receptor and nerve structure density in human prepuce from patients with persistent sexual side effects after finasteride use for androgenetic alopecia[J]. PLOS One, 2014, 9(6): 100237.

[20] Tanglertsampan C. Efficacy and safety of 3% minoxidil versus combined 3% minoxidil/0.1% finasteride in male pattern hair loss: a randomized, double-blind, comparative study[J]. J Med Assoc Thai, 2012, 95(10): 1312-1316.

[21] Messenger A G, Rundegren J. Minoxidil: mechanisms of action on hair growth[J]. Br J Dermatol, 2004, 150(2): 186-194.

[22] Han J H, Kwon O S, Chung J H, et al. Effect of minoxidil on proliferation and apoptosis in dermal papilla cells of human hair follicle[J]. J Dermatol Sci, 2004,

34(2): 91-98.

[23] Sinclair R, Wewerinke M, Jolley D. Treatment of female pattern hair loss with oral antiandrogens[J]. Br J Dermatol, 2005, 152(3): 466-473.

[24] Clark R V, Hermann D J, Cunningham G R, et al. Marked suppression of dihydrotestosterone in men with benign prostatic hyperplasia by dutasteride, a dual 5alpha-reductase inhibitor[J]. J Clin Endocrinol Metab, 2004, 89(5): 2179-2184.

[25] Cho Y H, Lee S Y, Jeong D W, et al. Effect of pumpkin seed oil on hair growth in men with androgenetic alopecia: a randomized, double-blind, placebo-controlled trial[J]. Evid Based Complement Alternat Med, 2014, 2: 549721.

[26] Jo S J, Shin H, Park Y W, et al. Topical valproic acid increases the hair count in male patients with androgenetic alopecia: a randomized, comparative, clinical feasibility study using phototrichogram analysis[J]. J Dermatol, 2014, 41(4): 285-291.

[27] Rossi A, Mari E, Scarno M, et al. Comparative effectiveness of finasteride vs Serenoa repens in male androgenetic alopecia: a two-year study[J]. Int J Immunopathol Pharmacol, 2012, 25(4): 1167-1173.

[28] Panahi Y, Taghizadeh M, Marzony E T, et al. Rosemary oil vs minoxidil 2% for the treatment of androgenetic alopecia: a randomized comparative trial[J]. Skinmed, 2015, 13(1): 15-21.

[29] Blume-Peytavi U, Lönnfors S, Hillmann K, et al. A randomized double-blind placebo-controlled pilot study to assess the efficacy of a 24-week topical treatment by latanoprost 0.1% on hair growth and pigmentation in healthy volunteers with androgenetic alopecia[J]. J Am Acad Dermatol, 2012, 66(5): 794-800.

[30] Rossi A, Campo D, Fortuna M C, et al. A preliminary study on topical cetirizine in the therapeutic management of androgenetic alopecia[J]. J Dermatolog Treat, 2017, 29: 1-3.

[31] Schindl A, Schindl M, Pernerstorfer-Schon H, et al. Low-intensity laser therapy: a review[J]. J Investig Med, 2000, 48(5): 312-326.

[32] Mester E, Ludany G, Sellyei M, et al. Studies on the inhibiting and activating effects of laser beams[J]. Langenbecks Arch Chir, 1968, 322: 1022-1027.

[33] Wikramanayake T C, Rodriguez R, Choudhary S, et al. Effects of the Lexington LaserComb on hair regrowth in the C3H/HeJ mouse model of alopecia areata[J]. Lasers Med Sci, 2012, 27(2): 431-436.

[34] Gupta A K, Foley K A. A critical assessment of the evidence for low-level laser therapy in the treatment of hair loss[J]. Dermatol Surg, 2017, 43(2): 188-197.

[35] Sakurai Y, Yamaguchi M, Abiko Y. Inhibitory effect of low-level laser irradiation on LPS-stimulated prostaglandin E2 production and cyclooxygenase-2 in human gingival fibroblasts[J]. Eur J Oral Sci, 2000, 108(1): 29-34.

[36] Arany P R, Nayak R S, Hallikerimath S, et al. Activation of latent TGF-beta1 by low-power laser in vitro correlates with increased TGF-beta1 levels in laser-enhanced oral wound healing[J]. Wound Repair Regen, 2007, 15(6): 866-874.

[37] Leavitt M, Charles G, Heyman E, et al. HairMax LaserComb laser phototherapy device in the treatment of male androgenetic alopecia: a randomized, double-blind, sham device-controlled, multicentre trial[J]. Clin Drug Investig, 2009, 29(5): 283-292.

[38] Lanzafame R J, Blanche R R, Bodian A B, et al. The growth of human scalp hair mediated by visible red light laser and LED sources in males[J]. Lasers Surg Med, 2013, 45(8): 487-495.

[39] Lanzafame R J, Blanche R R, Chiacchierini R P, et al. The growth of human scalp hair in females using visible red light laser and LED sources[J]. Lasers Surg Med, 2014, 46(8): 601-607.

[40] Friedman S, Schnoor P. Novel approach to treating androgenetic alopecia in females with photobiomodulation (low-level laser therapy)[J]. Dermatol Surg, 2017, 43(6): 856-867.

[41] Adil A, Godwin M. The effectiveness of treatments for androgenetic alopecia: a systematic review and meta-analysis[J]. J Am Acad Dermatol, 2017, 77(1): 136-141.

[42] Satino J L, Markou M. Hair regrowth and increased hair tensile strength using the HairMax LaserComb for low-level laser therapy[J]. Int J Cos Surg Aest Dermatol, 2003, 5(2): 113-117.

第四章

毛发移植中心的建立配置和紧急救助

第一节 毛发移植中心的基本配置

一、咨询室常规配置

咨询室应宽敞明亮,除配置咨询桌及座椅外,还需配备电脑,内有毛发移植术前、术中、术后详细过程及对比照片。

图4-1-1为咨询室常规配置。

(一)毛发与皮肤检测系统

毛发与皮肤检测系统用于动态展示毛发移植术前、术后效果照片,使患者对毛发移植手术有全面深入的了解,让患者对术后期望值有正确的认识。安装毛囊检测软件(可供测量脱发程度、毛囊直径、毛囊密度等),有助于指导手术中毛囊的获取和受区毛发密度分布,对患者头皮数据进行量化分析,更有助于对内科治疗结果的判定。

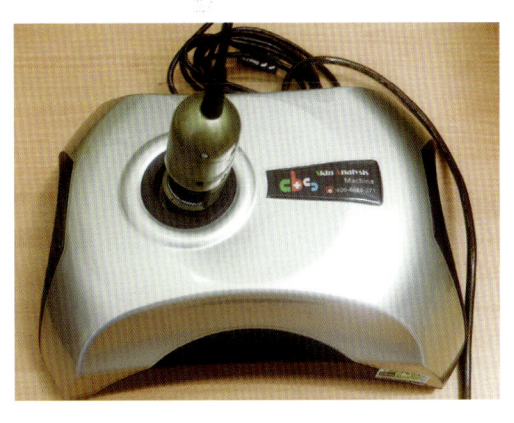 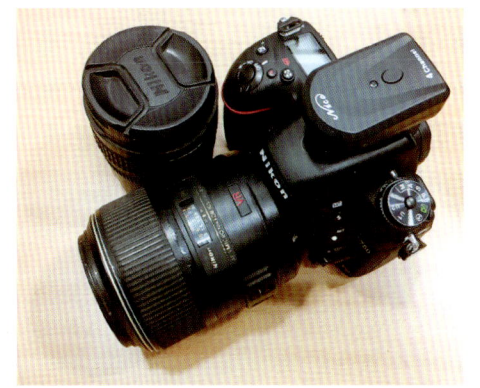

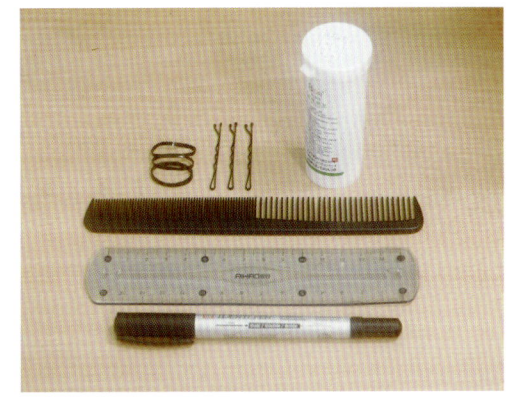 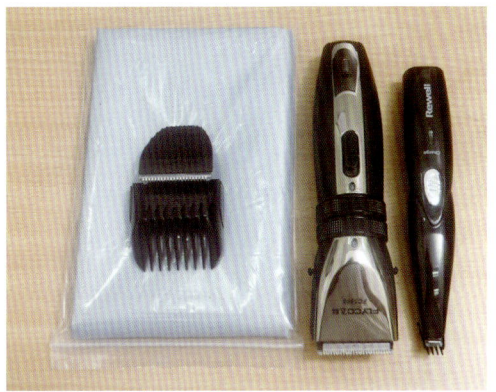

图4-1-1　咨询室常规配置
A. 皮肤监测系统　B. 摄影设备　C. 画线工具、梳子等　D. 理发工具

（二）摄影室及相机设备

要求有专业的摄影室、摄影设备；高像素相机，确保照片清晰；统一固定角度的照相架子，可精确调节头部角度与方向，便于手术前后同一角度对比与资料保存，更要有专业的摄影技术人员。

（三）画线笔、梳子、棉签、镜子等

在与患者的沟通过程中，有时候要给患者进行预设计，需准备多种颜色的可擦画线笔及干净棉签；一对一使用的干净梳子，让患者感觉专业、认真与受到尊重，而不是同一把梳子梳遍所有的头；让患者观察到正面、侧面及后枕部的镜子等等。

（四）术前护理工具

包括理发工具（专业理发器）、皮筋、发夹等，为术区术前准备所用。

（五）手术知情同意书

《手术知情同意书》是毛发移植手术中较为重要的一部分，并非完全在于保护医生的安全，更在于在同意书中向患者明确交代脱发类型、治疗方案、手术方式、术后效果、术后常见并发症及处理事项。在《手术知情同意书》的签署过程中，应向患者正确阐释植发手术带来的根本性改变效果以及术后长期护理方案的重要性。

二、手术室配置

（一）无菌手术室

常规一般手术室配置，包括无影灯、室内消毒器械、抢救设备、氧气、血压计、心电监护仪、器械车等。

（二）室内特殊配置

1. 毛发移植专用手术床　可升降头尾、靠背、床体高度；床头可留有直径20cm的圆形孔洞，以容纳患者脸部；手术床宽度60～80cm；配备适当大小的柔软枕垫。

2. 手术座椅　配备可升降靠背座椅，以适应术者体位需求；身高和坐高的分离台面合适，光线充足柔和。注意分离时头颈部和腿脚部的舒适度，可以挺脖挺胸、搁脚伸腿；光线对眼睛不刺激。

3. 电刀或者电凝器　用于FUT术中止血。

4. 头戴式放大镜和 Mantis 显微镜　可供毛发分离人员和种植时使用，以减少毛囊损耗。

毛发移植手术室部分配置见图 4-1-2。

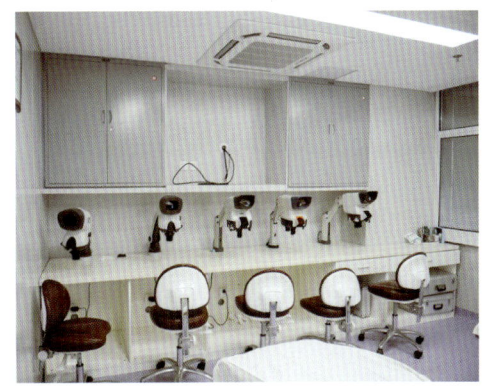 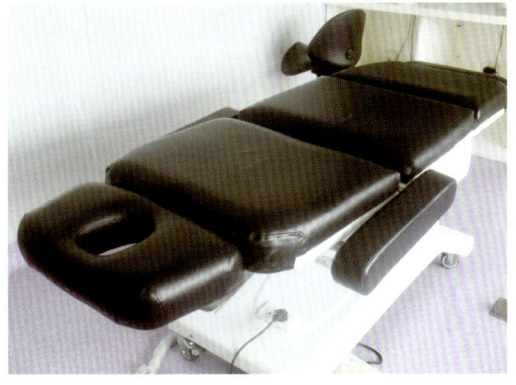

A　　　　　　　　　　　　　　　B

图 4-1-2　毛发移植手术室部分配置
A. Mantis 显微镜　B. 手术床

三、手术器械配置

（一）供区器械

1. 普通配备　头戴式放大镜。

2. FUT 手术包　刀柄，剪刀，镊子，血管钳，持针器；20cm 不锈钢直尺；进口 10 号大圆刀片 2 把（用于切开头皮）；单齿皮肤拉钩 2 个（用于暴露术野）；培养皿（用于低温保湿获取的头皮条）；电凝器（用于创面止血）；布巾钳 3 把（用于钳夹两侧头皮减张）；3-0 可吸收线（减张缝合），4-0 不可吸收线或皮肤钉（用于缝合创口）。

3. FUE 手术包及毛囊提取机　毛囊提取钻头；提取用镊；培养皿（用于低温保湿获取的毛囊）。

图 4-1-3 为手术基本配置。

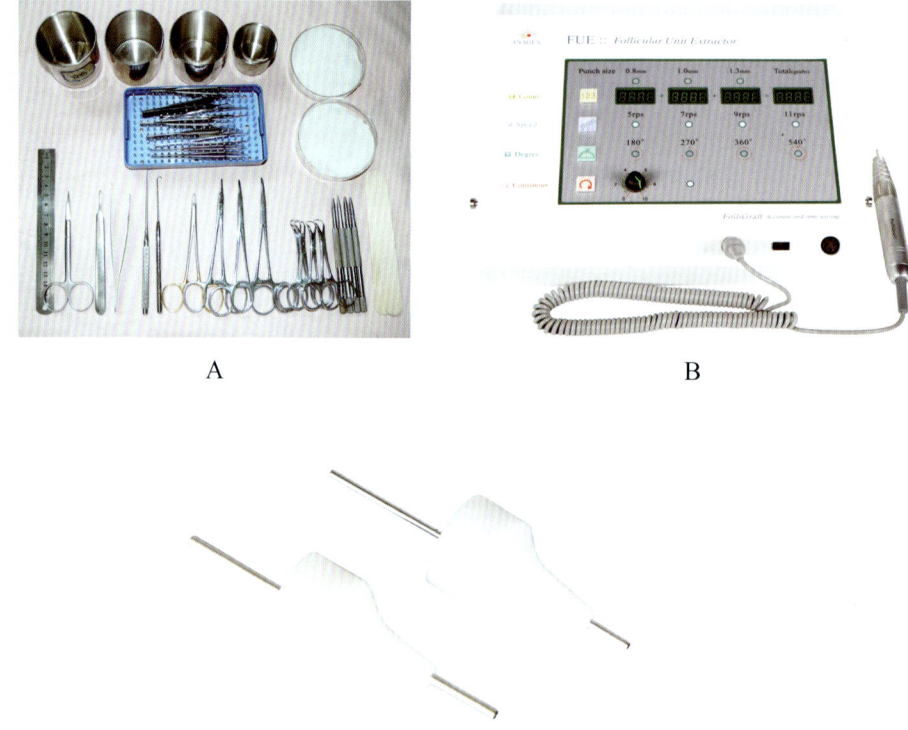

图4-1-3 手术基本配置
A.FUT手术包基本器械　B.FUE毛囊提取机　C.各种提取钻头

（二）分离器械

体视显微镜；分离毛囊用硬质刃薄刀片；特殊分离镊；平整分离板；培养皿多个（放置分离后的毛囊单位）；冰盘（用于低温放置培养皿）。

（三）种植器械

1. 头戴式放大镜。

2. 打孔刀　尺寸：0.7mm、0.8mm、0.9mm、1.0mm、1.1mm、1.2mm、1.25mm、1.3mm等；也可采用宝石刀、不同规格的注射器针头，或者韩国常用的专业毛发移植针。可以根据个人喜好和习惯采纳，但要保证打孔器械锋利,效果肯定。

3. **移植镊子** 必须头部尖平,硬质耐磨,便于夹持毛囊周围组织又不损伤毛球;也有采纳注射器针头打孔、协助植入的方法。

四、术后换药及养护区域配置

1. **洗头床** 可使用常见洗头床,配垫使用医用中单,备婴儿洗发水。
2. **洗头座椅** 与理发椅类同。
3. **养护激光及养护产品**。
4. **吹风机** 术后 24 小时洗头,可冷风低速吹干。

五、人员培训与配置

所有医务人员在参与毛发移植手术流程前都必须经过规范培训,培训内容包括:

(一)毛发和头皮基础知识理论培训

熟悉毛发生长周期和解剖结构,了解毛发移植术后脱落置换过程的原理,能为患者通俗解答手术操作的基本流程。

(二)医患沟通培养

关心理解植发患者,正确看待脱发患者的心理压力,耐心解答患者在恢复过程中遇到的一切问题。

(三)技术操作训练

在放大镜下熟练操作,通过动物头皮分离训练,使每小时分离速度达到 300～500 个毛囊单位。

(四)团队及分工

一个植发团队至少要配备 1 位主刀医生和 3～5 位分离移植体的医护人

员。按工作性质不同，可将人员分为两组：分离组和种植组，分别负责获取移植体的工作和分离移植体的工作，密切配合，协调分工，有效提高手术效率。

（五）术后随访

术后随访是一项长期的工作，毛发移植术后的患者需要经历较长的恢复时间。尽管在术前有详细的告知，但是术后出现的头皮瘙痒、红肿、毛囊炎以及脱落期，需要医护人员的跟踪追询，不仅能帮助患者更好地恢复，更是为临床工作积累经验，以提高手术水平。

（程含晶，周易，赵钧）

第二节 毛发镜

毛发镜，即用于头皮的皮肤镜，或称皮表透光显微镜，是一种具有偏振光光源的皮肤放大镜。皮肤镜诊断是近年来快速发展起来的一种无创、快捷的显微诊断方法，用于多种皮肤病（包括毛发和头皮疾病）或状态的评估，被誉为皮肤科医生的"听诊器"。2006年，"毛发镜"这个称谓被特指用于毛发和头皮疾病诊断、鉴别诊断和疗效评价的皮肤镜。毛发镜也是毛发门诊和毛发移植中心的常规配置之一。

一、毛发镜的分类及参数

在毛发门诊，利用毛发镜检查，能够提供毛干和发根形态、毛囊单位在皮面开口处、皮表微细结构和浅层毛细血管的信息。常见的脱发疾病可能具有与病理改变相关联的特征性毛发镜征象。因此，毛发镜可用于毛发疾病的诊断和鉴别诊断，在一定程度上减少活检和病理检查的概率。

依据成像原理，毛发镜可以分为浸润型与偏振光型，前者类似油镜，需要在镜头和皮肤之间滴加油性或其他液体介质。根据镜头是否接触皮肤，又可将毛发镜分为接触式与非接触式。毛发镜还可分为便携式和工作站式：前者小巧，便于随身携带；后者连带电脑，可预装大量应用软件（图4-2-1）。

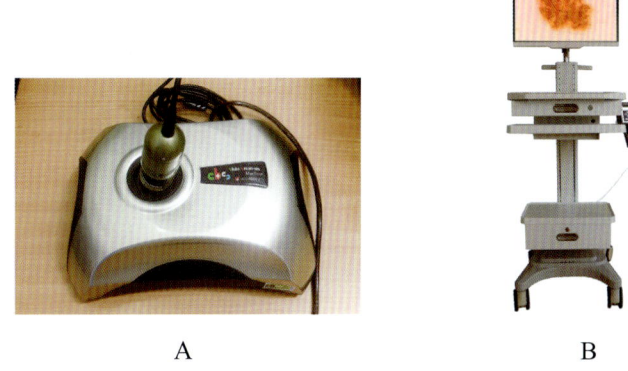

图4-2-1　毛发镜
A. 便携式毛发镜　B. 工作站式毛发镜

1. **便携式毛发镜的参数**　其目标靶面直径≥15 mm，有效拍摄靶面直径≥10 mm，视场中心分辨率≥1200× NA 线对 /mm，放大倍数≥10，且倍率误差≤±10%。对于偏振光型毛发镜，有效偏振度应介于 0～90 之间。大部分便携式毛发镜支持数码相机、手机连接，故必须标明适合与哪种型号的相机、手机连接。

2. **工作站式毛发镜的参数**　其实质是把毛发镜与图像获取设备，如照相机、互补金属氧化物半导体（CMOS）/电荷耦合元件（CCD）连接，借助电脑，配合相关软件系统，实现图像的获取、存储、比对、输出、病例管理、远程会诊等功能。工作站式毛发镜可以实现多倍率和多功能镜头选择，除应符合便携式毛发镜的参数标准外，其成像功能还应满足以下条件：有效像素≥150万，分辨率≥1024×1536，图像均匀度≥70%，白平衡满足 0.8≤红（R）/绿（G）≤1.2，0.8≤蓝（B）/绿（G)≤1.2，图像缺陷像素≤2个，且图像中央 1/4 面积范围内缺陷像素数为 0，图像畸变率≤±5%，图像色彩真实性的 Lab 颜色模型色差（ΔEab）≤35。

目前，毛发镜的应用已经形成完整的诊断体系，其中统一规范的毛发镜征象描述是正确诊断的基础。毛发镜相关软件可以进行毛干直径测量、毛干形态识别和毛囊单位识别，并描述毛发和头皮疾病的特征。未来毛发镜的功能会越来越丰富，但是基本参数不能忽略，这是图像采集和分析诊断的保障（图4-2-2）。

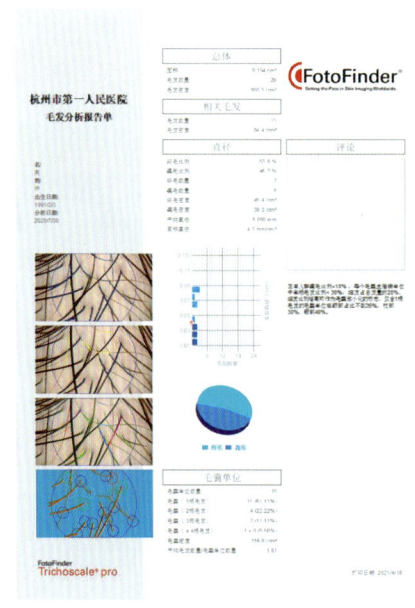

图4-2-2　毛发镜软件测量分析数据示例

二、常见毛发镜征象和术语

1. 毛干形态　观察毛干形态、直径、色泽、粗细是否均匀、末端是否异常。感叹号发是由于毛发近头皮处逐渐变细、呈现上粗下细的感叹号形态，为斑秃的特征性改变；逗号发状似逗号，常见于头癣；圈状发或螺旋状发多存在于斑秃恢复期；念珠状发则发生于毛干遗传性疾病，易折断；断发是在离皮面的一定距离处离断；残端卷曲或分叉，是拔毛癖的特征性表现。毳毛为直径均一、色素较浅、细软的短毛发。新生短毳毛呈上细下粗的锥形，色素上浅下深的短毛发最终可生长为终毛，这在急性休止期脱发和斑秃恢复期中最为常见。

2. **毛囊开口** 毛囊开口是毛囊单位在皮面的孔状结构，是毛囊存在的标志物，在鉴别诊断瘢痕性脱发和非瘢痕性脱发中十分重要。黄点征位于毛囊单位的中央，可能是毛囊口漏斗部扩大、角质和皮脂聚集的结果；黑点征多由于斑秃毛囊快速退行性变，离断的毛干在毛囊口皮面的水平滞留尚未排出所致。毛囊周红点征是毛囊周围毛细血管扩张性红斑，见于红斑狼疮患者的脱发区。毛囊周角化过度，表现为毛囊周棘状突起；毛囊周褐色晕，往往发生于雄激素性脱发的早期。簇状发是几个或数十个毛干共用一个毛囊开口，常见于脱发性毛囊炎。

3. **皮面结构** 白点征可能是汗腺或皮脂腺结构，其病理基础尚有争议。色素性网状结构往往发生于毛发稀疏的头顶部，与日晒有关。褐灰色征可能是色素失禁所导致，多见于毛发扁平苔藓。其他征象还有毛囊口角栓、鳞屑、痂皮、脓疱等。

4. **毛细血管** 主要观察毛细血管扩张的形态和排列特点。形态有点状、球状、线状、卵圆形、蛇形、圈状、发夹状、逗号状等；排列特点有弥漫性、网状、分支状、放射状、蛇行状、局灶性等。

三、常见脱发疾病的毛发镜诊断

1. **雄激素性脱发** 毛干粗细不一，直径变细的毛干增多，占全部毛干比例＞20%（图4-2-3）。病变早期，毛囊口周围可有略凹陷的褐色晕，即毛囊周征；进展期时，可有黄点征。女性患者毛干变细程度比男性轻，但以毛囊单位的毛干数目减少为主。严重的患者存在无毛干的毛囊开口（无毛征）和头皮色素沉着。

雄激素性脱发的病理改变主要是毛囊周期改变和毛囊微小化，退行期、休止期与生长期毛囊的比例增加，毳毛的数目增加。终末期均为毳毛样变的毛囊，毛囊索条增多。毛发镜所见的毛干变细是毛囊毳毛样变的直接结果，因为毛囊体积的大小与毛干的粗细成正比。

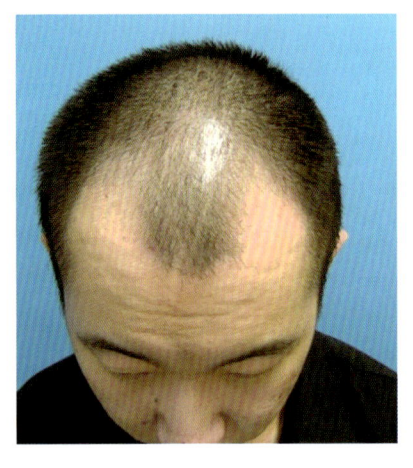
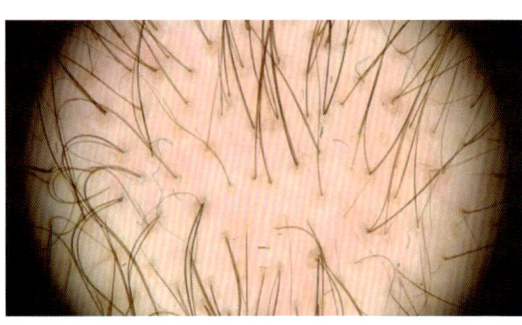

　　　　A　　　　　　　　　　　　B

图4-2-3　雄激素性脱发及其毛发镜表现
A. 外观　B. 毛发镜征象

2. 斑秃　典型的毛发镜征象是黄点征、黑点征、断发、短毳毛（长度＜10 mm）增多和感叹号发（图4-2-4）。感叹号发具有诊断意义。

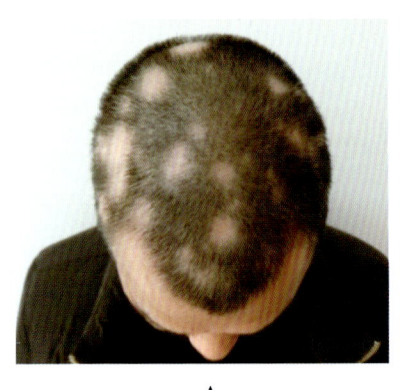
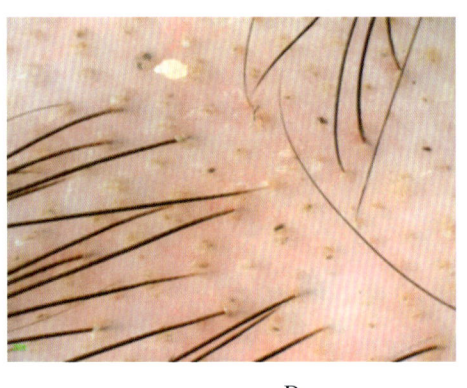

　　　　A　　　　　　　　　　　　B

图4-2-4　斑秃及其毛发镜表现
A. 外观　B. 毛发镜征象

3. 急性休止期脱发　拉发试验通常为阳性，毛发镜下可见无毛干的毛囊开口，同时有大量新生短毳毛，呈上细下粗、上浅下深的锥形短毛，最终可生长为终毛（图4-2-5）。最大的特点是直径变细的毛干比例＜20%，可与雄激素性脱发相鉴别。

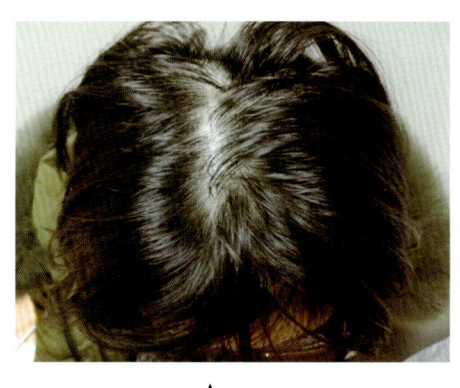 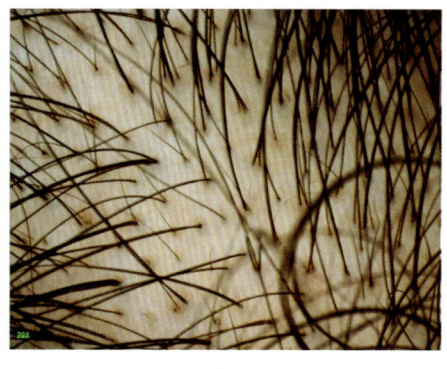

图4-2-5　急性休止期脱发及其毛发镜表现
A.外观　B.毛发镜征象

4. **拔毛癖**　毛发镜下的典型表现为毛干残端有分裂和卷曲、无毛干的毛囊开口、黑点征、断发等，拔发或搓发行为往往导致皮肤损伤，表现为出血点、血痂和抓痕、继发感染如脓疱等（图4-2-6）。这可能是由于拔发导致毛干受到牵拉，断离前毛干纤维被拉长、分离。拔毛癖易误诊为斑秃，毛发镜检查有助于诊断和鉴别诊断。

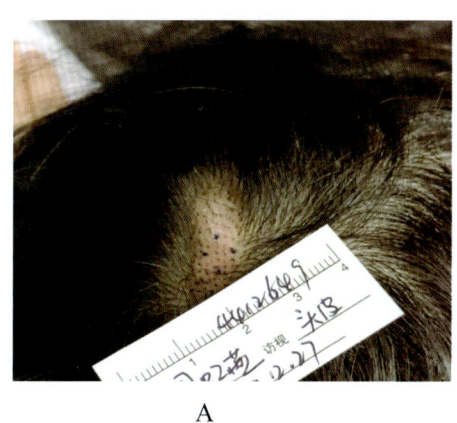 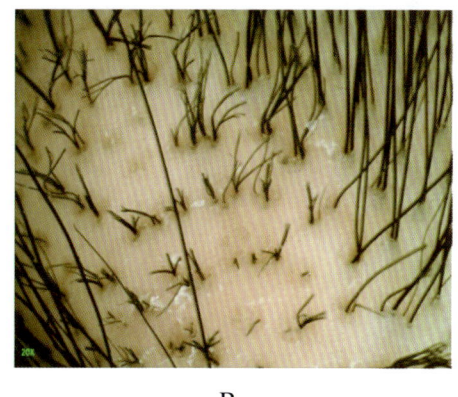

图4-2-6　拔毛癖及其毛发镜表现
A.外观　B.毛发镜征象

5. **梅毒性脱发**　类似斑秃，可见黄点征、黑点征和断发，但无感叹号发，且脱发斑小，数量多（图4-2-7）。

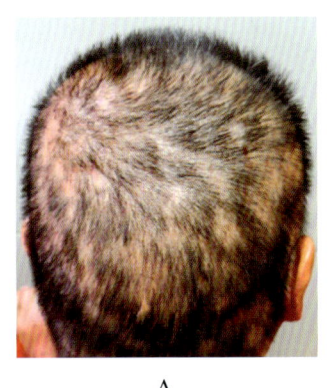
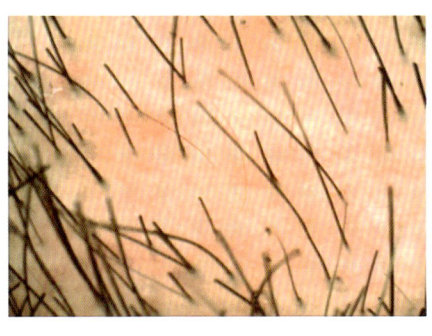

图4-2-7 梅毒性脱发及其毛发镜表现
A. 外观 B. 毛发镜征象

6. 头癣 多为断发,发干形状似逗号,称逗号样发或营养不良的发干(图4-2-8)。

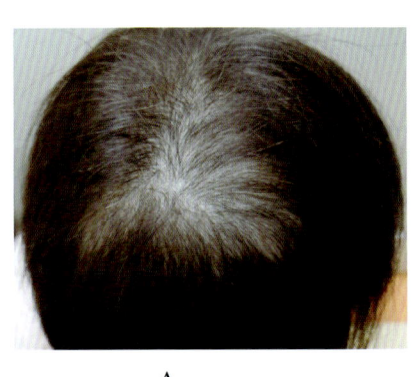
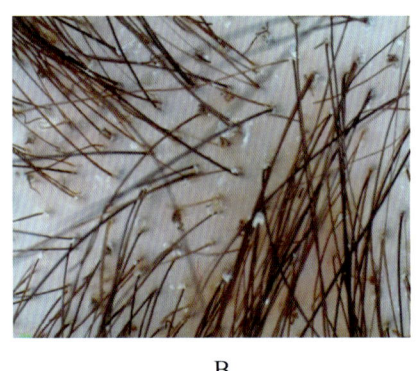

图4-2-8 头癣及其毛发镜表现
A. 外观 B. 毛发镜征象

四、毛发镜在雄激素性脱发鉴别诊断中的临床应用

明确诊断才能选择合理有效的治疗方案。对脱发患者实施自体毛囊移植术必须以明确的术前诊断为前提。尽管大部分雄激素性脱发患者确诊不难,但多种脱发疾病可以出现类似雄激素性脱发的前发际和头顶部的毛发改变,

因此临床上仍需提高警惕，以免误诊或漏诊。毛发镜检查在雄激素性脱发的鉴别诊断中具有重要作用。雄激素性脱发需要与以下几种脱发相鉴别：

1. **斑秃** 多发性斑秃导致的头顶部头发稀疏，有时需要与雄激素性脱发相鉴别。患者头顶部头发较稀疏，但毛发镜下可见斑秃的特征性表现，如断发、感叹号发、新生的短毳毛等。

2. **拔毛癖** 患者前发际可呈M形，但毛发镜下可见毛干残端有分裂和卷曲、无毛干的毛囊开口，可与雄激素性脱发相鉴别。

3. **头癣** 头癣累及头顶部，可造成头顶部头发稀疏、鳞屑等。毛发镜下可见断发、逗号样发等，与雄激素性脱发的毛发镜征象不同。

4. **休止期脱发** 急性休止期脱发在短期内有大量脱发，可导致头顶部头发稀疏。毛发镜下可见无毛干的毛囊开口，同时有大量新生短毳毛。其最大的特点是直径变细的毛干比例＜20%，可与雄激素性脱发相鉴别。

5. **前额纤维化性脱发** 多见于中老年女性，表现为前发际线后移，伴进行性头发稀疏、毳毛减少。毛发镜下可见毛囊开口消失、孤立发、毛囊角质栓及短毳毛减少等，有别于雄激素性脱发的表现。

6. **生长期脱发** 药物引起的生长期脱发表现为急性弥漫性脱发，累及头顶部可致头发稀疏。毛发镜下可见空毛囊、断发、新生短毳毛，但无感叹号发。

五、毛发镜在毛发疾病诊疗中的临床价值

1. **有助于瘢痕性脱发和非瘢痕性脱发的鉴别** 瘢痕性脱发的毛发镜表现为毛囊开口消失、皮表光滑、皮肤萎缩变薄，其下毛细血管显露；而非瘢痕性脱发的皮表可见毛囊单位和毛囊开口（图4-2-9）。

2. **有助于急性弥漫性脱发的鉴别诊断** 弥漫性脱发常见的有弥漫性斑秃、急性休止期脱发、生长期脱发和女性雄激素性脱发等。各种脱发疾病在临床上均表现为弥漫性脱发，有时难以鉴别，但不同疾病的毛发镜下表现如前所述，各有特点，可资鉴别。

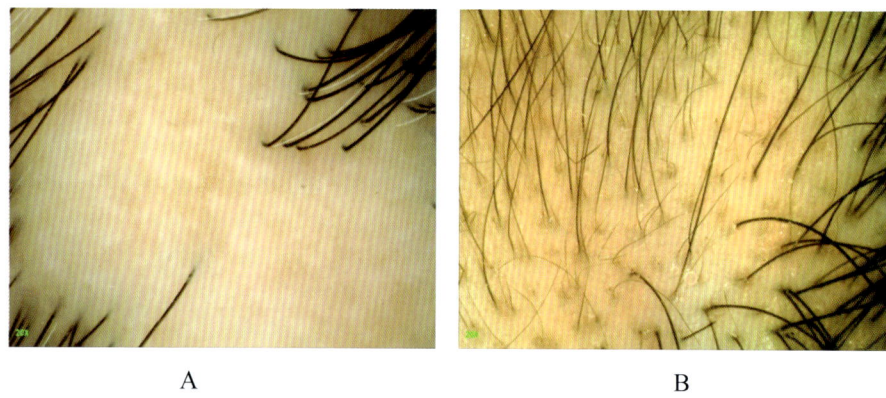

图4-2-9 利用毛发镜鉴别瘢痕性脱发和非瘢痕性脱发
A. 瘢痕性脱发　B. 非瘢痕性脱发

3. 有助于评判斑秃的疾病活动性和治疗效果　毛发镜可以了解斑秃患者脱发皮损的发展阶段及指导临床治疗。当斑秃患者的毛发镜下出现黑点、感叹号、断发等，提示病情处于活动期，需要积极治疗。当这些毛发镜征象不存在，又有新生短发生长时，表明炎症已控制，毛囊已进入生长期。

4. 有助于观察毛发移植术后头发生长情况　自体毛囊移植术后，移植的头发通常将经历脱落期后才能获得良好的生长。部分经历脱落期的患者可能产生担忧和焦虑的情绪。在脱落后期，毛发镜下可观察到移植区新生的短毛发，给患者增加信心。通过种植区移植头发的计数，还可以评估手术效果。

5. 有助于观察毛发养护的效果　通过毛发养护前后毛发镜下征象的对比，可以直观地观察到经养护后头皮健康状态的改善（图4-2-10）。

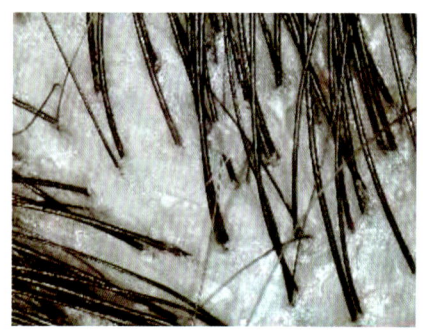 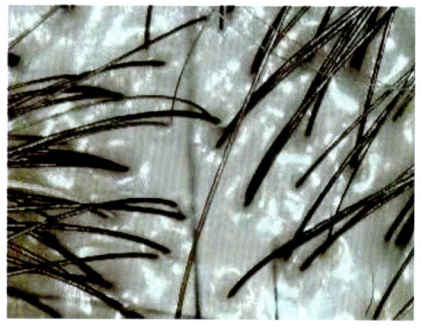

图4-2-10　毛发镜下观察毛发养护前后的差异

总之，在毛发疾病的诊疗过程中应用毛发镜诊断具有无创性和快捷性的优点，能够提供毛囊单位在皮面开口处、皮表微细结构、毛干形态、毛细血管和发根形态的信息。常见脱发疾病的特征性毛发镜表现往往与其病理改变相关联，可用于脱发疾病的诊断和鉴别诊断，并在一定程度上减少病理检查的概率。但毛发镜检查无法观察真皮深层的情况，也难以评估整体脱发状态，因此不能仅凭毛发镜的表现做出最终诊断。当毛发镜无法识别且有临床需要时，建议活检确诊。

（周强，吕中法，周玥，蒋宙男，徐伟力）

第三节　植发门诊紧急救助流程

近年来，毛发移植技术越来越被大众认知和接受，求美者也从单纯的脱发植发，延伸到瘢痕修补、脸型修饰（发际线调整）、鬓角再造、胡须重建、体毛种植等等方面。其适用人群十分广泛，市场前景看优，因此也催生了很多植发机构的成立。一般来说，毛发移植手术仅涉及皮肤层次，风险较低，但任何有创操作都有发生相关医疗意外的可能性，一旦出现，需要在第一时间快速反应，最大程度地降低可能给患者带来的伤害。从患者开始就诊到手术结束，每一个环节都需要采取各种有效措施，防范相关风险。

一、就诊时要全面了解患者的病史及相关医疗信息

当患者就诊时，除了交流植发相关信息之外，需要对患者进行更为全面的了解，排除患者具有不适宜进行植发手术的因素，或者手术中需要特别注意的事项。掌握患者的一般情况（是否患有高血压、糖尿病、癫痫等）、过敏史、就医史、服药史（尤其是有无成瘾药物依赖等）、平时有无胸痛症状等，

确保患者的血压、血糖均控制在正常范围之内；如有癫痫，手术期间同样需要正规服用抗癫痫药物。全面掌握患者的健康信息，最大程度地降低手术期间发生紧急情况的可能性。

二、患者在门诊时可能出现的紧急情况

（一）患者自身的疾病突然发作

患者自身的疾病，如心律失常、心肌梗死、中风、癫痫等突然发作。最为常见的致死原因就是突发的心律失常，尤其是室性心律失常。

（二）门诊内潜在的风险

门诊内潜在的风险，包括上下楼梯、地面湿滑、容易碰头区域、电力突然中断、发生火灾等。因此门诊内部的设置要合理，各种警示、提醒标志要明晰，消防通道要通畅，要有蓄电性手术无影灯等保障手术顺利进行。

（三）手术中可能出现的紧急状况

1. **局麻药中毒反应及过敏**　一般为局麻药不慎进入血液引起的突发症状，极少数患者可能出现局麻药过敏情况。局麻药轻度中毒症状包括头晕头痛、寒战、面色潮红、血压升高、脉搏加快、耳鸣、出汗等，中度中毒症状表现为烦躁不安、恶心呕吐、肌肉抽动或者震颤、血压升高而脉搏变缓，重度中毒时会出现全身强直性抽搐、惊厥、发绀及呼吸困难。目前植发手术中常用的是利多卡因和布比卡因，布比卡因中毒除表现为以上中毒症状之外，还容易在心肌组织内蓄积，易引起室性心律失常。

局麻药过敏反应，可能会出现皮疹、荨麻疹、黏膜水肿、喉头水肿、支气管痉挛，甚至急性肺水肿等。与局麻药中毒反应相比，过敏反应的药物用量很小即可出现过敏症状。

2. **血压升高或者降低**　患者可能由于紧张等因素，造成血压突然增高、心率增快；也可能出现血管迷走神经反射症状，包括血压下降、心率减慢

等。据报道，血管迷走神经反射应该是植发手术中最常见的急症了，它是由于自主神经系统兴奋而引起的。早期症状包括面色苍白、无力、出汗、恶心等，之后可能迅速发展到晕厥，个别非常严重的案例可能出现强直性肌肉阵挛，需要与癫痫发作进行区别。很多因素都可能诱发血管迷走神经反射的发生，包括疼痛、恐惧、情绪激动、晕血等。

3. **低血糖或者高血糖**　患者可能由于术前进食少、过度紧张焦虑等，导致血糖过低，出现焦躁、颤抖、冒冷汗、晕眩、困倦、言语不清等症状。

植发手术中，激素和肾上腺素的应用，可能会刺激胰岛素依赖型糖尿病患者的血糖水平升高，所以术前及术中应该对胰岛素依赖型糖尿病患者进行血糖监测。

4. **患者原发疾病突然发作**　如心绞痛、心肌梗死、脑血管意外、气胸、癫痫发作等，都需要在门诊进行有效的紧急处置，并以最快的速度转至上级医院或者专科医院进一步救治。

5. **其他不可抗力出现的紧急情况**　如地震、海啸、严重火灾等。

三、植发门诊应当具备的急救技能、急救设备、药物以及转院方案等

植发门诊的工作人员必须具备基础生命支持的能力，门诊必须配置急救所需的药品及设备，才能为患者在院期间的生命安全提供有力的保障。

（一）人员急救技能培训

自从体外自动除颤器（automatic external defibrillator，AED）广泛应用以来，植发手术对门诊急救的要求也从高级心血管生命支持（advanced cardiac life support，ACLS）放宽到基础生命支持（basic life support，BLS）。门诊的所有人员都应该进行BLS培训，都应该掌握急救中的ABC。

1. **A（airway，即气道）**　要保持气道通畅。若出现紧急情况，先将患者平躺放置在安全宽敞的区域，清理气道，防止异物阻塞，并采取向上托举其下颌骨、向下压下巴的方式，保持气道通畅。癫痫患者需要让其保持侧躺的

姿势，防止呕吐物被误吸。

2. B（breathing，即呼吸） 观察患者是否有自主呼吸。可以通过观察胸廓是否有起伏，听诊是否有呼吸音，判断患者呼吸情况。

3. C（circulation，即循环） 在完成A、B两个步骤后，再进一步判断患者的血液循环状况。一般如果能够感觉到股动脉跳动，收缩压都会＞70mmHg；如果能够摸到桡动脉的跳动，则提示收缩压＞80mmHg。如果判断患者出现心脏骤停，则应该立即应用AED进行体外自动除颤。早期进行除颤能够使心脏骤停的患者死亡率降低50%以上。在AED没有到位之时，则应该进行人工心肺复苏（cardio-pulmonary resuscitation，CPR），以最快的速度重新建立血液循环，减轻缺氧对机体的损伤。图4-2-1为常规急救流程。

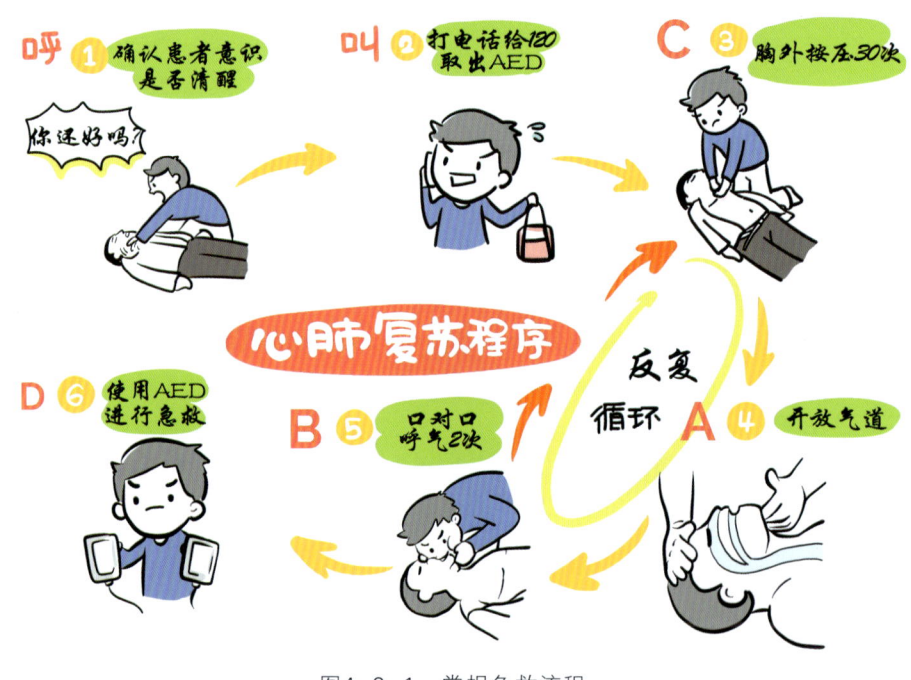

图4-2-1 常规急救流程

（二）急救设备及药物的准备

门诊手术室应该设置急救专用的、方便移动的急救车，将急救所需的设备及药物纳入其中，一旦出现紧急情况，能够第一时间进行有效操作及药物治疗。若急救设备较多、体积较大，则应该放置在方便获得的固定位置。急救所需的基本设备及药物见表4-2-1、表4-2-2。

表4-2-1　植发门诊急救车基本设备配置

设备名称	设备名称
除颤仪或者体外自动除颤器（AED）	氧气瓶
听诊器	氧气面罩
血压计	急救袋
心电图（EKG）电极贴	喉镜
EKG图纸	气管导管芯
静脉输液器	气管导管
止血带	气管切开急救包
癫痫急救针	注射器

注：门诊部可根据实际情况增添急救设备。

表4-2-2　植发门诊急救药物配置

心脏及抗心律失常药物	其他急救药物
利多卡因	安定（治疗癫痫）
普鲁卡因胺	苯妥英钠（治疗癫痫）
溴苄胺	甲泼尼龙（治疗过敏）
维拉帕米	硝苯地平（治疗高血压）
地尔硫䓬	苯海拉明（治疗过敏）
腺苷	纳洛酮（麻醉过量解药）
肾上腺素（1：10000）	氟马西尼（安定解药）
阿托品	甲哌氯丙嗪（治疗恶心呕吐）
镁	
碳酸氢钠	
吗啡	
硝酸甘油	

表4-2-3 植发手术可能出现的紧急情况及对症治疗

问题	症状	治疗
心脏骤停性心律失常 　室速，室颤，心搏停止，Ⅲ度传导阻滞 （以上为致命性心律失常）	无反应 无脉搏 无呼吸	立即进行急救ABC，呼叫急救车并转院 用AED设备进行心肺复苏 面罩给氧，进行呼吸支持 建立静脉输液通道 按照ACLS指南进行救治
稳定型心律失常 　稳定型室速，Ⅰ、Ⅱ度传导阻滞，室上速 （稳定型只是相对的，随时可能转换为不稳定型）	意识水平降低 脉搏异常 高血压或者低血压	立即呼叫急救车并转院 进行急救ABC 必要时进行心肺复苏 面罩给氧，进行呼吸支持 建立静脉输液通道 按照ACLS指南进行救治
心肌缺血 　心绞痛，心肌梗死	胸痛或者手臂及肩膀放射痛 面色苍白，出汗，恶心 呼吸窘迫 心律失常 高血压或者低血压 部分患者可能无疼痛症状而只表现为其他相关症状，成为"心绞痛等同症状"，这在糖尿病患者中常见	立即呼叫急救车并转送上级医院 进行急救ABC 面罩给氧 建立静脉输液通道 硝酸甘油，每5分钟4mg，必要时3次 硫酸吗啡注射液每5分钟静脉注射2～5mg止痛 阿司匹林150mg口服 ACLS治疗心律失常
脱水及血容量减少	脉压差降低，心动过速，虚弱，血压降低	确保患者在术前补充足够的液体 长时间手术过程中应及时补充水分 仰卧位或者反向特伦德伦伯卧位 若有出血需及时止血 静脉输入生理盐水

续表

问题	症状	治疗
无症状稳定高血压 手术当天，患者可能出现未被察觉的无症状高血压，虽然不是严重的紧急情况，但是可能导致手术中出血量增加，并且增加手术中应用肾上腺素的风险	无症状	如果患者有高血压病史并且常规服用药物，要确保患者在术前已经服药 保持冷静及轻松的氛围 术前应用苯二氮䓬类镇静剂 观察并监测血压 如果血压持续保持在很高水平，考虑取消手术，直到血压得到良好控制
低血糖	精神状态改变，虚弱，癫痫，震颤，出汗，心动过速	碳水化合物（糖类）口服 50% 的葡萄糖 50ml 静滴
癫痫 癫痫可能发生在低血糖、局麻药中毒反应、已经有癫痫病史的患者中	癫痫大发作后常伴有意识障碍	癫痫发作时要避免患者受伤 安定 5～10mg 静脉应用 发作后阶段：氧气及呼吸支持，呼叫急救车并转院
血管迷走神经反射（植发手术中最常见的突发症状）	精神状态改变，出汗，苍白，恶心，随即快速失去意识	预防措施：5～10mg 安定口服，0.5mg 阿托品肌注 仰卧位或者反向特伦德伦伯卧位 冷敷，吸入芳香胺 0.5mg 阿托品静滴治疗持续性心动过缓
简单的过敏反应	荨麻疹或者皮肤红疹	肾上腺素（1:1000）皮下注射，每 20 分钟 0.3～0.5ml，根据需要 苯海拉明 50mg 口服

续表

问题	症状	治疗
过敏及过敏样反应	红疹，支气管痉挛，低血压	肾上腺素（1:1000）皮下注射，每20分钟0.3～0.5ml，根据需要 苯海拉明50mg静滴 甲氰咪胍300mg静滴 甲泼尼龙50mg静滴 治疗支气管痉挛：吸入β肾上腺素，氨茶碱6mg/kg负荷剂量静滴 治疗低血压 生理盐水静滴 呼叫急救车并转院
局麻药中毒反应	精神状态改变，口中有铜币味道，癫痫，低血压，心律失常	进行急救ABC 控制癫痫的药物治疗：立即静脉注射5～10mg安定或者10～20mg，在1～5分钟内缓慢静滴 治疗低血压：静脉补液 血管加压药物增强心肌收缩力：麻黄素50mg肌注或者10～25mg静滴；或者肾上腺素1～2ml（1:10000）静滴 心动过缓：阿托品0.6～1.2mg静滴 进一步ACLS 心跳停止或者无反应的严重低血压，需要进行心肺复苏
麻醉药毒性	意识水平降低，呼吸抑制	纳洛酮每2～3分钟0.1～0.2mg静滴一次，直到患者有反应（最大剂量10mg）
苯二氮䓬类毒性	意识水平降低，呼吸抑制	氟马西尼，根据个体情况给药

（李梅）

参考文献

[1] 章星琪. 皮肤镜在脱发疾病中的应用 [J]. 临床皮肤科杂志，2014，43（8）：505-508.

[2] 中西医结合学会皮肤性病学专业委员会皮肤影像学亚专业委员会. 毛发疾病皮肤镜诊断专家共识 [J]. 中国麻风皮肤病杂志，2016，32（3）：129-132.

[3] 中国医师协会皮肤科医师分会，中国医疗保健国际交流促进会皮肤科分会，中国中西医结合学会皮肤性病专业委员会，等. 皮肤镜诊断规范用语及硬件参数专家共识（2017）[J]. 中华皮肤科杂志，2017，50（7）：472-477.

[4] Olszewska M，Rudnicka L，Rakowska A，et al. Trichoscopy[J]. Arch Dermatol, 2008, 144(8): 1007.

[5] Miteva M,Tosti A. Hair and scalp dermatoscopy[J]. J Am Acad Dermatol, 2012, 67(5): 1040-1048.

[6] Jain N, Doshi B, Khopkar U. Trichoscopy in alopecias: diagnosis simplified[J]. Int J Trichology, 2013, 5(4): 170-178.

XIAPIAN

下篇

第五章

不同脱发区域评估与设计

第一节 美学发际线设计及要点

一、发际线的美学设计

（一）发际线高度的美学设计

前额发际线美学设计的高度定位，首先要遵循"三庭五眼"的基本美学原则，"三庭"标准比例为1:1:1，但在医学上是采用因人而异的设计方案，上庭则可设计为1.1～1.3，上庭:中庭:下庭比例1.1～1.3:1:1的设计，采用宁高勿低的设计原则（图5-1-1）。这样设计一方面可以节约毛囊单位，使有限的毛发资源在更需要的区域移植覆盖，同时避免发际线过低产生压抑感。

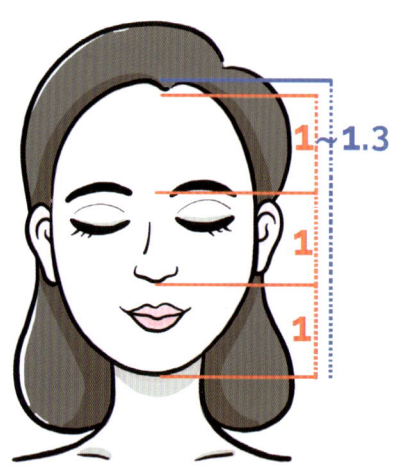

图5-1-1 按宁高勿低的美学比例设计

(二) 发际线形状的美学设计

前额发际线形状的设计切勿僵直不自然（图5-1-2），建议设计成S形大波浪或W形大锯齿线形态，尤其前额与鬓角交界衔接处宜采用S形设计，分为整体感的大S形和局部的小S形，体现S形的曲线美学。患者的初级要求是成活率，高级要求是高自然度而不仅仅是成活的发际线。

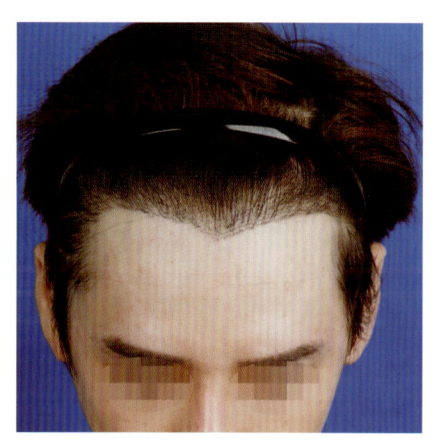 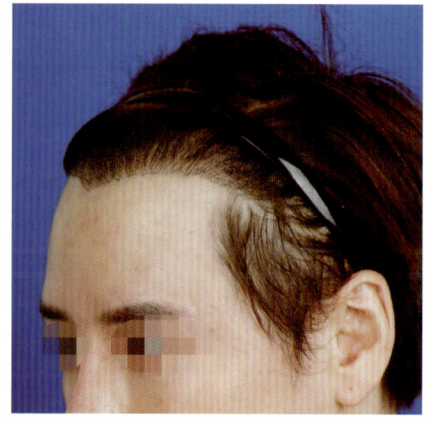

图5-1-2 僵直生硬不自然的发际线和美人尖

（三）发际线移植单位的美学分布

前额发际线的美学设计对移植体的要求，建议在前三排移植含 1 根毛发的移植体，后面移植含 2 根毛发的移植体；这样的分布一方面符合正常头皮毛发自然分布规律，另一方面也节约本来就有限的毛囊单位。

二、发际线设计基本要素

1. 男性发际线高度一般在 7～9cm，女性发际线高度一般在 6～6.5cm（图 5-1-3）。

2. 男性的额颞角呈锐角，女性的额颞角呈钝角。

3. 对饱满宽大额头设计，可设计 S 形发际线。

4. 对窄小额头的发际线设计，既要种植先天性比较高的额角，又要保证额头不能过度缩窄。

5. 美人尖的设计，不能太大，否则会显得不自然。

6. 方向和角度设计，不同部位移植角度不同，从 30°到 45°到 60°的角度缓慢变化，参考邻近未脱落部位的毛发方向及角度种植。

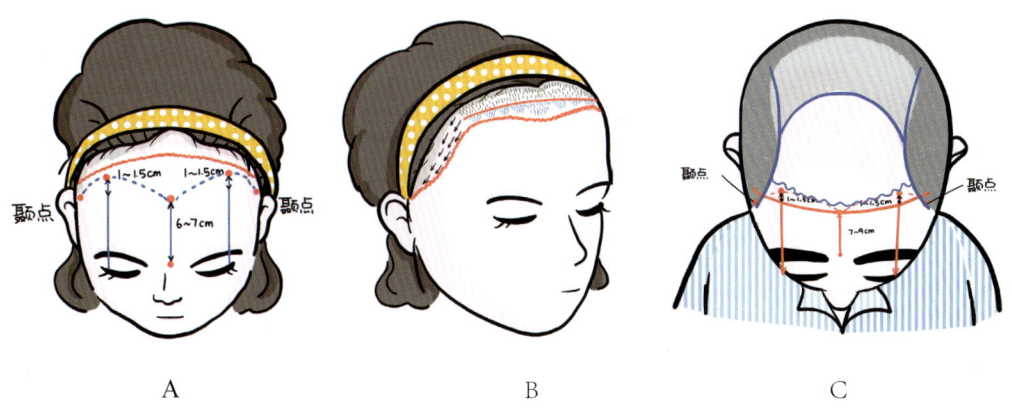

图 5-1-3　发际线设计基本要点
A、B. 女性发际线设计　C. 男性发际线设计

7. 一般采用22～23G号针头种植单根毛囊单位，20～21G号针头种植双根毛囊单位。

8. 前额发际线处遇到发旋的情况下，种植角度介于原生发与正常角度之间，经过长时间梳理，移植头发与原生发融为一体。

9. 发际线部位天生毛发细软，单根头发较多，而优势供区的发干粗壮，所以种植密度不宜过高，否则太浓密不自然。

（代庆成，唐林平）

第二节 女性高宽前额的发际线设计

一、女性面部轮廓

为了达到满意的手术效果，如何设计出一个与求美者面部轮廓相适应的发际线就显得非常重要。如果求美者面部圆而大，就需要设计较高的发际线；而如果面部较窄，发际线弧度则尽量圆润些。

二、头发的特征

在设计发际线时需要考虑头发的密度、直径、颜色和卷曲度四种特性。

1. 密度 指供发区域和受发区域两者的密度。供区密度越大，在相同面积下可提取的毛囊单位数量越多，医生越容易提取足够数量去分配受区，使受区的密度与供区密度有合理的过渡衔接。

2. 直径 在相同数量下直径越粗的毛发，移植后效果较直径细的毛发更显得密集，但是这在前发际线移植过程中并不提倡。一般会选择与发际线毛发质量比较接近的毛发移植到前三排，以便更加自然和谐；如果毛发数量不足而胡须密集粗大，也可以考虑提取胡须移植到头顶中央核心区，使移植后的效果更好。

3. 颜色 一般情况下，后枕部供发区域的毛发颜色较深。如果患者的头皮本身就颜色深，移植后效果好；如果患者头皮白，则移植后反差大，会显得密度低；如果头发颜色本身就浅，则移植后效果不理想。

4. 曲度 先天卷发的患者移植后仍然为卷发，还有一部分毛发较直的患者在移植后仍然可能出现卷发，此现象与移植过程中是否"无阻力移植"有关。无阻力移植，指种植技师在种植过程中移植体推送是否顺利、是否毛囊底部过度夹持、弯折。

三、患者的要求与期望

医生需要掌握手术最低和最高的安全界限。在这个安全界限以内，可以根据患者的需求个性化设计发际线。患者与医生之间需要进行充分的交流，以使设计的发际线尽量满足患者的要求。不切实际的要求常常是导致患者最终不满意的主要原因。

四、种族

黑种人（即非洲人种）、黄种人（即亚洲人种）通常是宽而平的发际线，白种人（即高加索人种）通常是窄而平的发际线。因此，毛发移植的时候应该设计与种族特征相符的发际线。

五、发际线设计原则

遵循宁高勿低的发际线设计原则。女性发际线不是恒定不变的，随着年龄的增长，前发际线会逐渐后移，且变得越来越稀疏。在设计前发际线的同时要考虑到将来的前发际线的变化，根据患者的年龄进行合理设计。

六、发际线设计步骤及细则

（一）女性发际线类型

女性前额发际线大致为以下几种（图5-2-1）。

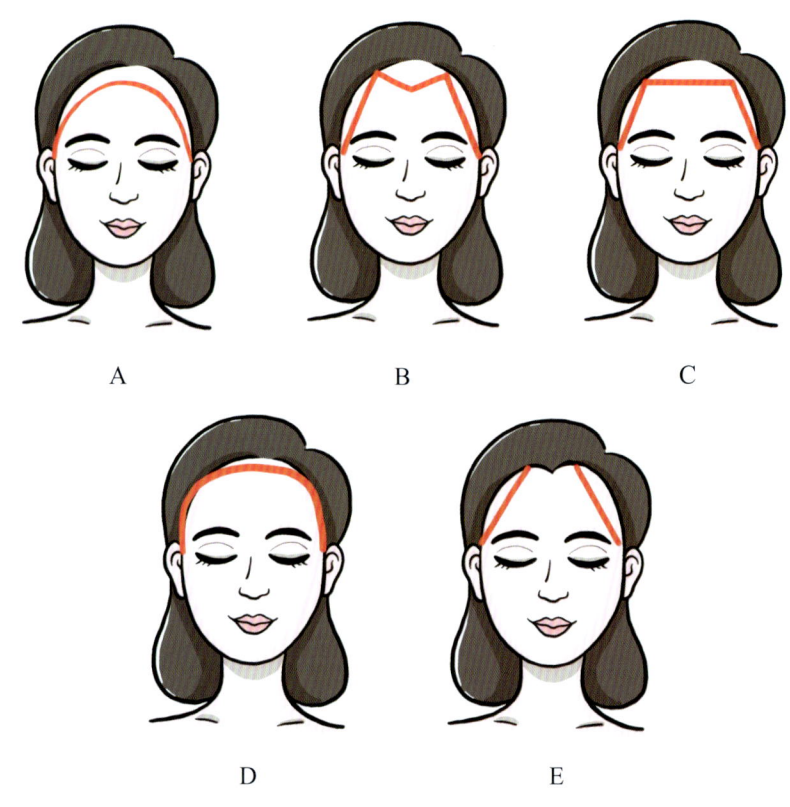

图5-2-1　女性常见发际线类型
A.圆弧形　B.M形　C.方形　D.圆拱形　E.八字形

1. 圆弧形发际线　发际线呈圆弧形，额颞角成角不明显。此发际线无论从正面或者侧面看，均可使额头显得饱满；年轻人和鹅蛋形脸女性适用。

2. M形发际线　发际线额颞角处有较为明显的缺损，导致在低头45°时发际线呈现M形。这种类型的发际线对于面部轮廓为国字形（下颌角比较突出）的女性尤为适合，会显得面部更加活泼；在发际线有调整需求的求美女性中也可重塑美人尖。面部圆润的求美女性慎选，因为这样会使面部显得更加圆润。

3. **方形发际线**　发际线较平、较高，额颞角缺损面积较小或毛发较稀疏，从正面观呈现出矩形的视觉效果。这种发际线的女性对重塑发际线的要求尤为强烈。

4. **圆拱形发际线**　发际线呈弧线形，但是由于中部较高（一般高出正常发际缘1～2cm），使得发际线呈现出桥洞样的拱形。此类发际线在额颞角处呈现良好，一般女性要求调整的部位在于中间高出的部分。

5. **八字形发际线**　发际线额颞角无稀疏或者缺损，从中央中点到原颞点基本为直线。这样的发际线会使额头变窄，一般女性会有激光调整发际线的需求。

（二）女性发际线设计要点

1. 定点

（1）前额中点：前额中点是发际线的最前点。理想的面部应当三等分：①前额中点到眉心；②眉心到鼻小柱端；③鼻小柱到颏下缘。设计前额中点时必须适当上移，但是上移的距离不应超过1cm。

（2）颞点：通过寻找患者残留的终毛来定位原来的颞点。如果无法定位原来的颞点，Mayer 和 Perez-Meza 提供了一种寻找颞点的非常有效的方法，画两条线：耳垂至前额中点、鼻尖至瞳孔两线延长相交点即为新颞点。一般情况下，新颞点较原颞点有0.5～1cm的偏差。

（3）额颞点：额颞角的设置比较主观，常用的方法是在外眦部做一条垂线，永久性的额颞点即设置在这条垂线上；上移或者下调额颞点时，发际线的弧度和形状也会改变。

2. **移行区**　一般情况下，移行区的头发密度较其他部位稀疏。在移行区内可以考虑一些不规则的设计，使移植毛发外观更自然。目前不规则的设计有两种常用方法。

（1）美人尖的不规则设计：正常情况下，前发际线都有 1～3 个峰，分别位于前发际线的中间和两侧。大约 50% 的男性和女性都至少有 1 个这样的峰。与发簇不同，在数米之外就可以看到峰，因此这些峰直接影响发际线的轮廓。峰能避免前发际线的中间部分显得太圆，中间的峰有利于用最少的移植物来降低前额中点；两侧的峰是为了在患者将前面的头发向后梳理的时候能够遮住凹陷区。

（2）微小的不规则设计：即沿整个发际线的微小的不规则设计，以避免前发际线不够自然。最受毛发移植医生青睐的技术是在发际线前缘设计 3～6mm 大小的三角形发簇，不规则地倾斜。这些发簇之间的间隙以及向前延伸的距离是不规则的。为了使移植后的头发看起来更自然，在发簇的外周需要随机移植一些含单根毛发的移植物。发簇之间的空隙保留，如有必要，将发簇之间的空隙变小，但不要在空隙内再进行植发。

3.移行区设计要点

（1）不要将前发际线与退缩的侧区上缘直接相连，而是要通过移植侧区的峰使侧区上缘抬高。

（2）设计的前发际线由中间到两侧逐渐向后呈 U 形，因此从侧面看应当处于水平线或者两侧高于水平线，绝不能低于水平线。

（3）用含单根毛发的移植体移植前发际线的中间峰。

（4）移植的头发方向应当与原来头发的方向一致。

（官伟）

第三节　颞区和头顶发旋区的修复要点评估

颞部和顶部移植要十分谨慎。对颞部进行毛发移植的前提是有足够的供区毛发，可以提供目前和日后植发的需要。经充分评估，颞部植发的效果往往令人十分满意。缺少颞点或者颞部上缘明显退缩，将限制前发际线下移的程度。如果过度地将前发际线下移而不对颞部进行移植，就会使前发际线看起来像个盖子。

一、颞部移植分类

(一) 颞部移植的三种形式

1. **移植颞点** 部分脱发患者颞点会比较小或者消失，但是颞部上缘尚可。在这种情况下，可以考虑只在颞点进行移植，但必须确保移植后其与周围颞部的毛发方向、角度一致。

2. **移植颞部上缘** 如果颞部的上缘很凹或者较低，但是颞点存在，就可以考虑移植颞部的上缘，同样也需要使其与周围的毛发保持一致。

3. **同时移植颞点和颞部上缘** 如果颞点比较小或者消失，而且颞部上缘较低，那么颞点和颞部上缘都需要进行移植。

(二) 颞点定位

最好的方法是通过寻找患者残留的终毛来定位原来的颞点。如果无法定位原来的颞点，可以通过画线法确定，耳垂至前额中点、鼻尖至瞳孔，两线延长相交点即为新颞点。

(三) 颞部移植的注意要点

在设计之前首先观察患者原来颞部头发的方向，不同患者颞部头发的方向存在很大的差异；颞部头发长出皮肤时会形成一个锐角，打孔时确保角度为小于 20° 的锐角，此部位需要考虑冠状移植；颞部移植仅需要含 1~2 根毛发的移植体，在发际线周围 8~10mm 的范围内仅需要含 1 根毛发的移植体。

二、顶部发旋区移植

顶部发旋位于头皮中部与枕部之间。与发生在前额部和头皮中部的脱发相比较，顶部的脱发对美观的影响较小，但仍然有许多患者十分担心头顶部的脱发。因为随着时间的推移，顶部的脱发会逐渐扩大，如果进行毛发移植，则需要很大面积的供区和数量。对整个头顶部进行毛发移植是一个难题，随着脱发向周围扩大，移植后会导致只留下中间呈小岛状的毛发，且没有一个固定的边缘，见图5-3-1、图5-3-2。

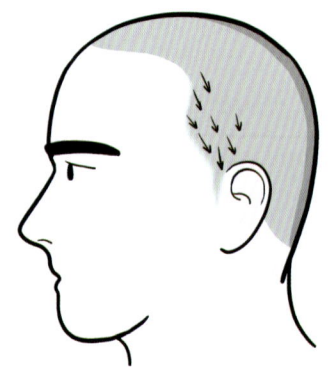 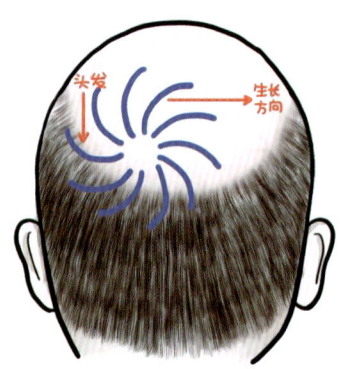

图5-3-1　颞部移植方向示意图　　　　图5-3-2　顶部发旋移植方向示意图

（一）顶部移植的分类

1. 整个顶部进行移植　密度逐渐变化，或均匀密度（图5-3-3）。

2. 顶部不进行整体移植，覆盖设置一个前外侧边界　设计一个卵圆形或圆形的顶部移植区，或设计一个肾形的顶部移植区。

（二）顶部移植的方法

1. 整个顶部进行移植　在对整个顶部进行毛发移植的过程中，第一步是要找到发旋的中心，然后沿着头发自然生长的方向进行移植，移植头发的密度逐渐递增，或者密度一致。注意不要使顶部的头发过密，否则以后逐渐发展的脱发会使移植区域的周围形成十分明显的脱发圈。顶部脱发区的面积越大，越需要使用逐渐变密的方式进行移植。

(三)做好将患者转至上级医院或专科医院进一步救治的准备

一旦患者在院期间发生严重紧急情况,在开展急救的同时,需要立即联系上级医院或者对症的专科医院进行进一步抢救治疗。面对不得不突然中止的植发手术,医护人员需要以最快的速度关闭取发切口(FUT 技术,可以采用订皮机关闭切口),并将已经提取出的毛囊单位在低温、潮湿的环境中妥善保存。如果患者需要到外院救治时间较长,超过 6~8 个小时,则需要将保存毛囊单位的存储液进行改进,以提高毛发的存活率。

四、建立急救快速反应小组

任何一台植发手术,都应该做好充分的急救准备,尽最大努力保障患者的生命安全。手术组成员应该有明确的分工,一旦患者需要急救,能够迅速反应并且高效运转,按部就班不慌乱。

1. 手术医生负责判断患者的状况是否需要急救。若需要,则应立即进行必要的药物治疗以及 CPR;若医生没有在手术间,则应该立即派人通知。

2. 一名医护人员负责将急救车就位,并取出急救设备,将 AED 准备就位。

3. 一名医护人员负责按照医嘱准备急救所需药品。

4. 一名医护人员立即进行静脉穿刺,建立输液通道。

5. 一名医护人员立即对患者进行心电监护。

6. 一名医护人员立即通知前台。前台工作人员负责联系急救车,做好转至上级医院进一步救治的准备;并且立即联系患者的紧急联系人。

7. 一名医护人员负责文字记录急救过程。

8. 一名医护人员负责对患者的取发区进行有效处理,并对已经提取的毛囊单位或者组织进行妥善保存。

9. 其他工作人员做好协助运送患者的准备。

植发手术可能出现的紧急情况及对症治疗详见表 4-2-3。

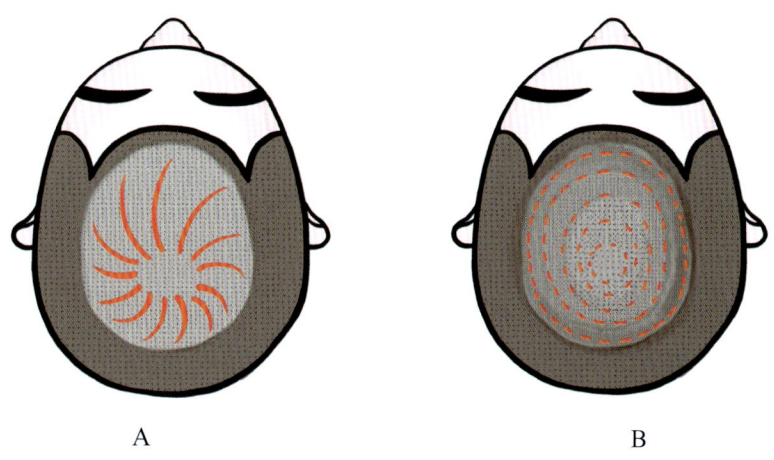

图5-3-3 发旋的密度分布示意图
A. 从发旋向外均匀分布　B. 发旋密度内低外高

2.顶部不进行整体移植　除非患者还保留了头皮中部的头发，否则都需要设计一个前外侧边界。前外侧边界要位于顶部转折区之前。为了确定顶部发旋的中心，通常会有一簇残留的毛发，称顶部毛发残留区；从侧面看时，肾形的头顶部设计可以减轻顶部较为平坦的外观。

（Jerry Wong，刁永锋）

第四节　超大数量毛发移植评估与设计

多少移植量可以称为超大数量毛发移植？最早提出这个概念时泛指移植量超过3000个毛囊单位，后来Jerry Wong在2004年提出超过4000个毛囊单位以上的超大量毛发移植手术，很多业内的权威医生对这项超大量工程抱有怀疑甚至不赞同的态度。因为超过4000个毛囊单位移植，不仅意味着数量的增加，同时也意味着手术时间、术后毛囊的成活率、手术团队的熟练程度、供区瘢痕愈合等方面都受到了更大的挑战。亚洲人种和高加索人种在毛发的粗细及密度上都有明显的差别，亚洲人移植 4000 个以上的毛囊单位，难度更大。随着 FUE 器械的不断改良、植发医生技术不断改进，国内很多植发机构采用 FUE 技术完成更大数量的案例不断出现。笔者对此也持怀疑态度，因为 FUE 技术获取过多移植体，必然面临后枕部密度降低影响美观、获取毛囊范围超过安全供区等问题。

临床上只有脱发程度高于 V 级的患者才会考虑超大数量毛发移植。如何最大程度地安全获取供区毛发，如何利用获取的毛发合理分布覆盖脱发区，是这节重点需要解决的问题。笔者将就这两个方面总结经验。

一、如何最大程度地安全获取供区毛发

笔者经多年临床实践证明，要获得 4000 个以上的超大量毛囊单位，获取毛发的方式可以联合 FUT 技术和 FUE 技术。一般情况下，FUT 技术可获得 2000～3000 个毛囊单位，而 FUE 技术可获得量与患者的安全供区范围和供区毛发质量有关。

（一）安全供区的界定

1. 传统安全供区　Unger 定义的耳后和枕外隆突上下的 U 形毛发区为安全供区（safe donor area, SDA），这得到了多数学者的肯定。

SDA 的范围：①前界。以经外耳道的垂直线为前线。②上界。从外耳耳颅沟上 2cm 处做一条水平线与枕后中线相交，此点与经外耳道垂线的顶点相连，即为安全区的上线。③下界。根据体格检查及患者的家族史而定。

2. 安全供区的新进展　2016 年，韩国的 Park 通过研究测量 952 例雄激素性脱发患者的脱发范围，提出可以根据发旋的位置确定安全供区。顶部发旋的位置可以预测脱发的进展范围，并得出结论：距发旋 6cm 内的毛发向枕部方向脱发发展的可能性较大，为科学地预测脱发发展速度和确定永久安全供区提供了新的支持，大大地扩展了安全供区范围，为 FUE 技术提取更大数

量的毛囊提供了科学的依据。也有学者提出，可根据观察后枕部毛囊的情况判断安全供区，如果供区出现毛囊单位变得细幼的情况，则要选择毛囊单位粗壮健康的区域获取毛囊，尤其对于年轻患者更要谨慎、保守地获取毛囊单位。

（二）如何用FUT技术更精确地获得最大毛囊单位数

后枕部FUT术后瘢痕的长度与手术前预估毛发供区大小有关，很多学者对于供区毛囊单位预估的方法做了多项研究。头皮松弛度是FUT毛发修复手术期间，影响供区毛囊数量评估的主要因素之一，因而充分评估受区头皮松弛度和枕部头皮面积格外重要。

2016年，有学者通过对165例患者的回顾性研究，分别应用十字激光测量法（CBL）与梅耶测量法（MES）作比较，测量手术前患者头皮中央和侧方区域垂直平面头皮的松弛度。梅耶测量法（MES）有详细介绍，本节不再详述，只说说十字激光测量法（CBL）。

用CBL测量垂直方向头皮松弛度的方法：保持十字激光稳定状态，即头皮上的激光线在整个过程中保持稳定不动，在激光线的显示位置做第一个标记，然后在头皮上向上、向下移动皮肤对抗枕骨，得到的向上、向下的线即为第二标记和第三标记。第二、第三标记之间的距离为测量宽度，该宽度即为可获取的头皮条的宽度。该方法具有实际操作性，无痛、可靠、安全，精确度高，可实时测量整个供体头皮条松弛度，并且比MES法精确度高。因为每个患者头皮松弛度在手术中都会变化，因而需要实时测量。

（三）联合应用FUT技术加FUE技术获取最大毛囊量

用FUT技术切取皮瓣后，再用FUE技术在安全供区内提取毛囊，后枕部头皮会更松弛，缝合皮瓣切口时张力下降，术后可以仅仅留下一条细线状痕迹（图5-4-1）。两种方法联合使用可一次性获得超大数量的移植体，减少患者再次手术的痛苦，缩短了手术时间，节约了手术费用，特别适用于下列三种患者：

1. 脱发面积较大，比如男性型脱发Ⅳ级以上者，女性型脱发Ⅱ级（含Ⅱ级）以上者。

2. 毛囊单位数量需求量较大，3000个毛囊单位以上者。

3. 后枕部毛发资源欠佳，如稀疏或有瘢痕者。

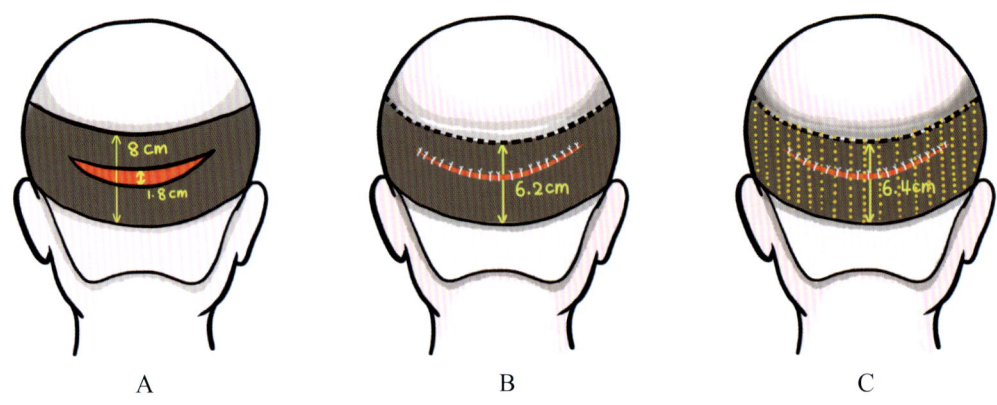

图 5-4-1　FUT+ FUE（经FUE技术提取后头皮延伸，张力减轻）
A. 切取1.8cm宽头皮　B. 直接缝合后头皮缩减至6.2cm　C. FUE技术提取部分后，头皮缩减到6.4cm

二、如何利用获取的毛发合理分布覆盖脱发区

（一）头皮分区

在男性雄激素性脱发患者中，脱发被划分成四个主要区域：前发际线区、前额核心区、头皮中间区、顶区。

1. **前发际线区**　此区是从无发的前额到毛发相对密集区域的过渡区，也是决定面部轮廓的最重要区域，一般宽度为 6~10mm。此区移植术后效果最佳（图 5-4-2）。

2. **前额核心区**　这个区域是从前发际线区向后向两侧，到额颞角的连线之间的区域。该区域处于前额的核心区，也是社交时视线的聚焦点，此处也是毛发移植术的重点区域。

3. **头皮中间区**　这是在头顶部相对水平的区域，它的边界在两侧位于颞

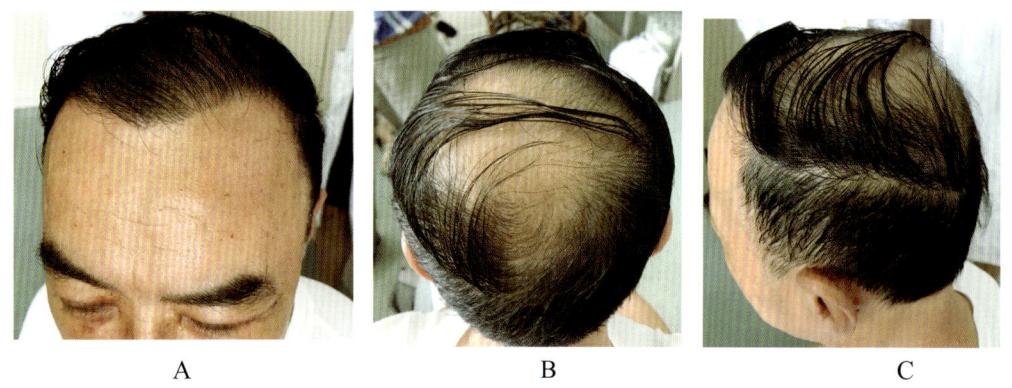

图5-4-2 前发际线区的重要性
A.正位 B.顶位 C.侧位

部和顶部头发的边缘,前界是两侧额颞角的连线,后界位于顶区边界线的前缘。

4.顶区(冠区) 此区是男性雄激素性脱发患者最靠后的区域。以头发生长方向形成的发旋为标志,类似于圆形或者椭圆形。它的后界是枕部头发的最上缘。图5-4-3为头皮分区示意图。

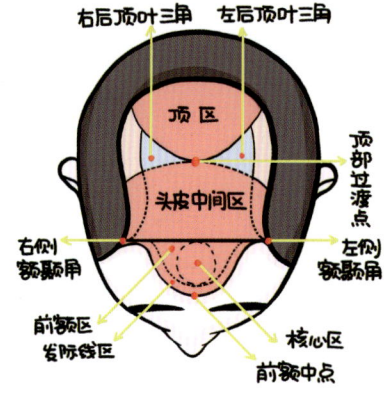

图5-4-3 头皮分区示意图

(二)受区设计

尽管医生想尽办法取得超大数量的移植体,但对于脱发面积较大的患者来说总归是供不应求，需要医生根据患者的需要来评估设计，以求用最少的移植量达到最好的效果。

1. 发际线重建　大部分毛发移植都需要重建前发际线。因为前发际线决定了面部的轮廓，影响着手术的整体效果。对于发际线的设计，患者的年龄是最先需要考虑的重要因素之一。随着年龄的增长，前发际线会逐渐后移，且变得越来越稀疏。因此，在设计前发际线的同时，需要考虑到将来的前发际线的变化，根据患者的年龄进行合理的设计。对于年轻患者来说，应遵循宁高勿低的原则，一方面考虑到患者年龄增长后发际线的和谐美观，另一方面可以节约不少毛发。

2. 密度分布　沿前发际线设计一些微小的不规则三角形，既可避免前发际线不自然，又可降低发际线的即视感。对于毛发数量少的患者来说，在重建发际线的同时，前额核心区的加密尤其重要，该处的头发最能影响人的面部轮廓和特征，常规在前额核心区移植最高密度的毛发。前发际线区、双侧额颞角、前额区需要高密度移植（35～50FUs/cm^2），如有足量可移植的毛发，头皮中间区还可以较高密度移植（25～40FUs/cm^2），参见图5-4-4。如果毛发数量不够，顶区可选择不移植。如果患者有强烈意愿加密，可选择两种方法：第一种方法，在发旋的中心沿头发自然生长的方向，向外密度逐渐递增加密；第二种方法，整片区域种植的头发密度一致，这两种设计均可获得自然的效果。

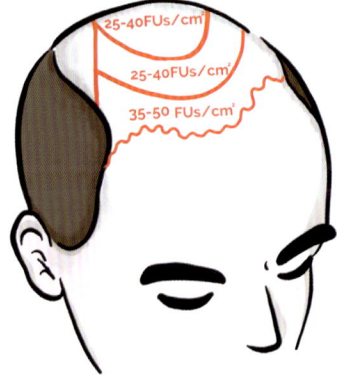

图5-4-4　头部移植密度变化

(三)头发直径

头发的总体积决定了视觉效果,头发的密度增加1倍后,头发的总体积也相应增加1倍,但是头发直径增加1倍后,总体积则为原来的4倍。因此在评估毛发分布时,毛发直径也相当重要。对于毛发直径粗的患者,可以降低移植密度,增加移植覆盖面积,通过一次手术达到满意的效果。对于毛发直径细的患者,在前面提到的重要区域高密度移植,以保证视觉上的美容效果。因此,对于脱发程度高、需要超大数量移植的患者来说,术前的评估设计非常重要,如何运用最合适的数量达到最好的效果,值得每个植发医生思考。有时候会选择用胡须来移植头发前额中央区,也是因为胡须有更粗的直径,使移植后的外观看起来更加浓密。

(沈海燕)

第五节　供区资源不足的手术方案

一、供区资源的范围

供区是获取毛囊单位来源的部位,常见的供区为后枕部,此范围在多年的手术经验中已获得共识,即安全供区。对于FUE手术而言,现在的技术以及器械已经获得很大进步,只要患者术后不留过短毛发,供区的瘢痕基本不引人注意,因此许多学者提出,对于FUE的安全供区范围可以接近Unger的安全供区而不局限于此区域内。2016年,韩国专家Park更是拓展了安全供区的范围,本章第四节有详述。

二、供区资源不足的定义,可以理解为具有下述1个或几个特征

1.受区面积较大,所需毛囊单位数量较多,而安全供区范围相对较小,

可获得的毛囊单位数量不足。

2.受区面积较大，所需毛囊单位数量较多，安全供区内毛囊单位密度过低，可获得的毛囊单位数量不足；或者获取足量毛囊单位后，造成明显稀疏或者瘢痕外观。

3.安全供区内毛囊单位质量较差，如直径过细，即使获取足量毛囊单位，依然无法通过手术达到满意外观。

4.瘢痕等造成继发性脱发，损伤供区范围的案例情况。

三、供区资源不足的处理办法及一些特殊条件的补充供区

尽管毛发移植手术是一项成熟的外科手术，但与内科治疗紧密结合。尤其是没有经过正规治疗的男性雄激素性脱发患者，如果在术前评估时发现毛囊单位资源不足的问题，首先应排除脱发进展期，进行规范的内科治疗。对于受区而言，外用米诺地尔酊或（和）口服非那雄胺片3个月以上，处于退行趋势的毛囊单位有直径增粗、脱落减少的趋势，因此，术前评估的毛囊单位数量势必相应减少。对于供区而言，内科治疗对提高供区毛发质量也有效果。

四、选择其他特殊部位补充供区

1.后枕部优势供区以外的补充供区　优势供区是一个相对于雄激素性脱发的概念。对于非雄激素性脱发的患者（如典型的瘢痕性脱发），完全可以采用定义在优势范围以外的毛发区域。根据笔者经验，对于已经具有雄激素性脱发病史20年以上或年龄在50岁以上的患者，考虑其脱发进入稳定期，可以在优势供区以外范围提取毛囊单位，经过10年随访，未检测到移植毛囊的退行。

2.胡须部位是一个采纳较多的补充供区　常见情况是，男性雄激素性脱发患者，脱发分级已达到Ⅳ级以上，受区所需数量较大，后枕部优势供区范围有限且毛囊质量不高。如果这类患者有较为浓密的胡须，可以采用FUE

技术提取胡须的毛囊单位进行种植,上唇和颏上的胡须一般不采用,而采用双面颊部、面颈交接处、颏下区域。此类区域以单根毛囊单位为主,直径较粗,移植到脱发区域后,因其较粗直径而带来较为满意的视觉效果(图5-5-1)。但注意,少数患者可能遗留明显的白色点状瘢痕。

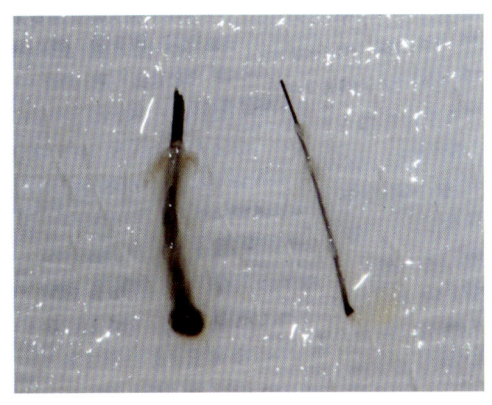
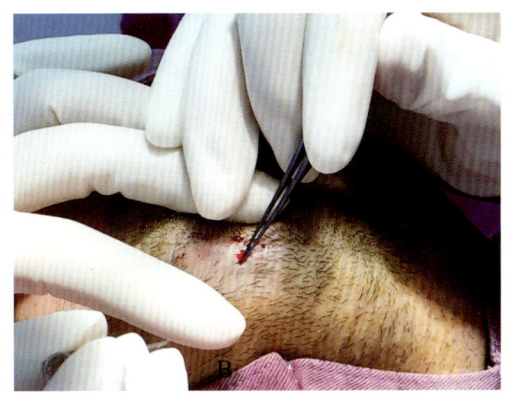

图5-5-1　胡须比头发直径更粗,移植后效果更好
A.胡须与毛发直径比较　B.移植过程

3. 胸毛、腋毛、阴毛、腿毛等作为补充供区　这些部位的毛发多半卷曲,直径较细,且较难提取(图5-5-2)。尤其对亚洲人种而言,移植后的外观效果并不尽如人意。

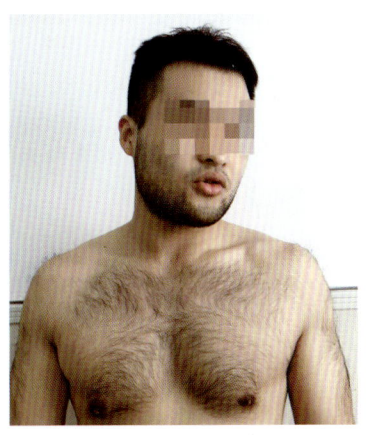

图5-5-2　胸毛、腋毛、胡须等少见供区毛发

五、外科综合治疗方案

对于大面积瘢痕性脱发，头皮扩张器以及瘢痕直接切除术是多年来采用的经典术式，也是容易被临床医生忽略的术式。我国自20世纪90年代以来，随着FUE、FUT技术的飞速发展，人们越来越多地接受毛发移植手术。但对于许多复杂脱发病情的患者，尤其是烧伤、烫伤所致后天性脱发患者来说，头皮扩张器联合毛发移植术是能获得较好效果的术式。

众所周知，瘢痕头皮的毛发移植术后毛囊存活率偏低，原因在于瘢痕皮肤血供差，且越大面积瘢痕、离正常皮肤越远的瘢痕区域，血供尤其不佳，存活率有时仅达到10%。因此，缩减这些瘢痕的面积后再进行毛发移植，可以减少血供贫瘠区域，给毛发移植手术增加实际效果（图5-5-3）。

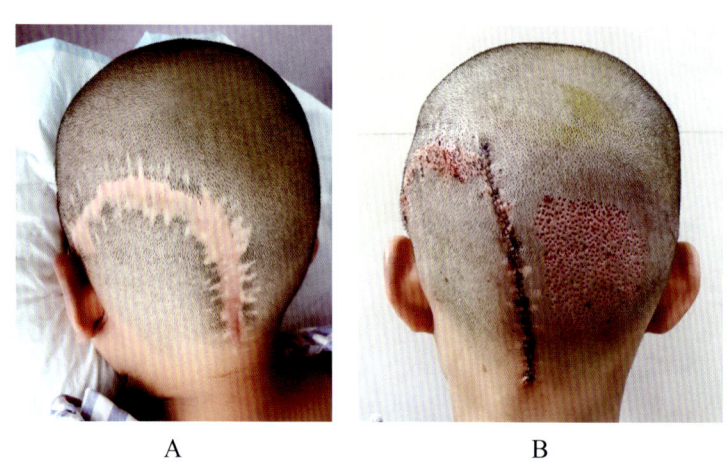

A B

图5-5-3 缩小瘢痕面积后同时植发
A.术前瘢痕面积大　　B.竖行瘢痕直接切除，剩余部分采用FUE技术提取移植

头皮扩张器治疗瘢痕性脱发最典型的问题是外观不自然，头发生长方向相对难以控制，瘢痕的切除则因张力问题会产生新的瘢痕。因此将扩张器联合毛发移植，在局部切除联合毛发移植运用到修复大面积瘢痕性脱发的案例中，实际能获得理想的效果（图5-5-4）。

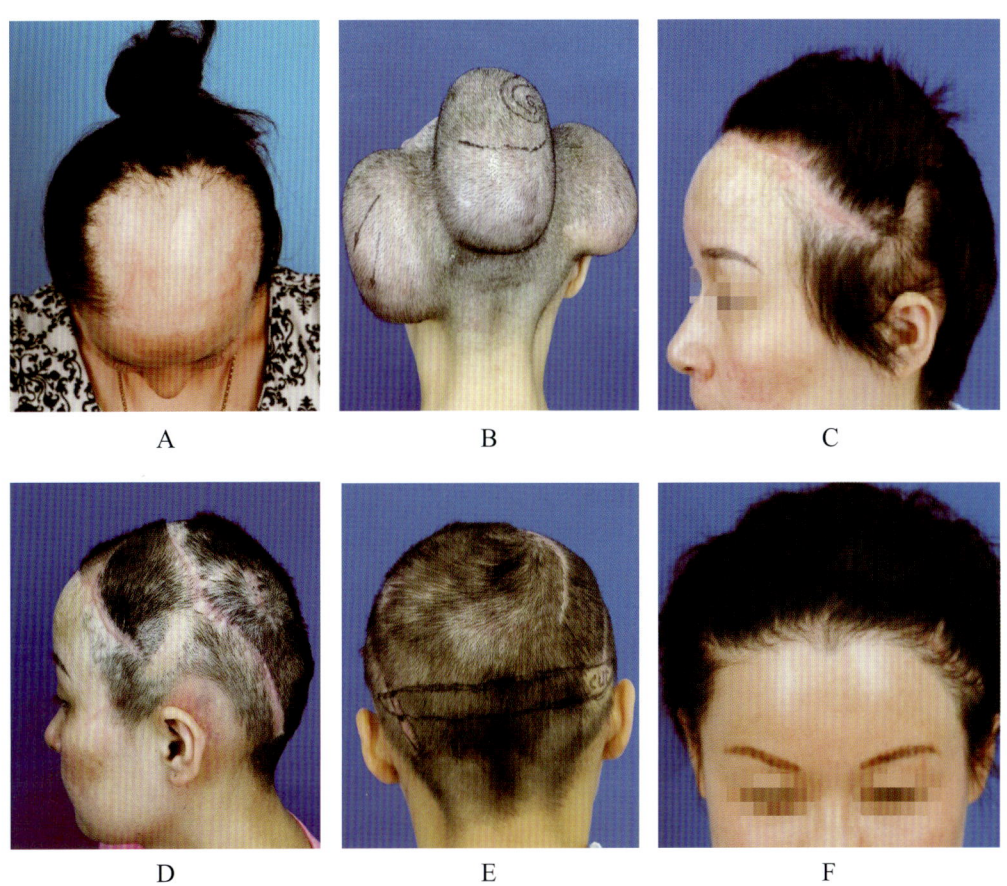

图5-5-4 皮肤软组织扩张器联合毛发移植治疗瘢痕性脱发
A. 术前瘢痕面积达到200cm² B. 分别放置2只200ml、1只150ml 皮肤软组织扩张器 C. 头皮扩张器取出,皮瓣转移后1年,毛发方向错位 D. 继发张力性瘢痕增宽 E. 二期联合FUT技术毛发移植 F. 术后1年效果,毛发生长良好且覆盖头皮瘢痕

(程含晶,张菊芳)

参考文献

[1] 蒋文杰，赵永刚，成倩秋，等 . 扩张头皮皮瓣与毛发移植修复鬓角缺损的临床效果 [J]. 中华医学美学美容杂志，2016，22(5)：274-276.

[2] 董祥林 . 秦涛，乔星，等 . 皮肤软组织扩张术在头皮缺损伴颅骨外露修复中的应用 [J]. 中华医学美学美容杂志，2013，19（3）：174-176.

[3] Mangubat E A. Scalp repair using tissue expanders[J]. Facial Plast Surg Clin North Am, 2013, 21(3): 487-496.

[4] Umar S. Use of body hair and beard hair in hair restoration[J]. Facial Plast Surg Clin North Am, 2013, 21(3): 469-477.

[5] Ludwig E. Classification of the types of androgenetic alopecia (common baldness) occurring in the female sex[J]. Br J Dermatol, 1977, 97(3): 247-254.

[6] Bouhanna P. Multifactorial classication of male and female androgenetic alopecia[J]. Dermatol Surg, 2000, 26(6): 555-561.

[7] Tsuboi R, Itami S, Inui S, et al. Guidelines for the management of androgenetic alopecia (2010) [J]. J Dermatol, 2012, 39(2): 113-120.

[8] Steven C C. Estimate number of grafts and dornor area[J]. Hair Transplant Forum Int, 2001, 11(4): 97-102.

[9] Schindl A, Schindl M, Pernerstorfer-Schon H, et al. Low-intensity laser therapy: a review[J]. J Investig Med, 2000, 48(5): 312-326.

[10] Mester E, Ludany G, Sellyei M, et al. Studies on the inhibiting and activating effects of laser beams[J]. Langenbecks Arch Chir, 1968, 322: 1022-1027.

[11] Wikramanayake T C, Rodriguez R, Choudhary S, et al. Effects of the Lexington LaserComb on hair regrowth in the C3H/HeJ mouse model of alopecia areata[J]. Lasers Med Sci, 2012, 27(2): 431-436.

[12] Gupta A K, Foley K A. A critical assessment of the evidence for low-level laser therapy in the treatment of hair loss[J]. Dermatol Surg, 2017, 43(2): 188-197.

第六章

FUE 技术

FUE 技术获取毛囊单位的方法是采用一个中空的金属钻或打孔器进行钻取，从供区头皮获得一个独立的毛囊单位（follicular unit，FU）的方法，术前供区毛发一般会剃短至 1～3mm 的长度。当进行冲压钻孔时，环钻或打孔器以毛囊单位为中心环绕毛囊，冲压一定的深度，再采用人工或者负压吸引的方法提取毛囊单位。

最早的 FUE（follicular unit extraction）技术由日本医生 Okuda 开展。20 世纪 80 年代末期，Pascal Boudjema 更新了采用"punch"的环钻技术并形成了具有发明专利的 Calvitron 毛囊提取装置。2002 年，Rassman 等人发现了毛囊单位获取的难易程度具有个体差异性，定义了在 FUE 技术提取毛囊单位难易程度上的组织学相关性，包括存在较厚的真皮鞘组织以及其中存在的弹力蛋白含量，都可能影响手术进行的难易程度。环钻或打孔器钻取过程较难的患者称为 FOX 试验阴性（FOX-），反之容易的称为 FOX 试验阳性（FOX+），还有许多患者并非明确的阴性或阳性，介于两者之间，因此建议所有患者都进行上述试验，以确定 FUE 手术的难易程度。2003 年，Rassman

和 Park 设计了机器人系统，自动定位并提取毛囊单位，2006 年获得了专利，对于一部分 FOX 阴性的患者也可使用，这一设计已经实现并纳入了如今的 ARTAS 植发机器人系统。

第一节　供区的准备

一、体位准备

FUE 手术过程中，提取后枕部毛囊时，患者一般采取俯卧位；提取颞部毛囊时，患者采用侧卧位，也有医生喜欢患者采取坐位。患者体位的选择既要不影响医生操作，又要让患者舒适。

二、供区范围

FUE 技术的供区和传统头皮切取法的供区相同。耳后上方和颈部等部位细小毛发适合前额、颞前区发际线的移植，也适合眉毛的移植。但进行这些部位的毛囊单位提取前要考虑患者的年龄和家族史，家族中有这些部位头发稀少的情况，应尽量避免提取该部位毛发。

以 Walter P. Unger 为代表的一些专家认为，提取毛发的范围不应该受到"安全供区"的限制，理由如下：首先，在 FUE 术后供区的毛发密度会明显下降，如果供区以上或以下部位的毛发仍然很浓密，会显得很不自然；其次，如果供区在多年后出现毛发脱落，那时所移植的毛发也会出现脱落。因此，是否在安全范围以外提取毛发，两者的远期效果都是一样的（图 6-1-1）。

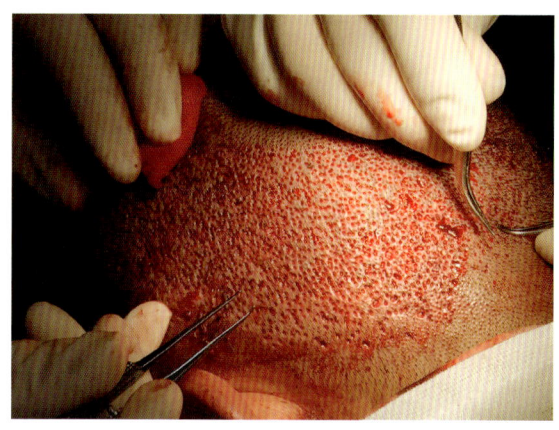

图6-1-1 供区超范围提取（靠近耳后及颈部）

三、供区区域准备

供区的头发应剃短至 1～2mm，以便打孔进针时容易操作；供区区域备皮有四种方式（图6-1-2）。

1. 剃去整个头部的毛发　剃光头是最简单也是最快的备皮方法，尤其适合初次使用 FUE 技术的医生。此方式对于患者尤其是女性患者会造成极大的外观困扰。

2. 仅在希望提取毛囊单位的局部区域剃去毛发，其余部位的头发仍然保留　该法又被称为 C2G（camouflage to go）法，取发区位置隐蔽，患者可以很快恢复工作和社交活动。但该方法过于费时费力，需要大量实践经验和技巧的积累。此外，C2G 法可以在不影响供区外观的前提下使毛囊单位的提取最大化，Walter P. Unger 曾经在一个病例中采用 C2G 方法提取了超过 3500 个植株。

3. 在较长的头发下方随机剃除几处小范围斑片状的毛发　用邻近的头发掩盖供区，将毛囊单位的提取集中到一个相对较小的范围内，然后再在新的部位做同样的备皮区，使得毛囊单位的获取地带均匀随机地分布于整个供区。

4. 在供区剔除较宽的一条带状头发　该方法只适用于拥有过肩长发的患者。它需要在供区剔除较宽的一条带状头发，去发区的上下缘和两侧仍保留原长，可以扎起来掩盖剃发区，相对提取速度也较快，尤其适合女性患者。

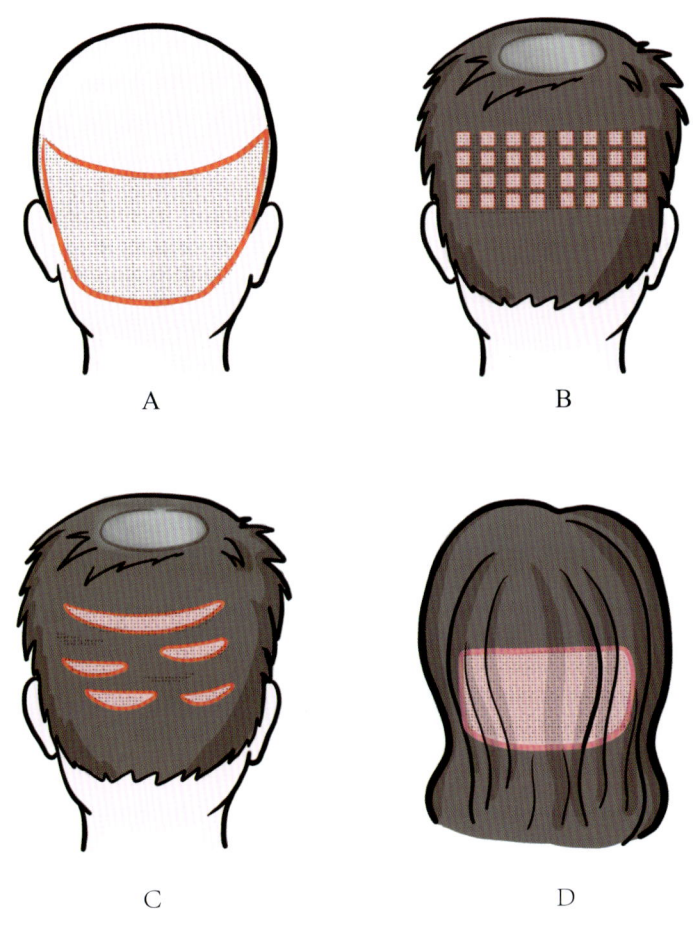

图6-1-2　四种不同的供区区域毛发准备
A. 剃去整个头部的毛发　B. 仅在希望提取毛囊单位的局部区域剃去毛发　C. 在较长的头发下方随机剃除几处小范围斑片状的毛发　D. 在供区剔除较宽的一条带状头发

为了精准地标记提取范围和数量，可以制作一个模板（图6-1-3），测量每个区域的密度，计算每个区域毛囊单位的总数，可以一次麻醉单个区域或多个区域。操作时可以尝试着从每个区域提取相同数量的毛囊单位，以确保没有区域会过度提取。一般情况下，从每个区域移除 25% 的毛囊可以获得最大数量的移植体。如果移植体的总数较少，可以相应地从各个区域中不规则地提取一小部分同等比例的毛囊数。

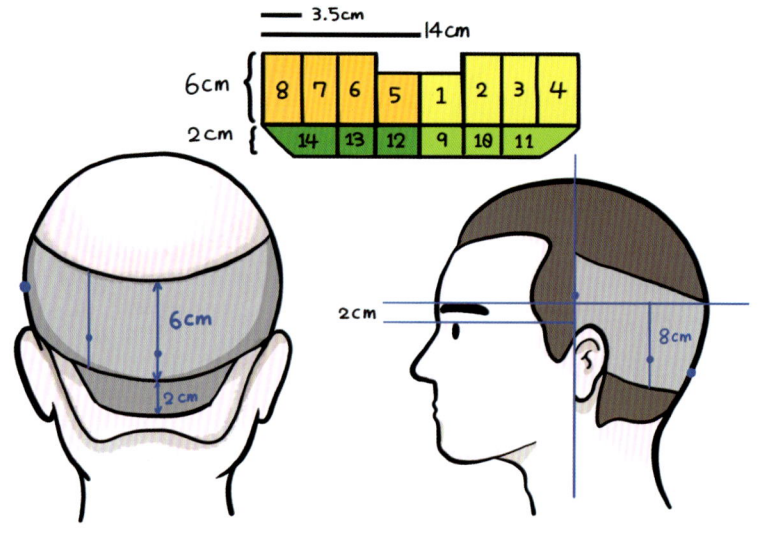

图6-1-3　供区提取范围模板

（张菊芳，周刚）

第二节　供区麻醉

现代麻醉学不仅仅局限于消除患者手术的疼痛，还需保障患者麻醉过程中的安全，增强患者对手术及麻醉的耐受力，避免或减少手术并发症，减轻心理上的不适，减少术中出血，缩短手术时间等。随着更多麻醉药物和方法的开发和临床应用，怎样正确认识和合理地应用麻醉药物尤为重要，毛发移植手术的麻醉也不例外。

一、麻醉前的准备

1. 麻醉前患者评估 毛发移植手术均在局部麻醉下完成,但是麻醉的风险性与手术的大小并非完全一致。术前应询问患者既往史、药物过敏史及目前用药情况等,监测患者生命体征,完善相关检查,全面评估患者对麻醉及手术的耐受力,以提高麻醉及手术的安全性。

2. 精神状态准备 由于患者对手术及麻醉较陌生,术前难免紧张和焦虑,甚至有恐惧感。术前应做到充分沟通,让患者了解植发手术的基本过程,对术中可能出现的不适感做出解释,以消除患者思想顾虑,取得患者的理解及信任,从而使患者更好地配合。

3. 术前口服安定等镇静、镇痛药 术前给予安定等镇静药(如地西泮10mg,口服),可以消除患者紧张、焦虑及恐惧的心理,增强麻醉药物的效果,预防及缓解麻醉药物的中毒反应。同时口服镇痛药,不仅可以缓解患者疼痛,同时还可以提高患者痛阈。

二、麻醉术中减缓疼痛的小技巧

术前在麻醉注射区域可使用一些表面麻醉剂,以减轻麻醉注射进针时的疼痛感。注射前冰敷注射部位,可以有效缓解针刺疼痛及药物浸润疼痛。注射前在进针部位下方或侧方皮肤使用震动器持续震动刺激,可以使局部感觉神经的传入通路被部分阻断或分散,从而减轻患者的疼痛感。术中可以选择较细针头,控制注射速度,并且及时更换针头以保持针头锋利,减少注射时对组织的创伤及疼痛。

三、麻醉的分类

1. 眶上神经和滑车上神经阻滞麻醉 眶上神经为眼神经的分支,由眶上切迹(或孔)穿出至皮下,分布于额部皮肤。注射时患者采取仰卧位,触摸定位眶上切迹,与眶上切迹平行,在垂直内侧15°夹角方向进针至骨膜。穿刺到位后即可注射含 1∶100000 肾上腺素的 1% 利多卡因 0.5～1ml。

如果上述方法未能阻滞眶上神经，可以沿眶上缘向眶内进针 0.5～1cm 注射药液，也可以阻滞该神经。滑车上神经的解剖位置与眶上神经较近且支配头皮位置较低，术中不必特意行滑车上神经阻滞（图 6-2-1）。

注意事项及注射技巧：穿刺时注意术者左手示指要保护患者眼球，避免穿刺针误伤眼球。穿刺针避免误入眶上孔，以免造成出血；一旦刺入眶上孔，进针深度不应超过 0.5cm。初学者对眶上神经阻滞把握不大，可将示指、中指、环指置于面部中线处，眶上神经的主要分支位置大多位于示指、环指外侧与眉下缘交界处或附近，穿刺针至骨膜注射，然后轻轻按摩帮助麻药扩散。如果上睑出现滞重感，说明麻醉已经成功有效。

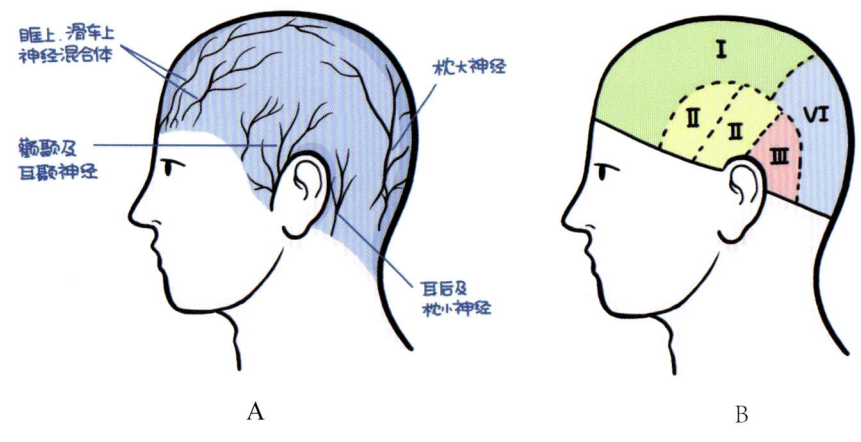

图 6-2-1 植发手术中常用的阻滞神经分布示意图
A. 眶上神经和滑车上神经混合体　B. 耳颞神经和颧颞神经分布

2.耳颞神经阻滞麻醉　耳颞神经来源于三叉神经的分支下颌神经-下颌神经后干，与颞浅动、静脉伴行，分布于颞部皮肤、下颌关节、外耳道的皮肤、鼓膜及耳前面的皮肤（图 6-2-1）。耳颞神经阻滞时，可在颧弓起始部位正上方触及颞动脉，垂直进针至骨膜，注射含 1∶100000 肾上腺素的 1% 利多卡因 0.5～1ml。耳颞神经的有效率较高，注意避开血管，以免导致出血或血肿。

3. **颧颞神经阻滞麻醉** 颧颞神经阻滞时（图 6-2-1），在颧弓水平外眦外侧约 1.5cm 处，垂直进针至骨膜表面，注射含 1∶100000 肾上腺素的 1% 利多卡因 0.5～1ml。注意颧颞神经阻滞时，通常会同时阻滞面神经颧支，会引起同侧颞部表情皱纹消失或不能抬眉。

4. **枕大神经和枕小神经阻滞麻醉** 枕大神经支配后内侧头皮，向前可达头顶部（图 6-2-2）。枕小神经支配后外侧头皮及耳郭。枕大神经阻滞时，触摸到患者枕后隆突表面，并将示指、中指、环指竖直放置在正中颈线处，在手指外侧缘枕后隆突表面，水平穿刺至骨膜表面，注射含 1∶100000 肾上腺素的 1% 利多卡因 0.5～1ml。向外侧和下方调整，可阻滞枕小神经和部分枕大神经浅支（图 6-2-2）。

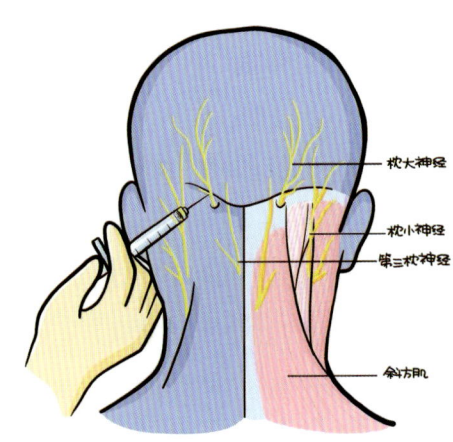

图 6-2-2 枕大神经和枕小神经阻滞麻醉示意图

5. **环形封闭麻醉** 根据头皮的解剖，头皮部位的感觉神经支配主要是由眶上神经、滑车上神经、耳颞神经、颧颞神经、枕大神经和枕小神经、耳大神经、第三枕神经等组成。这些神经主干都是由发际线以下部位发出，环绕整个头皮，故将发际线一圈做皮下局部浸润麻醉，可以将整个头皮达到很好的麻醉效果。这种在局部区域进行连续浸润麻醉以增强此区域麻醉效果的方法，称之为"ring block"，即环形封闭麻醉。在具体操作过程中，根据手术区域，在该区域发际线区，针头穿刺至皮下，沿发际线走行，注射含1∶100000肾上腺素的1%利多卡因至皮下，形成连续的麻醉带，加强该区域麻醉（图6-2-3）。

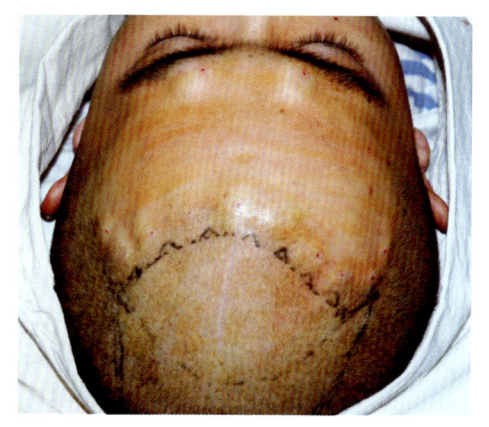

图6-2-3　环形封闭麻醉

6.局部浸润肿胀麻醉　由于头皮神经血管密集，血运较丰富，植发手术精密，时间较长。为了减少术中术后出血及延长手术麻醉效果，同时减少头皮主要神经、血管的损伤，防止或减少术后头皮感觉异常，通常选用肿胀麻醉的药物配比为2%利多卡因∶生理盐水∶肾上腺素（1mg/ml）＝1∶10∶0.25，术中根据移植面积大小可调整肿胀液需要的总剂量或浓度。

四、FUE技术供区常规麻醉操作

毛发移植供区麻醉在任何部位都是以上几种麻醉的有效结合。对于大面积雄激素性脱发而言，毛发移植供区通常在后枕部优势供区，所以在选取麻醉种类时是枕大神经和枕小神经阻滞麻醉、环形封闭麻醉、局部浸润肿胀麻醉这三种麻醉的有效结合。术中先行枕大神经和枕小神经阻滞麻醉，再沿后发际线区行环形封闭麻醉，最后根据供区面积大小行局部浸润肿胀麻醉，操作方法如前述。

其他部位的麻醉大都是局部浸润肿胀麻醉为主。控制麻醉速度和麻醉范围，对缓解疼痛及术后效果有很大帮助。如在眉毛移植时，就不能打得太多，以防术后两侧眉毛位置不准确；在肿胀液的配置中，添加长效麻醉药如罗哌卡因等，可以延长麻醉时间，减轻麻醉药物中毒反应。

良好的麻醉是手术成功的前提。首先，主刀医生应掌握头皮的感觉神经及分布，熟练操作以上几种基本的麻醉技巧，并且根据不同部位选取合适的麻醉种类，以最小的麻醉剂量达到最好的麻醉效果，使患者在整个手术过程中有较舒适的体验。

（祝飞）

第三节　混合的喇叭形钻孔头及 WAW 提取技术

来自比利时的 Jean Devroye 通过八年多的努力研制出一套混合的喇叭形钻孔头 WAW FUE 提取系统。该系统在对毛囊单位提取技术方面包括两个基本要素：一是有脚踏板的电动系统，二是包括手柄、电动装置及混合喇叭形的钻孔头。

这种技术首先是大幅度降低了提取毛囊单位的横断率，从而明显地提高了毛发移植术的质量。WAW 提取技术及混合的喇叭形钻孔头现已在全球得到广泛应用。

一、WAW技术要点

1. 采用 FUE 技术毛发移植看似容易，其实并不然，它的难度在于如何保证毛囊提取的质量，以及移植毛发的再生情况。

2. 在多种 FUE 提取技术中，提取高质量毛囊单位困难的主要原因在于毛囊单位与周围组织的粘连度。

3. 斜孔形的钻孔头常增加横断率，从而影响提取毛囊单位的质量。

4. 锐性钻孔头也会增加提取毛囊单位的横断率。

5. 混合的喇叭形钻孔头的尖端是平直的，低速提取时将显著降低提取毛囊单位的横断率，从而使 FUE 技术提取的移植体形态类似于 FUT 技术。

二、FUE技术代表流派

FUE 技术是毛发移植技术一个重要的进步，它是用细小的圆形环钻钻孔后提取出单个毛囊单位。值得注意的是，在 FUE 技术的发展中形成了两个截然不同的技术流派。

（一）由 Harris 为首的倾向于使用钝性钻孔头的一派

这种技术最开始由三个步骤组成：锐性钻孔头切开皮肤浅层，钝性钻孔头进行皮下组织的切割分离，再用精密的镊子提出已钻取的毛囊单位。随着技术的不断改善，逐渐演变成两步法，统一用钝性钻孔头分别进行皮肤浅层切开及皮下组织的切割分离，再提取出已钻取的毛囊单位，这就形成了 Harris 提取技术。ARTAS 植发机器人技术是应用三步法，锐性钻孔头与钝性钻孔头结合应用。

（二）以 John Cole 为首的倾向于使用锐性钻孔头的一派

迄今为止，这种方法在全球应用是最广泛的。在市场上，仅有少数几种类型的钻孔头在市场上占主导地位：John Cole 的薄的锐性钻孔头，镀氮化钛的钻孔头（尤其是 Mediquip 手术），此外印度及中国的锐性钻孔头都属于这个流派。

三、Jean Devroye研究经历

从 John Cole、Patrick Mwamba、Allan Feller、Brad Wolf 和 Harris 等众多医生上学习到各种宝贵经验后，Jean Devroye 尝试的手术方法基本都

是用锐性钻孔头，但他一直对提取的毛囊单位质量不甚满意。后来，Jean Devroye 决定进行自己的研究。他的第一个灵感来自于生活实践中用缝纫机缝制衣服的原理，他了解到缝纫机踏板的精确程度以及它如何能产生极其精确的工作，制造出了一个由非常灵敏的踏板和牙医常使用的手持电动装置及手柄组成的系统（图6-3-1）。这个装置配锐性的钻孔头使用了多年，使他的手术精确程度尽可能接近于手工操作。他的第二个灵感来源于对 Harris 医生手术的细致观察。Harris 使用的是钝性六角形钻孔头，Jean Devroye 深知减少锐性钻孔头的使用是他的研究方向，因此尝试了各种各样形态的钻孔头，最终选用了混合的喇叭形钻孔头（图6-3-2）。

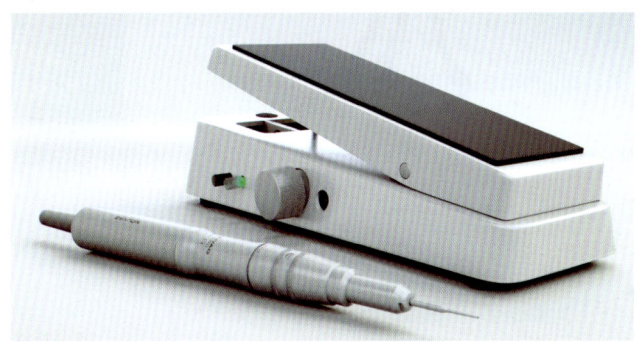

图6-3-1　手持电动装置及手柄组成的系统

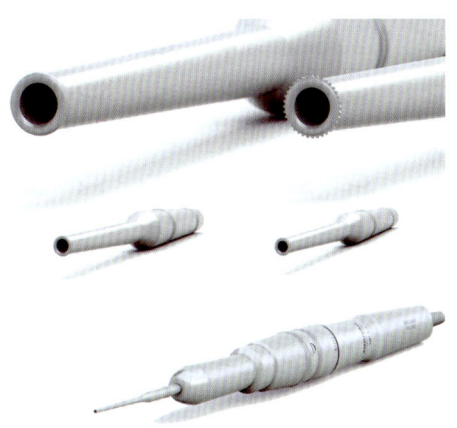

图6-3-2　混合的喇叭形钻孔头

四、毛囊单位的斜面与弯曲度

大部分高加索人的毛发生长在一个圆锥形态内，越往皮肤深层，毛囊底部形态越宽（图6-3-3）。此外，在矢状面上，毛囊单位存在显著的向下弯曲度（图6-3-4）。尤其非洲人的毛发呈现明显的弯曲度，朝向各个方向。

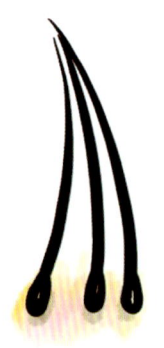 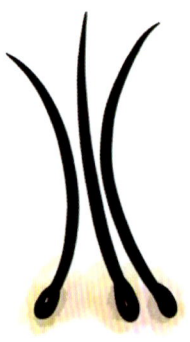 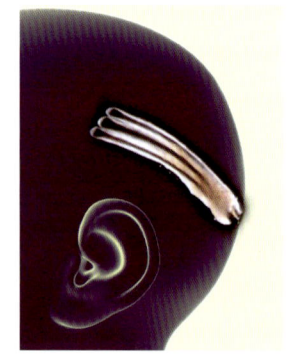

图6-3-3　毛囊底部宽大张开　　　　图6-3-4　弯曲的毛囊单位

五、毛囊单位相关的解剖学

毛发与周围软组织紧密粘连，医学上称之为致密组织。在毛囊单位旁有多种组织围绕，包括真皮鞘、皮脂腺、竖毛肌以及真皮和皮下结缔组织。毛囊与皮下组织（皮下脂肪）粘连也较紧密（图6-3-5）。Rassman和Bernstein坚持认为皮肤的厚度与弹性蛋白/胶原蛋白的比例有关，对供区的进一步研究证实了毛囊单位上半部分黏附的组织中纤维结缔组织的重要性。

六、医生需要解决的问题

1. 每个毛囊单位的毛发根数尽可能多。
2. 毛囊单位的破坏率尽可能降低。
3. 尽可能用最小的钻孔头提取，从而产生最小的瘢痕。
4. 毛发提取速度尽可能快。

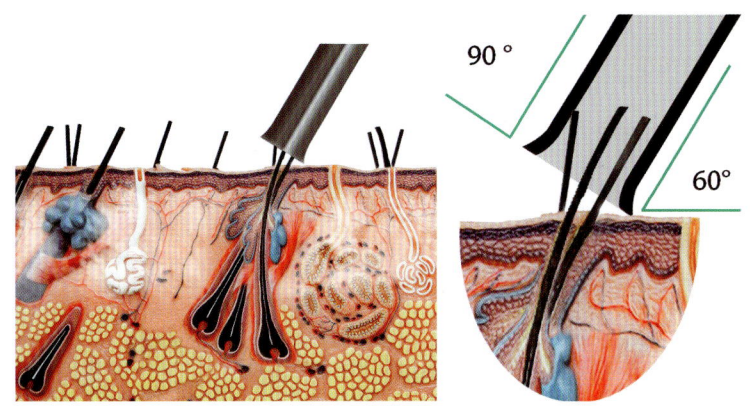

图6-3-5 毛囊与皮下组织紧密粘连

5. 毛发提取丢失率尽可能降低。

采用传统的锐性钻孔头在大多数情况下均无法解决上述问题。

七、混合的喇叭形钻孔头说明

对于锐性钻孔头来说，主要的问题是走行在真皮层和表皮层的钻孔头始终是锐性的，仅轻触毛囊就会造成严重的损伤，比如削掉一部分毛囊组织甚至更糟的是造成毛囊横断。目前已知在分离毛囊单位的周围组织时不需要锋利的钻孔头，只是在切开真皮层时需要钻孔头足够锋利以便于切割，而在分离毛囊周围组织时需要钻孔头足够圆钝，从而最大程度地降低毛囊单位的损伤。

从几何学来分析，平直的钻孔头的外缘呈90°，可作为刀刃使用。90°的角度必须是精确的，无任何不规则处。钻孔头插入的方向与皮面呈30°～60°夹角。使用平直钻孔头只有在切开皮肤浅层时会产生一定的损伤，当钻孔头突破表皮后，对组织的损伤大大降低（图6-3-6）。

Jean Devroye 认为，钻取深度越浅，损伤毛囊的风险越小。另外，手工钻孔使用的是摆动方式，钻取深度越深，毛囊单位与周围组织的分离越彻底。

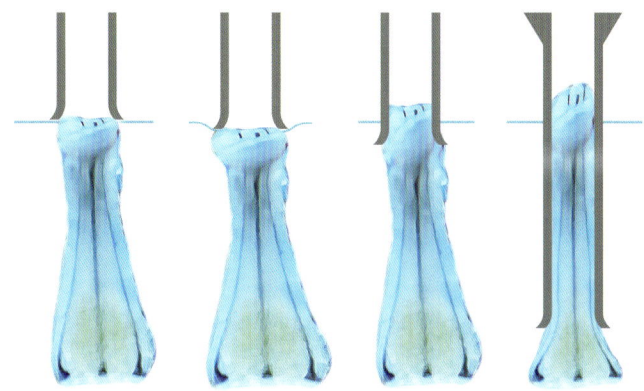

图6-3-6 用喇叭形钻孔头提取可减少组织损伤，降低毛囊横断率

因此，WAW 技术是采用摆动方式提取并钻取，深度较浅，一般在 90°～180° 之间，Jean Devroye 称之为摆动式提取。相比常规的环形钻取来说，这种摆动钻取可能有利于毛囊单位的分离。当钻孔头接触皮肤表面时钻取开始，达到足够的深度后立即停止。平时的经验表明，皮肤与皮下组织的分离既不需要力量也不需要很高的速度，表面肿胀麻醉有利于这个技术的操作。

八、技术优势

用喇叭形钻孔头提取的毛囊横断率基本在 3%～5% 范围，始终低于同直径大小的锐性钻孔头。钻孔头的直径相对可以更小，Jean Devroye 认为常用的直径是 0.9mm，其他常用的直径范围可选用 0.8mm，0.85mm，0.9mm，0.95mm，1mm，1.05mm，1.1mm，1.15mm，1.2mm。

九、毛发移植的优质性及供区瘢痕的最小化

FUE 技术的主要目的是尽可能获得最优质的毛囊单位移植体，使取得的毛囊单位类似于 FUT 技术提取的，如图 6-3-7。这样提取的毛囊横断率低，周围连带多量皮脂腺及结缔组织。同样重要的是，尽可能降低提取毛囊的丢

失率（毛囊的丢失率是尝试提取的毛囊单位数量与最终获得的毛囊单位数量之间的差距）。

如图6-3-8所示，只需稍微增加钻孔的直径就会增加每个毛囊单位的毛发数量，其本质是增加了毛囊周围的结缔组织及移植体的大小。大的钻孔直径的缺点就在于增加了供区的瘢痕大小，降低了每单位平方厘米毛囊单位的提取量，目的就是尽可能做到毛囊单位横断率、供区瘢痕大小及提取毛囊单位质量各方面的平衡。

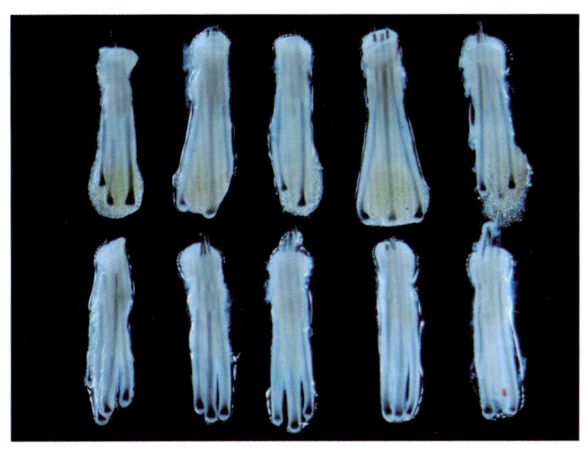

图6-3-7 类似于FUT技术提取的优质毛囊单位移植体

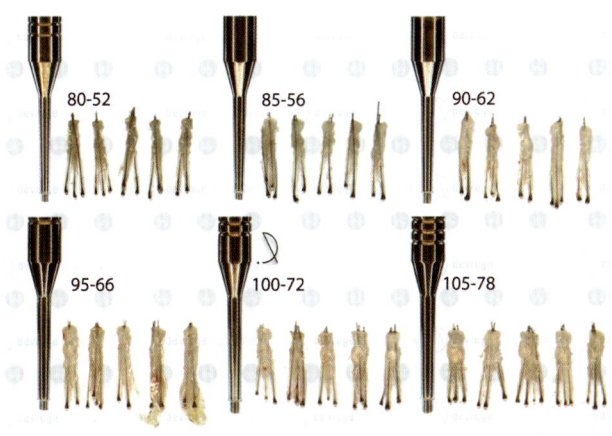

图6-3-8 钻孔直径与提取毛发数量之间的关系

Jean Devroye 认为，他可以做到低于 5% 的毛囊单位丢失率，3%～5% 的毛囊单位横断率。他更希望提取更少的毛囊单位数量及每个毛囊单位更多的毛发数量。

此系统可以提取的毛囊单位速度大约在每小时 700 个左右，包括从头皮拔出钻取的毛囊单位。在毛囊单位提取困难时，速度可以达到每小时 500 个左右；而相对容易提取时，速度可达到每小时 1000 个左右。需要明确的是，对于此技术的熟练操作，目的不是提高毛囊单位提取的速度，而是要获取最优质的毛囊单位移植体，从而获得最好的手术效果。这个钻孔头可以钻取得更深而没有多余的毛囊损伤，这样拔出已钻取的毛囊单位所需的时间将明显降低。

十、技术改进和升级

Jean Devroye 目前使用的是无线连接的仪器版本，这个仪器将是 WAW 技术应用的一部分，保证手术操作过程的具体实施，目的始终是尽可能提高手术的质量，缩短手术的时长。

十一、结论

FUE 领域具有独特的魅力，但操作上存在着很多困难。相信 WAW 技术将会明显提高手术的质量，同时也为进入该领域的初学者提供更多实施的可能性。

（Jean Devroye，唐林平）

第四节 钻取和拔取毛囊单位的方法与挑战

一、FUE技术中毛囊单位的解剖学意义

毛囊单位（follicular unit，FU）是一个从上皮和间充质细胞起源的完整的器官系统，具备腺体组织、神经、肌肉、淋巴管以及血管。毛囊单位作为生理功能的解剖结构并非一个规则的圆柱形，其生长形式可包含1根毛发，也可能是簇状的2～4根毛发，在肉眼外观上则都体现在生长于一个毛孔内；而毛孔下方的真皮层，呈簇状的毛发会出现分叉。毛囊单位含有毛发根数的不同，以及多毛发的分叉情况，在不同人群种族中有所不同。上述特殊性也决定了在FUE手术过程中，如果想要获取具有个体差异的毛囊单位，需要选用不同的毛囊提取仪器、提取方式，使损伤最小。

二、FUE技术提取毛囊单位的基本步骤

（一）选用环钻或打孔器

根据患者供区的毛囊检测情况，决定采用何种口径的钻孔器械。一方面要考虑患者单个毛囊单位的直径，以单根毛发为主。毛发较细者可采用0.8mm口径环钻；2根以上毛发的毛囊单位居多、毛发直径较粗者，采用1.0mm口径甚至更粗的环钻。如果患者毛发密度较高，采用小口径环钻可以减少周围近距离组织的损伤。另一方面，环钻的口径如超过1.0mm，则可能造成患者不能接受的明显瘢痕。

在我国，大部分医生会选用旋转的锐性钢制环钻进行打孔，操作过程与器械精准度、医生个人操作的熟练程度有关；也有少部分人会选择钝性环钻或者波浪形环钻，旋转或不旋转，均以适应术者为主。

具备旋转功能的环钻，转速的选择也与术者的个人习惯相关。一般来说，皮肤结构越致密，组织越韧的头皮，转速越快（图6-4-1）。

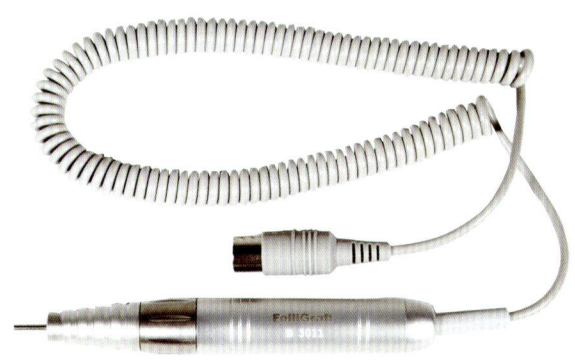

图6-4-1　FUE技术常用环钻

（二）顺应角度冲压钻取

根据毛干外露于皮肤部分的角度，将环钻以毛干为中心进行套取，在5°的偏差内对齐皮下不可见的毛发生长角度进行冲压钻取，使环钻进入3～4mm的皮下深度（图6-4-2）。如果采用锐性环钻，一旦到达这个深度即停止钻取，因为毛囊在这个深度下会进行分叉，超出环钻口径，使离断率增加。理论上来说，外露毛干与皮下毛囊单位的生长角度可能有15°～25°偏差，在实际操作过程中，工作角度在最初的几次钻取过程中几乎就可以确定。由于毛囊的生长方向在头皮的不同部位有所不同，因此在术中应注意定

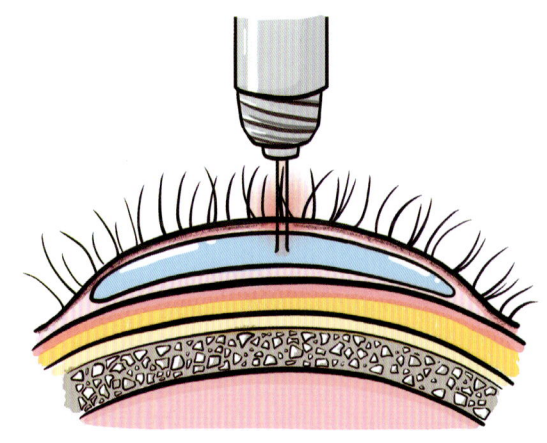

图6-4-2　环钻进入皮下深度示意图

期检查获取的移植体是否有横断、脱鞘情况,这非常重要。此外,手术中对移植体进行质量控制相当重要,每个移植体获取后都需要检查、记录其完整性,并留下手术记录。

另外,在钻取毛囊单位前,肿胀液的注射非常重要,应尽量注射在表皮层下、真皮层内,以点状方法注射,手指按压有紧绷感即可,肿胀液注射得太深会影响提取速度并导致出血过多。钻取毛囊单位时,左手用力绷紧头皮,改变毛发角度,从上往下提取(图6-4-3)。如果遇到自来卷的患者,有头发分叉、头皮太松的情况,建议从下往上提取,减慢速度,这样可以减少毛囊损伤并提高获取率。

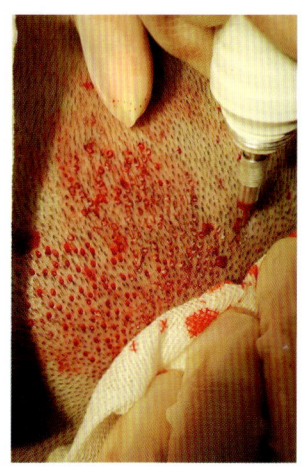

图6-4-3　钻取毛囊单位时,左手用力绷紧头皮,改变毛发角度,从上往下提取

(三)拔取

在从头皮表面拔出移植体时,对皮肤层及皮肤上层的毛干位置进行轻柔、持续的牵引动作,使其拔出。可以用镊子人工拔取,也可以采用负压吸引的方式提取。在提取过程中仍有可能存在毛囊单位与深部结缔组织粘连紧密乃至脱鞘的情况,故应避免暴力提取。

通常情况下拔取毛囊时,助理的左手背上放一块 $5\sim6cm^2$ 的冰纱布,右手用镊子从上往下拔取毛囊单位，顺同一个方向摆放在冰纱布上（图6-4-4），以便其他助理分离时夹取方便，也不会损伤毛囊单位。

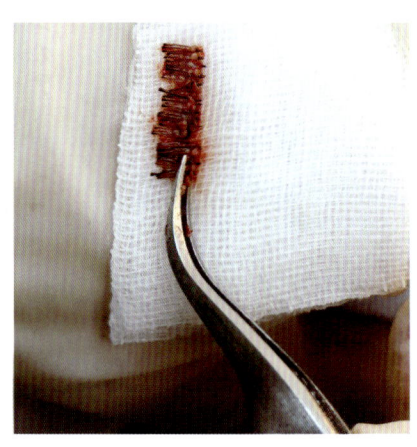

图6-4-4　将拔取的毛囊单位顺同一个方向摆放在冰纱布上

三、FUE技术的挑战

（一）冲压角度

皮肤外毛干的实际角度是可见的，而皮下的毛干角度不可见，需要人为估测。用肉眼观察、测量、套取毛干的过程需要在一个三维立体的显微水平进行：一种是裸眼直接观察毛发，用或不用放大镜，然后采用环钻手工套取毛囊单位。对于角度的估测需要在不同头皮区域多次钻取，对获得的毛囊单位进行显微镜下的质检，排除损失情况，从而调整适应不同的角度。皮外角度与皮内角度相差15%～35%。这种对毛囊单位进行估测适应的方法，对于外科医生而言，需要一定的学习才能掌握，这要求外科医生"感觉"钻取的手感，直至在皮下3～4mm处恰好切断紧密的结缔组织，又不至于切割毛囊单位。还有一种是采用光学系统，如已经研制的ARTAS植发机器人，这一系统可以在较为精确的计算下判断毛囊的角度方向，这在本书的第十一章中关于植发机器人的章节会有专门的讲解。

（二）视力

人的视力是有限的，随着年龄增大而衰退，因此，放大镜的使用非常重要。环钻的冲压对齐方式，决定了必须绝对以毛囊单位为中心，角度的偏移变量需要在术中全程监控，以便调整。

（三）视觉疲劳

视觉疲劳是大数量手术最终会出现的情况，对于年长的术者来说更容易出现。这种疲劳使术者逐渐无法集中在 FUE 手术的提取过程上，手术时间越长，导致毛囊单位横断的可能性越高。

（四）人体工学

在冗长的 FUE 手术中，术者会由于肩颈腰背问题，需要术中停下来休息以维持术者操作有力且准确。术者通过不间断的体位变换来适应有一定的效果。不同熟练程度的外科医生获取 1000 个毛囊单位的时间从半小时到 4 小时不等，因此越是初学者，越难在体力、精力、技术上维持操作的专业水准。

（五）毛囊单位分叉的特殊性

一个毛囊单位中如有多个毛干，这些毛干会在位于皮下 3～4mm（平均值）处出现分叉。由于所有钻取过程都是严格地围绕以暴露于皮肤外的毛干为中心钻孔的，直径也与皮外的毛囊单位直径相对应，因此钻取越深，切割到皮下分叉的毛囊单位的概率越高，故在现有的提取仪器中，不能完全避免潜在的横断损失。况且一旦超过 5° 偏差，所有锋利的环钻都可能切割剩下 2/3 段的毛囊，尤其是在旋转的情况下更易发生。

（六）解剖粘连

毛囊单位一般由紧密的胶原纤维形成网状结构，固定在真皮层，这一结构由弹力蛋白和非弹力蛋白组成纤维骨架，两种蛋白的比例因人而异。上述结缔组织的固有特性，影响了环钻在 3～4mm 处的"钻取"能力和术者"拔取"的难度。"钻取"意味着切割结缔组织,"拔取"意味着毛囊单位与结缔组织分离的过程。蛋白构造比例的特殊性,使FUE技术获取毛囊单位的个体差异更为明显。

(七)器械的选择:锐还是钝

一些医生认为,钝性环钻可以在皮下对分叉的毛囊起到"聚拢"的作用。然而,钝性钻头很难达到皮下3～4mm接近脂肪处。一些医生喜欢采用环钻来切割真皮层直至皮下3～4mm处,一旦钻取过深,分叉的毛囊就会被切割。钻取后下端的毛囊仍然附着于真皮底层,提取时,采用人工镊子夹取或者负压吸引的方法。对于皮肤内结缔组织弹力纤维含量较多的患者,切断这些弹力纤维比较容易。即使如此,拔取时发生的撕扯牵拉依然会导致部分毛囊在较深层撕脱,留下部分移植体,下半部分仍在皮肤内,这就是脱鞘。脱鞘的毛囊可能形成异物反应,并可能导致局部感染。

对于上述情况,有两个解决方案:其一,是纳入ARTAS植发机器人的方法,在表皮采用锐性钻头进行分离,在表皮下使用钝性旋转的钻头,切开或撕裂真皮。其二,是现在多数国内医生采用的FUE术式,采用高速、锐性环钻以及深度控制器,避免3～4mm处横断分叉的毛囊单位。

(八)种族区别

非洲人具有更卷曲的头发。也许是他们的皮肤内非弹力纤维含量更高,在毛发粗大的非洲人群中,获取移植体的时候撕脱比例较高。他们的毛发在皮下仍有卷曲的形态,给钻取造成了难度,分叉也更复杂,更容易横断。钻取后胶原纤维割断,毛发就更加卷曲,对提取和种植都造成难度,在现有的条件下很难克服。

(九)皮肤稳定性

所有用于FUE手术的器械都会对真皮造成一定的损伤。皮下组织扭曲可能会影响毛囊单位的方向,故冲压角度需要调整,所以可采用三种方法维持皮肤的相对稳定性：

1. 广泛的肿胀麻醉，这点最常用。

2. 皮下肿胀麻醉。仅限于1个毛囊单位，注射少量液体直接围绕毛囊或毛球部。

3. 采用一个机械牵引装置，扩张和收紧皮肤。目前ARTAS植发机器人即采用该方法。如果皮肤没有一定的稳定性，环钻的冲击角度难以维持，对术者的操作有较大影响。

（十）扭矩力

扭矩是旋转产生的扭转力，会撕裂组织。采用低速、较钝的环钻进行旋转打孔，可能无法克服周围组织的初始惯性，易产生更多撕裂。极锋利的高速环钻可以解决上述问题。同时要考虑到使用锋利的旋转环钻，错误地估计毛发角度会增加移植体横断的风险。

（十一）"裤腿"毛囊

这个名词专门用于定义那些剥离其远端毛囊外层以及脂肪组织的毛囊单位。毛囊远端彼此分离，没有毛球下脂肪或组织存在。失去脂肪或者囊性结构的保护，这样的移植体需要采用与FUT移植体不同的方法种植，不能夹取底部的毛球组织，因为会造成严重的机械损伤。脱离存放在保湿低温装置中容易发生干燥脱水，因此"裤腿"毛囊在FUE手术中非常常见，尤其是当皮肤层弹力蛋白含量低时。在Rassman等人的论文中，"裤腿"毛囊易损伤，在远期的生长过程中观察到毛发质量下降。

（十二）毛囊单位部分提取法

学术界曾经提出采用小口径环钻提取部分毛囊单位的方法，提取后还有部分残留。有未经证实的报告，这样进行的手术操作，要么毛发存活率降低，要么获得比较细的新生毛发，甚至两三年后破坏了毛囊单位的生长周期。对于这种方法并没有客观的科学的临床证据，表明这样的方法能得到和传统的保持毛囊解剖结构完整的 FUE 技术一样的结果。

四、FUE技术获取毛囊单位数量的辩证问题

高加索人种的头部一般包含约 100000 根头发，50000 个毛囊单位（每个毛囊单位平均 2 根头发）；亚洲人种则一般有 80000 根头发，50000 个毛囊单位（每个毛囊单位平均 1.6 根头发）。对于高加索人种而言，安全供区内（即枕骨隆突区，在枕颞部距发际 6～8cm 的范围）包含平均 10000 个毛囊单位，进行 FUE 手术，在坚持只对优势供区范围内的头发进行获取时，一般都会优先选择含有 2 根毛发的毛囊单位。如果高加索人种的供区有 10000 个毛囊单位，最大的获取单位数应该是 5000 个毛囊单位，以避免造成供区进一步的毛发稀疏。考虑到接近额颞区的毛发需要减少提取量，所以实际数量应该更少。获取超过 50% 以上的毛囊单位有如下风险：不能获取永久性具有优势供区特性的毛囊单位；FUE 手术的瘢痕过于明显，余下的毛发不能遮盖；随着植发患者年龄的增加，供区的毛发趋于稀疏。亚洲患者同理。

与 FUT 技术不同的是，FUE 技术并没有在优势供区集中获取毛囊单位，因此获得的毛囊单位数量并不能满足植发的实际数量需求。现在逐渐提出一个概念，即在优势供区以外的毛囊单位也可以进行获取，如果医生可以确定患者最后不会达到Ⅶ级脱发这样严重的程度。这个概念依然有争议，因为医生的判断会失误，非优势供区毛发脱落造成的瘢痕十分明显。无限制地扩大优势供区的范围来获得更大数量的毛发移植，使很多有需求的脱发患者不再关注临床医学的严谨性和科学性，而是追求一种商业化的数字概念。

大数量获取毛囊单位的 FUE 手术是需要经验丰富的医生施行的，不光是对体力的要求，更是对耐力、专注度的考验。如果为了一种纯粹数字的优势而鼓励一个初级外科医生进行这样的手术，可能会造成"毛囊屠杀"（follicular holocaust），因此需谨慎对待。

（程含皛，刘裴华）

第五节　移植体分离与保存

移植体的制备是毛发移植手术的一个重要步骤。毛囊单位移植体在离体之后要进行分离及低温水化保存，以保障移植体的活力和后续的顺利植入。

严格保湿。无论是在分离还是存放的过程中，都必须保证移植体处于湿润状态，分离板也需要及时添加生理盐水，以防毛囊干枯死亡。毛囊单位分离后，迅速放置在保湿的冰碗内，移植体一定要浸放在培养液中，并及时更换冰碗。

严格低温，包括环境温度和局部保存温度。房间温度一般保持在21℃以下，局部保存温度在0～4℃。盛放毛囊的器皿要放在冰碗里或者恒温箱里，以减缓毛囊单位代谢，降低耗氧量。

一、移植体的分离

由于FUE技术的特殊性，其获得的毛囊单位相对FUT技术获取的毛囊纤细，远端毛球外层包裹的脂肪组织相对较少。由于失去脂肪或者囊性结构的保护，这样的移植体相对脆弱，容易脱水干燥，因此从离开头皮那刻开始，就要避免过度夹持，保证低温水化保存，避免机械损伤及干燥脱水。

（一）移植体分离所需要的特殊工具

1. **立体显微镜**　使用立体显微镜是制备毛囊单位的金标准（无论是哪种植发技术），它的光学放大功能和照明装置是其他任何方法都无法比拟的。立体显微镜除了可以提供适当的放大率和良好的光源，还可以提供更宽阔的视野，使经验丰富的技术人员能够更精确地分离移植体，尤其对特殊时期的移植体（静止期毛囊）分离有很好的帮助。其次，显微镜的手臂和支架可以帮助分离人员保持舒适的体位（颈椎直立的姿势），从而缓解头颈部长期工作的不适和全身疲劳。

有些术者在分离 FUE 技术提取出的毛囊单位时选择头戴放大镜,甚至裸眼下分离。他们的理由是 FUE 技术获取的毛囊已经非常纤细,不需要大幅度切割表皮和脂肪组织,所以不需要显微镜这样的设备。但恰恰相反,FUE 技术获得的毛囊需要更精细的仪器进行分离来避免损伤,以保证毛囊解剖结构的完整且判断术中出现的毛发损伤。

2. 分离设备　　在分离毛囊单位时,可用无齿镊或细齿镊捏住毛干,同时还需要用无菌剃刀或 15 号圆刀片来进行切割。无菌剃刀极其锋利,可精确切除多余的表皮和脂肪组织。近来更多术者喜欢选择圆刀片分离毛囊,因为其刀刃保留了一个自然的弧度,可快速有效地切割多余组织,避免了反复多次夹持毛囊,提高了分离效率。如果用刀尖,尽可能不要触碰到毛球部位。在毛球的上 2/3 处,用刀尖向外上方剔除多余组织。如遇到毛球部带有脂肪,可用镊子夹掉。尽量不要用刀片去除,避免误伤毛球。及时更换刀片,保持刀片锋利,禁忌来回摩擦切割,以防损伤毛球。

分离板是分离毛囊的平台。普通无菌压舌板(图 6-5-1A)、有刻痕的塑料布和软硅垫都是常用的工具,可根据个人习惯选择。

最近,聚氯乙烯塑料板也被用做分离板(图 6-5-1B),它有以下几个优点:

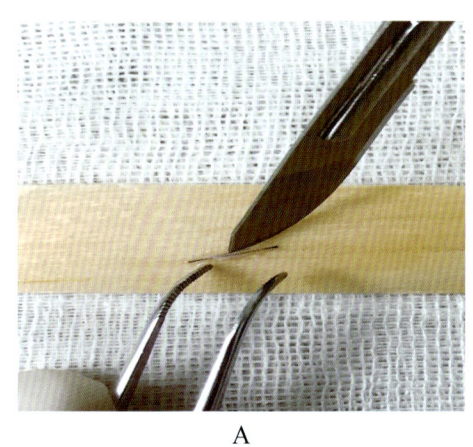　　

　　A　　　　　　　　　　　　　　B

图 6-5-1　分离板上分离毛囊
A. 普通无菌压舌板上分离　B. 聚氯乙烯塑料板上分离

（1）有背景光光源，更利于分辨毛囊结构。

（2）表面粗糙，可以防止毛囊滑动。

（3）不容易切碎，避免碎屑脱落在修好的毛囊中。

（4）不会从毛囊中吸收水分。

（二）移植体的分离程度

毫无争议，皮下脂肪通常是去除距毛乳头 1～2mm 以外的部分，但往往通过 FUE 技术获得的毛囊毛球周围缺乏脂肪组织。特别是有些机构追求细管径取毛囊，用外径 0.8mm 的提取管提取 2 根以上毛囊的移植体，毛球周围往往缺乏脂肪保护（"裤腿"毛囊）。理想的移植体应该具有以下特点：

1. 真皮乳头周围有足够数量的保护性真皮和皮下脂肪（真皮乳头下面的 1～2mm 脂肪）。

2. 完整的皮脂腺。

3. 很少或没有多余的表皮。

4. 毛乳头外形为梨形或泪滴形。

（三）特殊移植体的分离

对于退行期、静止期及自发的乳头形态及特点应有直观认识，因此立体显微镜的使用是非常有必要的，避免在分离过程中造成移植体不必要的浪费。退行期移植体的乳头特点是头部的大毛囊逐渐变小，从生长期远端球部深达皮下脂肪层，呈杵状；静止期的黑色素细胞停止分泌，形成前端无色透明的杵状发；灰色、白色或透明的毛发，在没有放大的情况下与真皮混合，可以观察到白色的"帽子"上面透明的毛乳头。

二、移植体的保存

（一）存储温度

移植体从获取的即刻起，到再次植入头皮前，都需要低温水化保存。毛囊应浸泡在低温盐水中，保存液的温度应在4℃或以下（图6-5-2）。

在器官移植手术中0℃冷藏器官，可将其代谢速度减缓。Hwang等人进行了类似的体外研究，以探究温度对毛发存活率的影响。冷藏溶液内储存的毛发立即移植后存活率为96%，6小时后为94%，24小时后为76%，48小时后为50%；室温储存的毛发存活率相应为95%、92%、40%和34%。这有力地证明了将毛发储存在冷藏溶液中可以提高毛发的存活率。

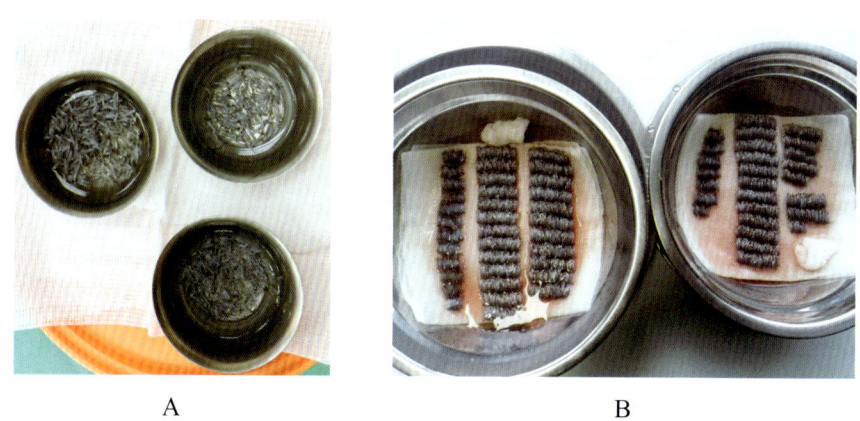

图6-5-2　移植体浸泡在低温生理盐水中（量杯下放置冰块）
A.移植体浸泡在生理盐水中　B.移植体放在盐水纱布上整齐排列

（二）存储液

移植毛发的存储溶液有不同的电解质浓缩剂、pH和渗透压。目前，最普遍使用的存储溶液有无缓冲正常生理盐水（UNS）、电解质A溶液和林格（氏）乳酸盐。另一些人发现，富含自体血小板的凝胶在移植前是一个保护并营养移植体的理想环境。近几年大量研究证实，富血小板血浆（PRP）注射疗法对于治疗脱发是一种简单安全、经济有效的治疗选择，尤其是对于药物治疗不理想或供区毛发稀疏、不适合植发的患者，是一种新型、有价值的治疗方式。因此，有人将PRP加入毛囊保存液中，提出富浓缩血小板通过血小板释放大量的生长因子可以提高毛囊的成活率，但笔者认为这个结论还需要大量的基础和临床研究去证实。

另一个与存储溶液有关的领域是添加剂的使用，添加剂有助于毛发的生长和存活。已经被认可的添加剂有氨基胍、一氧化氮抑制剂、别嘌呤醇、花生四烯酸抑制剂、维生素和三磷酸腺苷。

（沈海燕，刘裴华，吴曼）

第六节　种植技巧

一、FUE技术受区麻醉

毛发移植受区麻醉，根据移植的不同部位选取相应的麻醉方法，一种或多种麻醉方法结合使用。以大面积雄激素性脱发为例，术者可以先行眶上神经和滑车上神经阻滞麻醉，使额部部分皮肤麻痹，再行前额发际线区的环形封闭麻醉，进一步加强头皮麻醉，最后行受区内的局部浸润肿胀麻醉，延长麻醉时间，减少出血及头皮血管神经损伤。如果是小面积的植发，可将肿胀麻醉浓度提高，单独在受区内使用局部浸润麻醉。如受区不在头部，如眉毛、睫毛等，同样可使用浓度较高的局部浸润麻醉。

二、打孔方法及打孔器械

在毛囊单位移植手术过程中，受区打孔设计规划不善、深度不当、密度不足、打孔角度或方向不正确等因素，可能导致不美观的结果。打孔时根据方向、角度及相互关系，充分理解毛囊的概念和空间至关重要。受区打孔的宽度、深度、角度、方向、密度以及它们之间的关系将直接影响最终的外观和满意度。理想的孔隙能完整地容纳毛囊单位，合理的分布可达到理想的美容效果。

（一）勿损伤受区血供

受区打孔时切断血供会影响毛发的生长，导致毛发减少或停止生长。头皮由穿过皮下脂肪层的五组动脉供血，任何较深的切口都可能损伤血管，这可能导致对远端头皮的灌注减少，使毛发生长不良或停止。这是最常见的技术错误，是完全可以避免的。单位面积内植入毛囊过密和多次重复打孔会增加血管损伤的可能。移植体过宽大和（或）植入过深可能导致明显的坏死，皮肤表面出现2～6周黑痂，会遗留永久性的白色瘢痕（图6-6-1）。

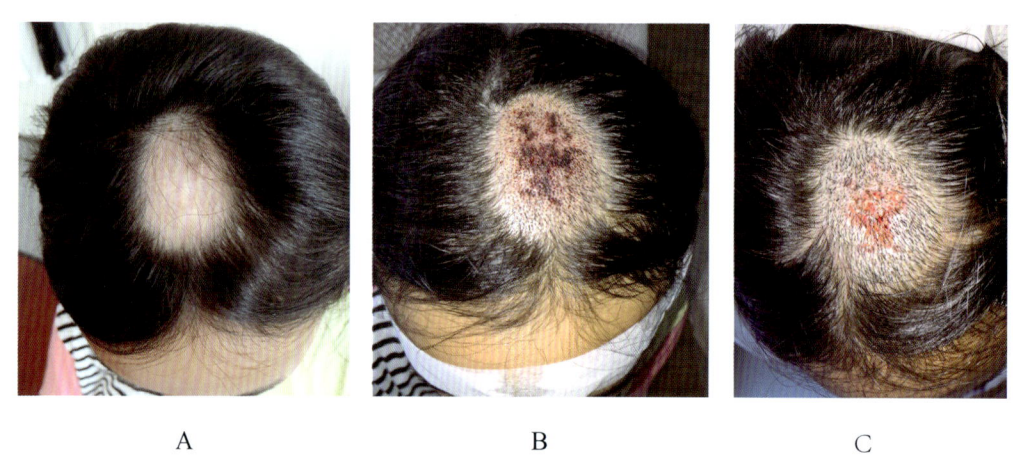

图6-6-1　打孔和植入密度过高导致局部皮肤缺血坏死
A.术前　B.术后1周，局部皮肤缺血、坏死、结痂　C.脱痂后肉芽形成

（二）受区打孔前注射肿胀液

在受区注射肿胀液，可降低毛发生长不良和受区坏死的可能性。肿胀液是由含1∶100000肾上腺素浓度的2%利多卡因与0.9%生理盐水经1∶10稀释混合而成。将肿胀液多层注射在皮下脂肪与真皮中，通常在头皮前1/3中使用约30ml，或者头皮前2/3使用60ml；对于顶区移植，通常需要注射30～40ml。在打孔前等待10分钟，使血管收缩最大化。这种方式可以使头皮与帽状腱膜之间间隙扩大（图6-6-2），减少打孔与种植时的血管损伤和出血，使植入毛囊更容易。使用肿胀液还可以扩大打孔面积，在肿胀液消退

时增加局部密度。部分外科医生倾向于在打孔前使用生理盐水渗透小部分区域。上述方式均能有效保护血管。

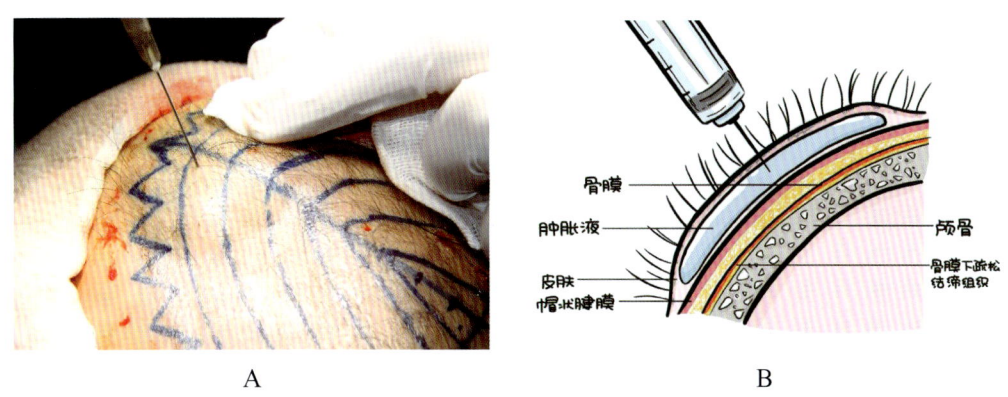

图6-6-2 注射肿胀液以抬高皮肤与帽状腱膜间隙
A. 注射肿胀液　B. 肿胀液注射在皮肤与帽状腱膜之间

（三）选择合适的打孔器械

毛发移植手术中，根据毛发粗细及毛囊单位不同，选择合适尺寸的打孔刀刃。打孔器械多种多样，部分医生喜欢用刀刃切割器制成的刀具，切割器可定制宽度在0.6～2mm范围内任意尺寸的锐利刀刃。一般情况下，0.8～0.9mm刀刃与1根毛发的移植体相匹配，1.0～1.1mm刀刃与2根毛发的移植体相匹配，1.1～1.2mm刀刃与3根毛发的移植体相匹配。笔者通常使用宝石刀进行打孔，一般使用1.0mm宝石刀与1根毛发的移植体相匹配，使用1.2mm宝石刀与2～3根毛发的移植体相匹配。使用较小尺寸的刀刃打孔，可以实现更高的毛发密度，特别是在发际线区域的前2cm处，小尺寸刀刃对该区域的血供损伤最少。图6-6-3为不同尺寸打孔刀具。

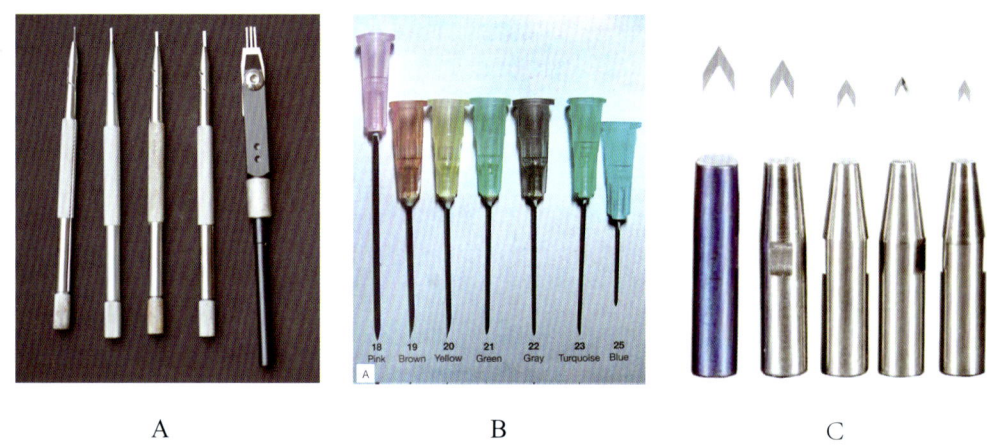

图6-6-3 不同尺寸打孔刀具
A. 不同尺寸的刀刃　B. 不同尺寸的针头　C. 不同尺寸的宝石刀头

（四）限制打孔深度

毛干位于皮下，长度从 3～6mm 不等。打孔刀刃长度固定，若不固定长度，会导致打孔过深进入皮下脂肪层。打孔在皮肤层是有阻力的，而在皮下脂肪层没有。当打孔器械变钝或操作医生疲劳时，会增加损伤（许多针或刀片在常规操作中使用，导致快速变钝）。不同宽度的刀刃可以通过购买或由刀刃切割器制备。部分刀柄可调节刀刃长度，打孔刀刃长度应该和移植体长度相仿。然而，有医生认为，刀柄接触头皮时会使头皮轻度下陷，因此刀刃应比毛根短 0.5mm。笔者选择打孔深度一般为 4～4.5mm，偶尔有毛根长度超过 5mm，打孔深度也不要超过 4.5mm，在较浅的孔径内，毛囊也能生长良好。图 6-6-4 为测量固定打孔刀刃长度。

（五）合理的打孔密度

各区域植发量估计如下：发际线 2.5cm 的区域需要 800～1000 个毛囊单位，前额区大约需要 2500 个毛囊单位，前额区和头皮中间区需要 4000～5000 个毛囊单位。有学者认为，如果供区平均有 6000 个毛囊单位，理论上仅 120cm² 的受区可达到满意的密度。如果要移植较大的区域，则要和患者充分沟通，以较低的密度（如每平方厘米 30～40 个毛囊单位），也可达到自然的外观，实现患者期望。导致移植后密度不够的最常见原因是移植毛囊单位不足。当进行 500～800 个毛囊单位移植手术时，手术医生必须告知患者需要多次手术才能实现足够的密度。密度低的其他原因包括：在毛囊单位分离和植入过程中缺乏质量控制，后枕部供区选择太低，毛发在退行性脱发后脱落等。解决密度不足的最佳方式是对手术医生及其团队进行专业培训，使他们更高效地分离和植入更密集的移植体。同时，手术医生应具备在 6 小时内完成手术的能力。笔者认为，结合中国人毛发的特点，建议前发际区密度为每平方厘米 35～50 个毛囊单位，前额区及头皮中间区可选择每平方厘米 25～40 个毛囊单位（图6-6-5）。

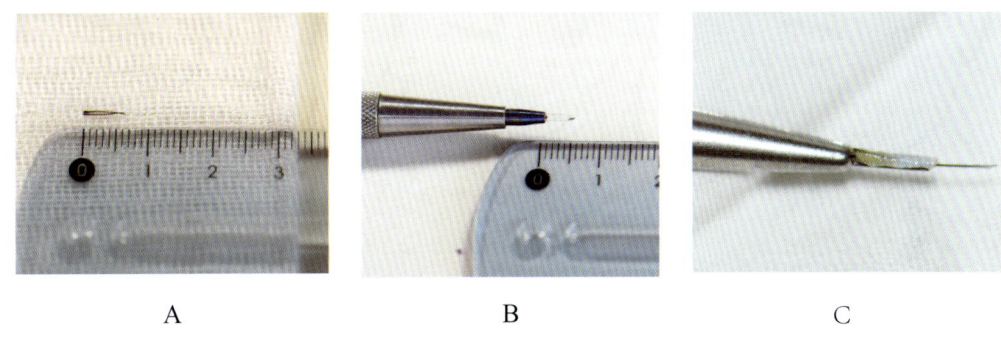

图6-6-4　打孔刀刃安装过程
A. 测量毛囊长度　B. 测量刀刃长度　C. 根据测量的毛囊长度组装刀刃

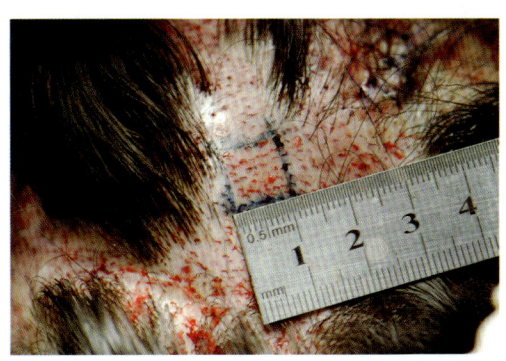

图6-6-5　1cm×1cm范围内打孔密度每平方厘米40个毛囊单位

(六)确定打孔方向和角度

1. 与原有毛发生长方向和角度一致　头顶发旋处头发是顺时针螺旋状在头皮上生长的。头皮靠后区域的毛发方向是从后向前的。在颞部和顶部的毛发是向下的,或由下向后的。因此,打孔的方向和角度必须根据需要移植的头皮进行个性化操作,特别是存在毛发的区域(图6-6-6)。头皮靠后区域的毛发角度变化最大,在枕部和颞部往前的角度逐渐尖锐。顺着头皮毛发的自然生长方向植发,对于完美的术后效果至关重要,见图6-6-7。

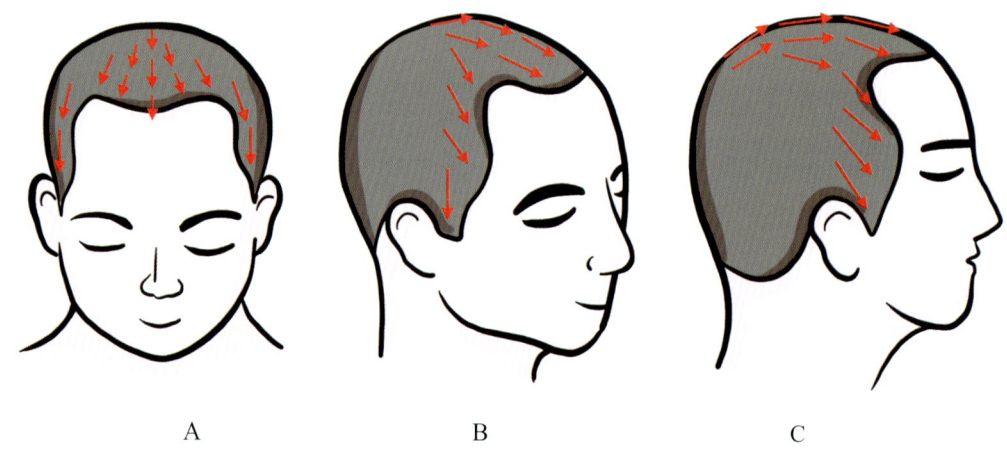

图6-6-6　头皮不同部位的打孔角度与方向
A.正前面　B.前外侧面　C.后外侧面

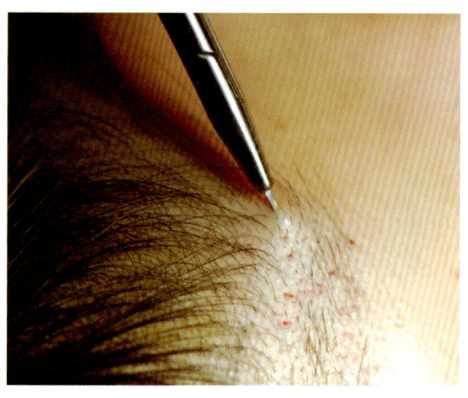

图6-6-7　打孔刀角度应与原有毛发生长方向一致

2. 打孔方向　早期毛发移植医生在受区采取传统的矢状方向或平行于毛发生长方向打孔。Hasson 首先报道冠状方向打孔，即垂直于毛发生长方向打孔，并植入多根毛发的毛囊单位，使头皮覆盖最大化。冠状方向打孔是一个重要的创新。由于需要的孔隙更浅，可减少血管损伤、出血，并因为减少位移力使弹出的情况减少，术后结痂和水肿减少，恢复更快。不过矢状方向打孔对现有毛发的横断率较低，在有头发的头皮区域进行打孔，矢状方向打孔更安全。

（1）冠状方向打孔与矢状方向打孔的比较（图6-6-8）：

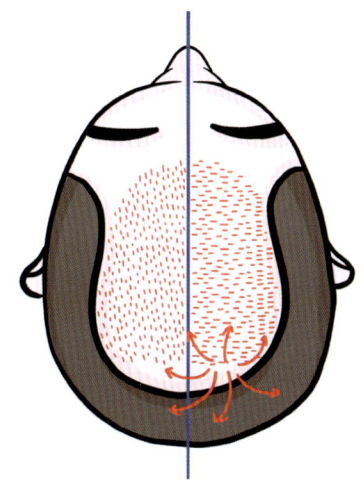

图6-6-8　两种打孔方法比较示意图（头左侧矢状打孔，头右侧冠状打孔）

1）冠状方向打孔毛发在头皮上并排排列，从而产生更大的头皮覆盖率。在矢状方向打孔中，毛发竖排排列，呈线状外观。

2）冠状方向打孔的孔径较小，可以紧密排列。冠状方向打孔 1mm 刀刃形成 1mm 大小的孔径，而呈 45°夹角的矢状方向打孔形成 1.4mm 大小的孔径，延长了 40% 的伤口长度（图6-6-9）。当进行更大面积和更高毛发密度的 FUT 手术时，这些因素变得至关重要。因为血管损伤程度不能确保全部毛发生长，必须做到使受区创伤最小化。

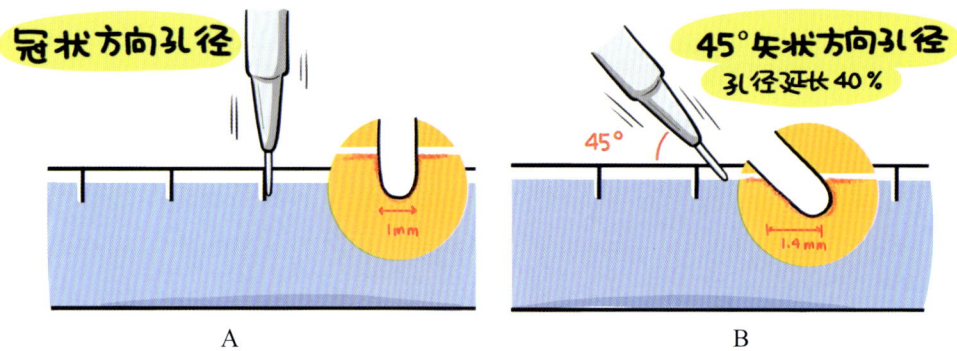

图6-6-9 冠状方向的孔径与45°矢状方向的孔径比较
A. 冠状方向孔径为1mm B. 45°矢状方向孔径为1.4mm，延长了40%

3）移植体的植入角度在冠状打孔中更为精确，不会出现矢状方向打孔中发生的问题，如移植体垂直向上移动。

4）冠状方向打孔压力的弥散方向是由浅入深的，相较于矢状方向打孔压力的弥散方向侧向传播，减少了移植体的弹出和出血。

（2）冠状方向打孔的注意事项：

1）如果没有控制打孔的深度和使用肿胀液，冠状方向打孔对血管损伤更大。

2）对于有头发存在的头皮区域，冠状方向打孔不能精确模拟现有毛发的生长角度，会横断头皮现存毛发，造成术后弥漫性脱发。

3）较小的孔隙和不同方向的植入操作会使种植难度增加。

4）限制打孔刀刃的长度和使用肿胀液很重要。

三、几种种植方法的比较

（一）移植体植入的基本原则

1. 种植过程中可视度最大化 良好的可视度对于移植体的成功植入至关重要。以下列出一些可以使移植体和受区可视度最大化的方法：

（1）使用放大镜（放大倍数在2.5倍及以上）：即使视力超常的人，在使用放大镜时也可以有更好的可视度和种植效果。图6-6-10为各种放大镜。

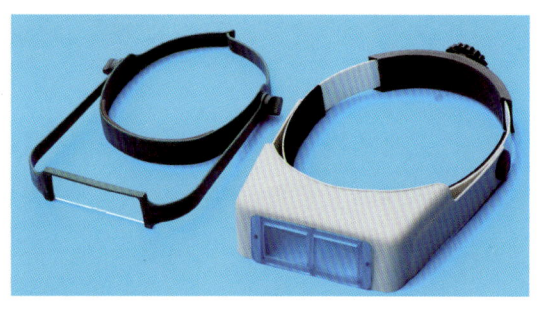

图6-6-10 各种放大镜

（2）保持对目标区域的高度注意：操作者需要控制视野离开受区的时间。不关注受区会导致种植区域丢失，会增加丢失孔隙、重复种植的可能，同时在重新寻找空白区域时会浪费时间。

（3）遵循同一种模式：这种方式比随机种植、不断寻找空白区域更高效。

（4）供区毛发保留一定的长度：有助于定位已种植的区域，方便微调。

（5）控制出血：过多的出血是导致可视度不佳、植入创伤、手术时间延长的常见原因之一，所以控制出血至关重要。

2. 避免移植体脱水　移植体在种植过程中容易脱水，以下是一些防止移植体脱水的建议。

（1）在移植准备阶段，确保移植体置于冷的生理盐水或者其他保存溶液中。

（2）移植体不在溶液中时（如在手指上），要持续进行喷雾保湿（图6-6-11）。

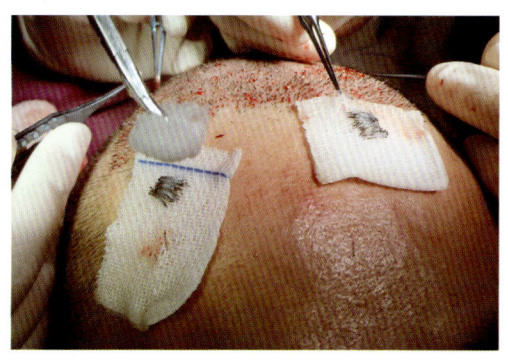

图6-6-11 放置少量湿纱布持续保湿

（3）限制移植体离开保存液的数量，以保证在手指上的移植体能够尽可能快地进行种植。

3. 合适的移植体大小　确保移植体大小是否与受区孔隙相匹配是非常重要的。如果移植体相对于孔隙过大则需要强制种植，这可能会导致多次尝试失败，更有可能增加移植体弹出的可能性。相反，如果移植体相对于孔隙过小，则可能出现移植体被包埋或在孔隙内漂浮的现象，从而增加重复种植或移植体滑出的可能性。因此在开始种植前选取合适的移植体大小是非常明智的，必要时可以调整移植体或者受区孔隙的大小。

4. 适当的打孔间距和深度　受区孔隙之间的间距会影响到种植的难易程度。当受区孔隙非常靠近时，会增加移植体弹出的可能性。打孔深度同样对移植体的种植有影响：打孔太深，可能会增加出血、移植体被包埋和表皮凹陷的可能；打孔过浅，会增加移植体植入的难度，导致需要强制植入和更多的移植体弹出。许多新的打孔工具可以限制打孔深度。根据患者的皮肤特征情况，受区孔隙的大小应与移植体大小相同或稍大一点。

（二）受区区域毛发的准备

1. 剃去整个受区的毛发　剃光头无论是对医生还是患者，都是最简单也是最快的备皮方法，视野清楚，操作方便，术后护理方便。

2. 不剃发的加密种植　把需要种植的区域头发打湿，在指定的种植范围内麻醉。

（1）根据毛囊单位大小，选择不同规格的移植针是最好的方法。因为移植针的植入不需要预先打孔，随时根据毛发脱落的部位进行植入，无漏植。2位护士安装套针，1位医生植入，速度快，每小时可以种植1000～1500个毛囊单位。

（2）即插即种。用18～21G的针头，即插即种，减少打孔的程序，避免漏种。

（3）先整片区域打孔，再仔细寻找所打的孔进行种植，但由于需要避开原有毛发的阻挡，会延长种植时间。

（三）不同种植方法的比较

1. 微创性先打孔后植入技术

（1）单人先打孔后植入操作技巧：

1）体位/手位：合适的体位及手位能够帮助移植操作者更好地寻找孔隙，并将移植体置于合适的角度。通过轻微调整患者的头位和助手的手位，操作者可以很简单地得到符合人体工程学的舒适体位。

2）寻找合适的角度：所有的受区孔隙在打孔时都有一定的角度，其目的是让种植镊的尖端可以不接触孔隙侧壁就滑入孔隙内。有时可以通过将空的种植镊插入孔隙的方法寻找正确的种植角度。

3）夹持移植体：当开始尝试用移植镊植入时，操作者应夹持移植体毛球部上方的毛干（图6-6-12）。夹持位置高于毛球部可能会导致植入时毛囊弯曲或受压。相较于从移植体上部推入孔隙，从底部将移植体拉入孔隙的方式更加微创。

4）一次植入：这一步最好的操作是保证镊子尖端滑入孔隙通道的同时，夹持移植体进入孔隙（图6-6-13）。

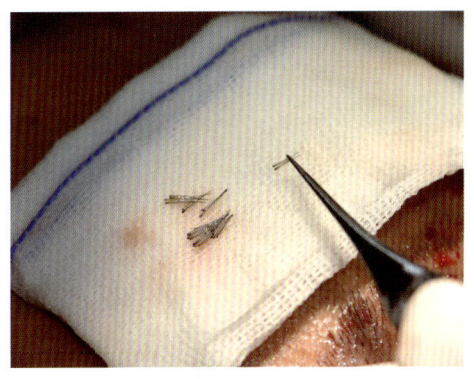

图6-6-12　夹持移植体毛球部上方的毛干

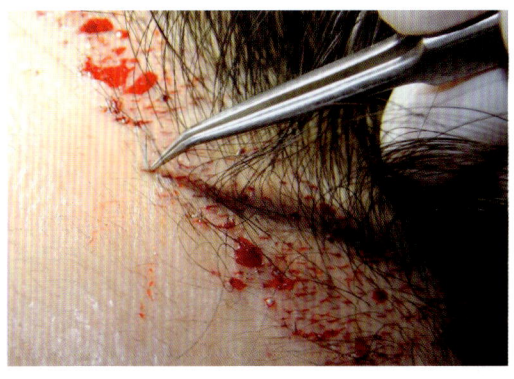

图6-6-13　镊子尖端滑入孔隙通道的同时，夹持移植体进入孔隙

5）释放移植体：当移植体被拉入孔隙的 3/4 时，应释放移植体并撤出种植镊。在此位置时，移植体较容易通过夹持接近上皮组织处被调整，可以将其下滑至与表皮齐平或略高出表皮。进行此项操作时，镊子并没有插入孔隙最深处，减少了出血和移植体的弹出。

（2）双人合作操作技巧：通过双人合作，助手同样可以进行移植体植入操作。整个过程与单人操作技巧相似，只不过将步骤分给了两个人进行。

1）第一助手找到并打开植入孔隙。

2）第二助手在合适的角度下，将移植体植入 3/4 深度。

3）第一助手夹持移植体并将其固定。

4）第二助手在此时可以撤出镊子，或在较高位置夹持移植体并调整其位置至合适深度。

5）第一助手在第二助手进行调整时定位并打开下一个孔隙。

6）第二助手夹持新的移植体并重复上述过程。

（3）双人合作操作技巧的优势：

1）孔隙开放，使植入过程创伤更小。

2）受区连续的可视度提高了种植速度，也减少了丢失孔隙或重复种植的可能性。

3）在不影响移植质量的前提下，对缺乏经验的助手是一种锻炼。

4）有助于处理一些出血量较多或移植体弹出的棘手问题。

这样的操作需要额外的人员。对于一些简单的种植病例，这种方法并不会比两个助手独立在两个区域进行操作更快。

（4）单人双手持镊技巧：双手持镊技巧是在以上两种方式的基础上变化而来的，它结合了单人操作技巧和双人合作技巧。在这种方法中，需要两只手分别持镊，并进行两只手之间的配合（图 6-6-14）。

1）左手持镊，找到并打开植入孔隙。

2）右手持镊，夹持移植体。

3）左手撤出已打开孔隙的镊子。

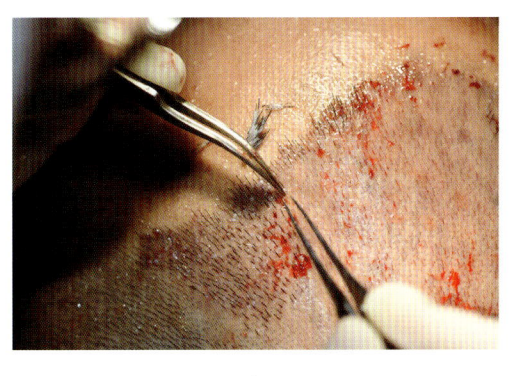 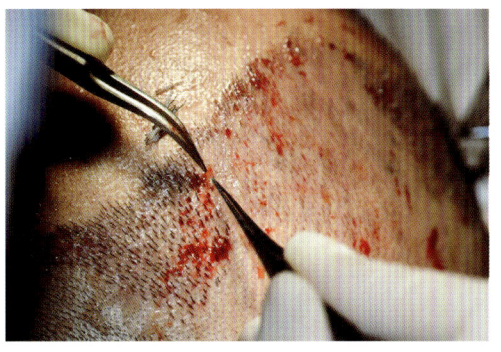

　　　　A　　　　　　　　　　　　　　B

图6-6-14　单人双手持镊技巧

A. 左手持镊，打开植入孔隙；右手持镊，夹持移植体　B. 左手撤出已打开孔隙的镊子，右手将移植体植入孔隙中

4）右手将移植体植入孔隙中，并调整移植体位置至合适深度。

5）左手持镊定位，并打开下一个孔隙。

6）右手持镊，夹持新的移植体并重复上述过程。

与单人操作技巧相比，此方法种植速度更快且损伤小；与双人合作技巧相比，此方法可节省人力。但当遇到出血多或移植体弹出问题时会增加难度，经验不足的助手无法使用此技巧进行种植。

2.边打孔边植入技术

边打孔边植入（stick & place, S&P）技术是指医生打好一个孔隙的同时，立即植入一个移植体；而在先打孔后植入技术中，所有的孔隙都是预先打好的，移植体后续再进行植入。从1998年开始应用S&P技术以来，成为很多医生更倾向使用的方式。

（1）S&P技术步骤：S&P技术可以一个人进行操作，或者由两个人（一人打孔、一人植入）合作完成。

1）打孔者（通常是医生）用显微刀片打孔。当达到预期深度时，稍旋转刀片，在受区打出一个小的孔隙。

2）植入者将移植体平行于刀片轻轻滑入孔隙中，此时，植入者只需将移植体的根部（或基底部）植入孔隙即可。

3）打孔者撤出刀刃，让植入者能够继续将移植体植入孔内至 2/3 长度。

4）打孔者用刀刃尖端勾住移植体的顶部。

5）当植入者感到移植体被"勾住"时，即可释放移植体并移除镊子。

6）一旦镊子移出，用刀刃尖端将移植体向下送至预期平面。

（2）S&P 技术的优点：

1）减少出血：由于打孔后立即植入移植体，从而减少了出血。出血量少，可以减少重复喷洒生理盐水和清除工作区域血迹的时间，同时减少了移植体弹出的可能。

2）不会错过孔隙或重复植入：由于移植体在打孔即刻植入，不会有遗漏和重复植入的现象发生。

3）更小的切口和更少的血管损伤：使用 S&P 技术，相对于先打孔后植入技术来说，容纳同样大小的移植体可以有更小的切口；而小的切口就意味着更少的血管损伤，理论上也意味着更好的毛发生长。移植体适合小切口孔隙有以下几个原因：①创面新鲜，纤维蛋白凝块还没有形成；②孔隙在打孔的即刻产生，还没有收缩；③刀片可以协助移植体的植入；④医生在每一个移植体植入时可以看到并且感觉到，有助于医生逐渐找到移植体适合的最小孔隙大小。

4）更容易识别和注意孔隙的确切角度和方向：在先打孔后植入技术中，有时很难从创口表面识别孔隙的确切角度和方向。但在 S&P 技术中，植入者只要在打孔后沿着刀片的方向和角度植入即可。

5）可以调整孔隙大小：有时移植体的大小并不均一，这可能是由不同分割者之间的差异、瘢痕组织区域差异、供区毛发直径差异而导致的。通过 S&P 技术，医生可以在出现这些情况时即刻对孔隙大小进行调整，从而更好地容纳移植体。同时，当一些特殊受区需要增加种植密度时，医生也可以采取成对的移植体植入。

6）对助手来说是更为放松的手术过程：助手只需要注意医生的显微刀

片，并轻轻地将移植体植入即可。这相对于在不确定中从毛发、血迹和数百个孔隙中寻找遗漏的空的孔隙是轻松的。因此，这种手术操作压力较小，眼睛也不容易疲劳。

（3）S&P 技术的缺点：

1）需占用医生更多的时间：根据相关规定，医生不能将植入过程委托给他人进行。所以与先打孔后植入技术相反，医生需要自己完成全部手术，这既是重体力劳动，也占用了医生更多的时间。

2）一次只能由一个团队进行手术：S&P 技术每一次只能允许一个团队进行手术；而先打孔后植入技术可以在不同区域同时有两三个团队进行手术。如果团队速度不够快，S&P 技术需要花费更多的操作时间。

3）达到满意的速度需更长的学习周期：为了达到高效（每小时操作 800 个毛囊单位以上），需要很长的学习周期，一般要 1～2 年。

4）不易控制毛发模式和分布：在 S&P 技术中，移植体植入的设计和分布是不间断的过程，这意味着医生在完成最后设计和知道确切移植体数目之前就开始种植了。这就有可能造成在种植未达到合适模式前已经用完移植体的现象，所以在 S&P 技术中医生需要学习如何分配移植体。

（四）毛囊移植器

1. 移植器设备　多年来，在改进移植设备方面有过很多尝试，例如 Rassman 移植器、毛发种植笔（HIP）、新型移植枪、Choi 移植器、KNU 移植器等。但不幸的是，很多设备并没有在临床上持续使用或者产生临床意义，但 KNU 移植器（Choi 移植器的改良版）是个例外，它在亚洲得到广泛应用。

2. KNU 移植器　如今，KNU 移植器在韩国和其他国家都有很广泛的应用。KNU 移植器最初是为了减少植入过程中对毛球部的压力而设计的。Choi 移植器比较重，且在几次打孔后针头会变钝，从而导致很多移植体弹出。改良后的 KNU 移植器通过使用更尖锐、细小的针头和更好的设计克服了之前的局限。Lee 等人展示了使用 KNU 移植器后的良好成果。

KNU 移植器的外形类似铅笔，在末端有可以放入单个毛囊单位的中空针头，在使用前需要将一个毛囊单位提前放入，再通过中空针头植入皮肤。这种设计可以使中空针头在移植体放入孔隙后的同时撤出，采用了弹簧机制将移植体植入皮肤。

3. 使用 KNU 移植器的优缺点

（1）优点：

1）具有良好的存活率。

2）不会遗漏孔隙，不会重复植入。

3）出血少。

4）强制植入少，对于毛囊移植体损伤小。

5）适用于睫毛、眉毛和阴毛的移植。

（2）缺点：

1）对于医生和放置移植体的人来说都需要进行训练。

2）主要依靠医生操作。

3）移植器费用高。

（吴文育，祝飞，刘世畅）

参考文献

[1] 中国整形美容协会毛发医学分会，中华医学会整形外科学分会毛发移植学组. 毛发移植技术临床应用专家共识 [J]. 中华整形外科杂志，2017，33(1): 1-3.

[2] 张菊芳. 毛发整形美容学 [M]. 杭州：浙江科学技术出版社，2013: 216-219.

[3] 张菊芳. 毛发整形美容学 [M]. 杭州：浙江科学技术出版社，2013: 210-213.

[4] 沈海燕，程含皛，祝飞. FUE 技术在大面积男性型脱发修复中的应用 [J]. 中国美容医学，2016，25(10): 10-12.

[5] Rathnayake D, Sinclair R. Male androgenetic alopecia[J]. Expert Opin Pharma-Cother, 2010, 11(8): 1295-1304.

[6] Rassman W R, Bernstein R M, McClellan R, et al. Follicular unit extraction: minimally invasive surgery for hair transplantation[J]. Dermatol Surg, 2002, 28(8): 720-728.

[7] Nirmal B, Somiah S, Sacchidanand S A. A study of donor area in follicular unit hair transplantation[J]. J Cutan Aesthet Surg, 2013, 6(4): 210-213.

[8] Dua A，Dua K. Follicular unit extraction hair transplant[J]. J Cutan Aesthet Surg, 2010, 3(2): 76-81.

[9] Parsley W M, Perez-Meza D. Review of factors affecting the growth and survival of follicular grafts[J]. J Cutan Aesthet Surg, 2010, 3(2): 69-75.

[10] Umar S. Eyebrow transplants: the use of nape and periauricular hair in 6 patients[J]. Dermatol Surg, 2014, 40(12): 1416-1418.

[11] Harris J A.Follicular unit extraction[J]. Facial Plast Surg Clin North Am,

2013, 21(3): 375-384.

[12] Ors S, Ozkose M, Ors S. Follicular unit extraction hair transplantation with micromotor: eight years experience[J]. Aesthetic Plast Surg, 2015, 39(4): 589-596.

[13] Zar R P, Thomas A H, Lindner G. Hair follicle plasticity with complemented immune-modulation following follicular unit extraction[J]. Int J Trichology, 2015, 7(1): 16-23.

[14] Raposio E, Caruana G. Scalp Surgery: quantitative analysis of follicular unit growth[J]. Plast Reconstr Surg Glob Open, 2015, 3(10): e539.

[15] Devroye J, Dua K, Williams K L, et al. FUE roundtable questions & answers: hair transplant forum international[J]. Hair Transpl Forum Int, 2016, 26(4): 138-157.

[16] Devroye J. Powered FU Extraction with the short-arc-oscillation flat punch FUE system (SFFS)[J]. Hair Transpl Forum Int, 2016, 26(4): 129, 134-136.

[17] Beehner M L. A comparison of hair growth between follicular-unit grafts trimmed "skinny" vs "chubby" [J]. Dermatol Surg, 1999, 25(4): 339-340.

[18] Beehner M. Comparison of survival of FU grafts trimmed chubby, medium, and skeletonized[J]. Hair Transpl Forum Int, 2010, 20(1): 1-6.

[19] Unger W P, Shapiro R, Unger R, et al. Hair transplantation[M]. 5th ed. London: Informa Healthcare, 2011: 395-401.

[20] Lee I J, Jung J H, Lee Y R, et al. Guidelines on hair restoration for East Asian patients[J]. Dermatol Surg, 2016, 42(7): 883-892.

第七章

FUT 技术

第一节　FUT 技术的优缺点及发展趋势

毛囊单位头皮条切取技术（follicular unit transplantation，FUT），即从后枕部优势供区切取头皮条，将头皮条在显微镜或放大镜下分离为单个毛囊单位移植体，再移植到受区的技术。FUT 技术用于毛发移植术至今，已经有将近 40 年的历史。近年来随着 FUE 技术的日益完善，更多患者选择了 FUE 技术，这也导致愿意选择 FUT 技术的毛发移植医生逐渐减少。但是不可否认，相对于 FUE 技术，FUT 技术仍有其不可替代的优势，只有了解这两种不同技术的优缺点，才能更好地掌握其适应证。

一、FUT技术的优缺点

（一）FUT技术的优点

1.切取后枕部优势供区的头皮条，缝合后的瘢痕呈线状，整个后枕部供区毛发密度无改变。

2. 显微镜下分离毛囊单位，可以减少毛囊单位的损耗。

3. 毛囊周围带有较多软组织，能更好地保护毛囊，移植后可获得更高的存活率。

（二）FUT技术的缺点

1. 对医务人员的熟练程度要求较高，需要参与的人员较多。

2. 需要切取后枕部头皮条，术后遗留线状瘢痕，较FUE技术的点状瘢痕明显。

3. 患者术后疼痛感明显，舒适度差。

近年来，采用FUE技术提取毛囊单位的离断率明显下降，提取速度明显提高，移植后的毛囊单位存活率也显著提高，更多的患者把关注度放在了术中及术后的舒适度上。相比之下，FUT技术由于术后头皮的紧绷感及不适感较明显，后枕部的线状瘢痕也比FUE技术的点状瘢痕更明显，因此被很多患者放弃。对医生而言，传统的FUT技术对毛发移植团队的要求更高，特别是在毛囊单位制备的过程中，如果没有一个配合熟练、操作娴熟的3人以上的团队，操作很难进行。FUT技术不仅耗时更长，而且毛囊单位的离断率也会明显提高。

二、FUT技术的进展

尽管有越来越多的理由让医生偏向选择FUE技术，但是FUT技术仍有不可替代的优势。例如弥漫性的女性脱发患者、年轻的V级以上的雄激素性脱发患者，单纯选择FUE技术存在进一步降低后枕部毛发密度、移植的毛囊单位可能脱落的风险。因此，随着毛发移植技术各方面的发展，FUE技术逐渐被更多的患者及医生接受，而FUT技术作为曾经最主流的毛发移植技术慢慢地走向低谷。但不可否认的是，FUT技术在毛发移植的历史舞台上依然占据着非常重要的地位，也不会被任何其他术式取代。

（王宇燕）

第二节 FUT 技术适应人群及移植部位

适合进行毛发移植手术的患者，理论上都可以选择 FUT 术式。毛发移植的适应证包括：雄激素性脱发、非活动期瘢痕性脱发、体毛缺失（眉毛、睫毛、阴毛、胸毛、胡须等缺失）、稳定期毛发部位的白癜风、面部轮廓的毛发修饰等。笔者根据 FUT 技术的优势，列出以下几种可以优先选择 FUT 技术的情况。

1. 患者后枕部头皮较松弛，脱发范围大，有可能需要多次手术，在首次手术时，可选择 FUT 技术。

2. 弥漫性女性脱发患者，选择 FUE 技术会进一步降低供区的毛发密度，建议行 FUT 技术。

3. 毛发结构异常，FUE 技术无法提取大量完整的毛囊单位时，可选择 FUT 技术。

FUT 技术提取的毛囊单位，可以移植到任何需要的部位。但在某些特殊部位，例如眉毛、睫毛，需要将提取的毛囊单位尽可能地"瘦身"，以便移植后有良好的外观。

（王宇燕）

第三节 头皮条分片和移植体分离

将头皮条从供区切取后，分离至最后的毛囊单位，需要先将条状头皮条分成薄片，再分割成单个的毛囊单位移植体。

一、头皮条分片

1. 分片前准备　技术人员调整好适合的坐姿及座椅高度，调整照明光线、放大镜，挑选压舌板或者硅胶垫板，准备适量消毒好的10号大圆刀片或者吉利刀片，专业毛发分离镊子。

2. 头皮条分段　获取的头皮条经过生理盐水清洗后，用纱布将多余的血渍擦干净，将头皮条用锡箔纸或湿的纱布包裹，以防止脱水。一般切取头皮条的过程中，如头皮条较长，需要将其分割成2～3段，便于获取，并利于保存不脱水。

3. 头皮条分片　移植体分离的所有过程我们都建议在显微镜或者放大镜下操作，用注射针头将头皮条固定在压舌板上，进针时避免损伤毛乳头。通常选用剃须刀片或者15号圆形手术刀片切割分离。常规是一只手握着镊子，夹住头皮条的表皮横向牵拉，另一只手拿着刀片按1个毛囊单位的宽度慢慢地切取，切片的时候从表皮逐渐向深面劈开，避开中间的毛囊单位。要求每个薄片都必须是含1个毛囊单位宽度的组织，每一片包含5～8个毛囊单位。

4. 分片过程中的注意事项

（1）按照自然的"通道"切片。为了保证在分片的过程中将毛囊的离断和损伤降到最低，分离时尽可能地根据自然的"通道"走行。后枕部"通道"通常呈对角线分布，但是偶尔也会呈垂直线分布或右角到纵轴线分布。可以通过调整剩余头皮块的角度来寻找新的自然存在的两排毛囊单位之间的"通道"。从皮肤表面可以较容易地辨别出一个完整的毛囊单位是由几个毛囊组成的，因此更要求分离时从表皮侧开始切开，切取的薄片表面呈波浪形，结构完整（图7-3-1）。

（2）微创，缩短离体时间。

1）人员的训练：熟练的分离人员能将离断率控制在2%以下。

2）器械的要求：分离薄片时，牵拉头皮条的镊子要求尖端比较锐（图7-3-2），但牵拉力量强，这样不容易出现牵拉时滑脱的现象。

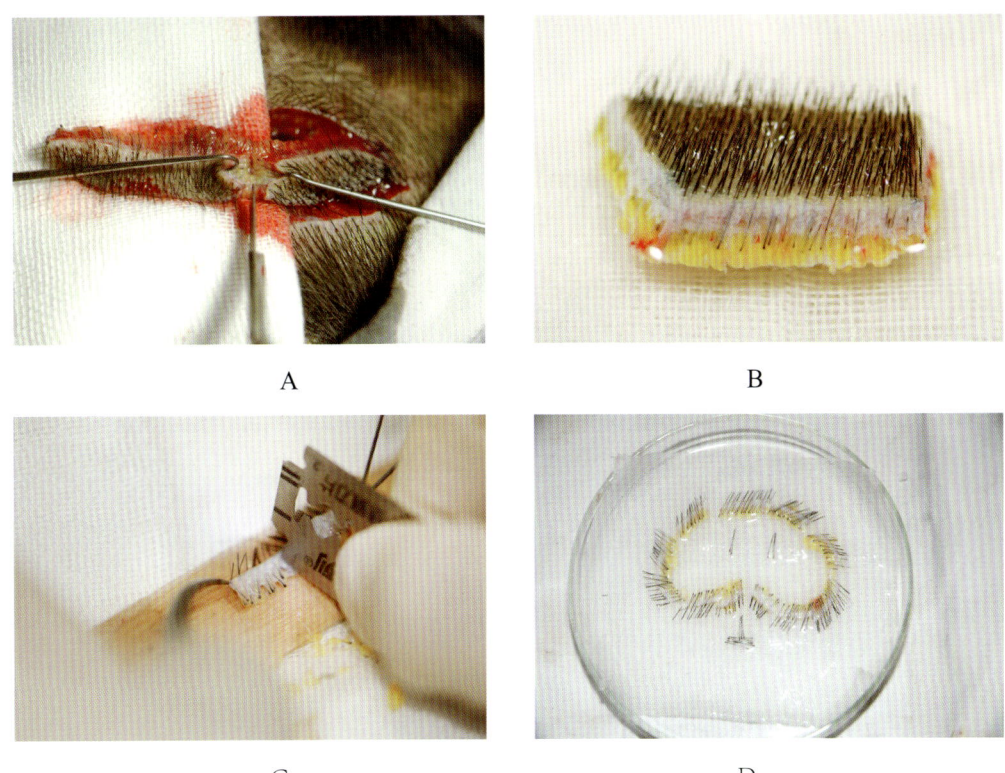

图7-3-1 头皮条分段、分片、保湿
A.切取头皮条 B.头皮条分段 C.头皮条分片 D.切取的薄片呈波浪形，保湿保存

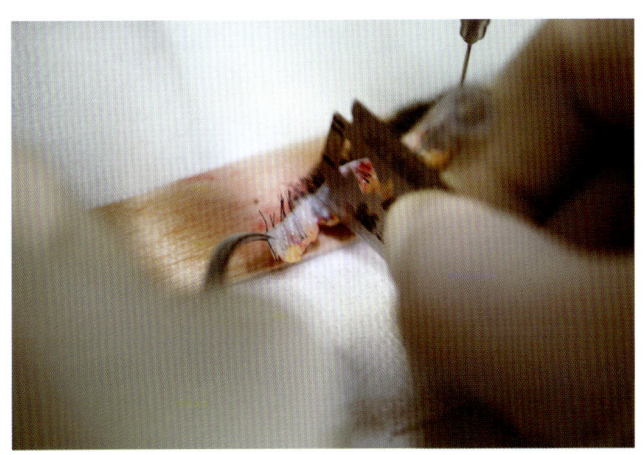

图7-3-2 牵拉头皮条的镊子要求尖端比较锐

3）4~10倍立式显微镜的使用：能使分离人员更易找到毛囊单位之间的通道。切割时避开毛乳头，保护细小或者处于退行期的毛囊，同时提高操作时的舒适度。

（3）低温保湿必须贯穿整个手术过程。

1）严格保湿：无论在分离过程中还是在存放过程中，头皮片都必须处于湿润状态；分离板也需要经常添加生理盐水，以防毛囊枯死。

2）严格低温：包括环境温度和头皮片保存温度。房间环境温度应该在21°以下，头皮片保存在冰碗的生理盐水湿纱布上（碗下面即是冰块），并随时更换即将融化的冰块，使头皮片一直处于比较坚挺的状态。

二、毛囊单位移植体的分离和获取

（一）毛囊单位移植体的分离

将头皮薄片放置在分离板上，一只手拿镊子将薄片夹住固定，另一只手拿刀片在两个毛囊单位之间切入。切下的毛囊单位需去除多余的表皮、真皮和皮下脂肪，不触碰毛球部，保持毛囊单位移植体的完整性。

（二）移植体分离过程中的注意事项

1. 分离时遇到刀片不锋利要及时更换　禁忌来回摩擦，以防损伤毛囊单位。

2. 移植体分离后记数　操作人员需根据每个毛囊单位所含毛发的根数进行分类计数，并存放在冰碗上的培养皿中。

常见两种排列记数方法：

（1）把分离好的移植体按1根，2根，3根毛发同步记数，并按分类放置在冰碗纱布上计入总数。

（2）分离完的移植体按每列100个排列，切忌混放。每人自行计数。

（3）按分离的先后，从左到右排列，以便种植时选择最先分离的毛囊单位，减少离体时间。

图 7-3-3 为计数排列 1、2、3 根毛发的移植体，100 为数量单位，放大后可看到毛发数量。

3. 移植体分离标准　一个完美的毛囊单位移植体必须具备以下几个特征：

（1）在毛乳头周围有充分的真皮组织和皮下脂肪保护（毛乳头下方 1～2mm 的脂肪）。

（2）有完整的皮脂腺。

（3）很少或没有多余的表皮。

（4）呈梨形或泪滴形状。

图 7-3-4 为完整的毛囊单位移植体。

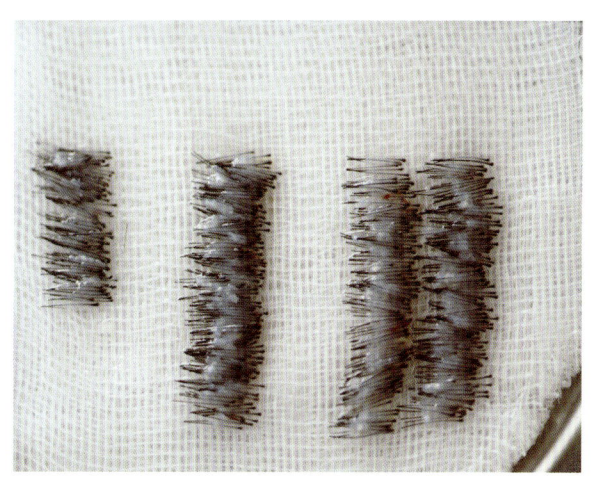

图7-3-3　计数排列 1、2、3 根毛发的移植体，100 为数量单位，放大后可看到毛发数量

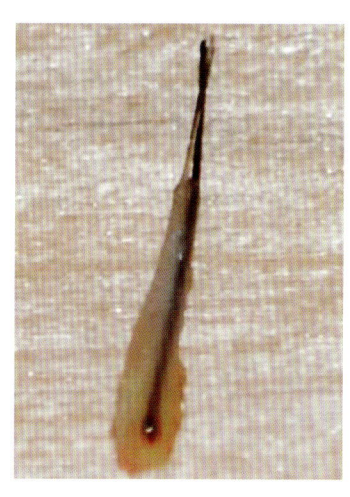

图7-3-4　完整的毛囊单位移植体

4. 移植体低温保湿保存　相对于大块的头皮条及皮片，被分离出来的毛囊单位移植体更容易干燥，因为缺少了周围组织对它的保护。因此，更加需要注意移植体在分离时及植入前的保湿。

（1）分离时可采用显微镜 LED 灯直视下分离，可以更清楚地看到毛囊细微结构（图 7-3-5）。分离板上要及时加水湿润，并尽快将毛囊单位移植体转移至装有冷生理盐水的培养皿中。

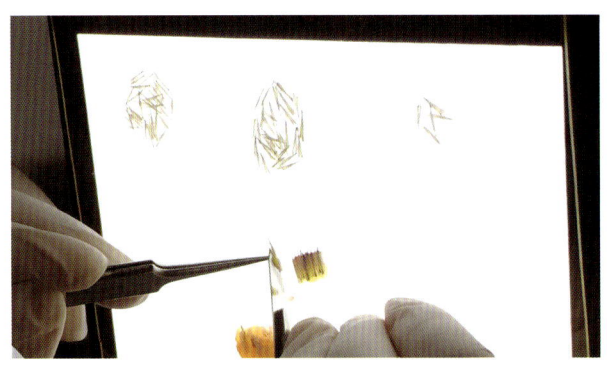

图7-3-5　显微镜LED灯直视下分离移植体

（2）培养皿放置在冰碗上要保持平稳，防止培养皿内的盐水倾斜而引起一部分移植体湿润，另一部分缺水干燥。

（3）注意培养皿与冰面的接触面积。接触面不可太小，否则无法制冷。随时更换即将融化的冰块，使移植体一直处于比较坚挺的状态（图7-3-6）。

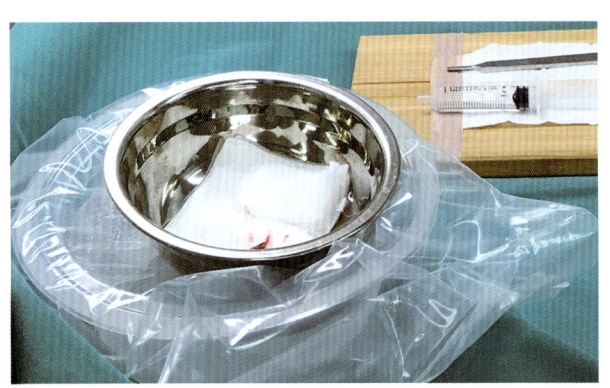

图7-3-6　无菌化更换冰碗（套在消毒后的塑料袋里面）

相对于FUE技术，传统的FUT技术最终获得的毛囊单位移植体周围带有更多的组织，特别是毛乳头周围的脂肪组织。这些脂肪组织能保护毛囊单位，并且在种植过程中有利于夹持。但正是由于FUE技术提取的毛囊单位更"瘦身"，种植过程中如夹持毛乳头端容易损伤毛囊单位，因此也引发了种植方式的改良，而这种改良可能较 FUT 技术的种植方式有更好的存活率。

（王宇燕）

第四节　快速有效植入的配合与技巧

植入移植体是毛发移植手术的最后一环。高效有序地植入，能减少移植体在体外缺血、缺氧时间，增加毛囊单位的成活率，缩短患者手术时间，降低其不良感受。那么如何快速有效地植入？首先是训练种植师的操作方法和技巧，其次是团队之间的配合。

一、种植师的操作方法和技巧

FUT 手术过程中获得的毛囊单位数量较大，植入时间较长，在植入的过程中存在着移植体脱水或物理损伤导致的毛囊成活率下降的问题。那么如何避免这些弊端呢？

（一）植入方法

1. 先打孔后植入　毛发移植的植入方法在第六章第六节中有详细的阐述，本节就不展开说明。笔者经多年临床实践总结了一些自己的经验，即联合使用先打孔后植入的方法和边打孔边植入的方法。由于移植体的精确数量在手术开始时并不能确定，因此一开始就计划移植体最后的分布并不现实。通过联合两种打孔方式就能解决这个问题。医生在前期打孔时适当控制打孔数量，可先产生 70%～80% 的理想密度和毛发模式；剩余的 20%～30% 可以采用边打孔边植入的方法来调整毛发模式，在受区有遗漏的区域适当加密，或在关键部位增加毛发密度（图 7-4-1）。

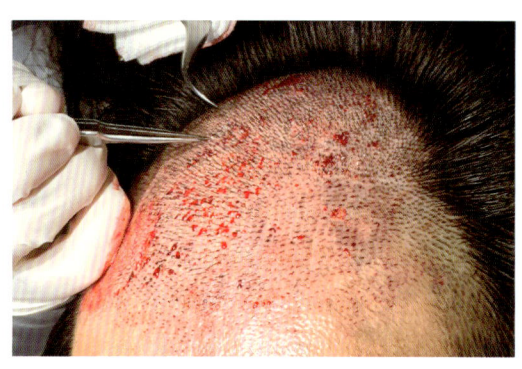

图7-4-1　80%先打孔后植入，剩余的20%边打孔边加密植入

2. 边打孔边植入（即插即种）　对于要求头顶发旋处加密的患者，均采用边打孔边植入的方法进行加密。由于发旋处毛发方向多变，且毛发密度较高，如果预先打孔，种植师在操作过程中往往难以把握植入方向，导致移植物的植入困难，延长手术时间。笔者常用21G针头根据毛发方向进行边打孔边植入加密，力求做出与残留毛发衔接自然的发旋外观，如图7-4-2。植入的过程可以一个人完成，也可以由另一个种植师配合完成，打孔时即刻植入毛囊，可以顺着打孔方向轻松植入，避免了由于反复操作对毛球部产生的物理性损伤。经临床多年随访，经该方法发旋加密的患者满意度非常高，避免了用其他方法种植导致的方向不自然、人工痕迹明显等弊端。

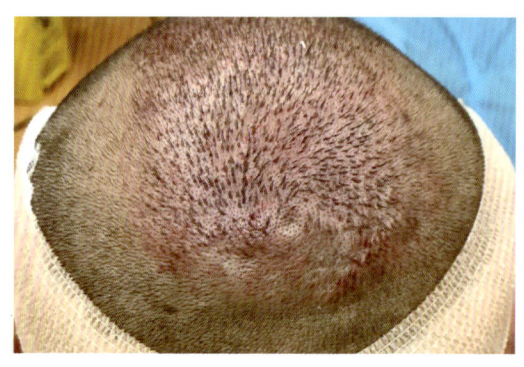

图7-4-2　即插即种与残留毛发衔接自然的发旋外观

如果采用先打孔后植入的方法，可先按照毛发方向完成打孔，打孔完成后可以将种植区的毛发用刀片完全刮除，植入时不受残留毛发的影响。种植师务必遵循固定的植入模式，有序植入毛囊单位，避免因任意植入而导致孔隙遗漏、重叠植入、花费时间找未植入区等缺点；而边打孔边植入的方法，必须保留受区毛发长度，否则无法判断打孔方向，易造成植入毛发与原有毛发生长方向不一致的外观。

（二）植入技巧

种植师必须佩戴放大镜，保持注意力高度集中。受区所有的孔隙都有一个特定的角度，寻找角度的目的就是使种植镊的尖端直接滑入孔隙内打开通道，而另一个镊子夹持毛球部周围的脂肪组织或者毛干进入孔隙，避免因植入角度判断失误而导致的反复植入。毛囊植入过程中一定要避免夹持毛球部，毛球部的物理损伤将不可避免地造成毛囊成活率低下（图7-4-3）。

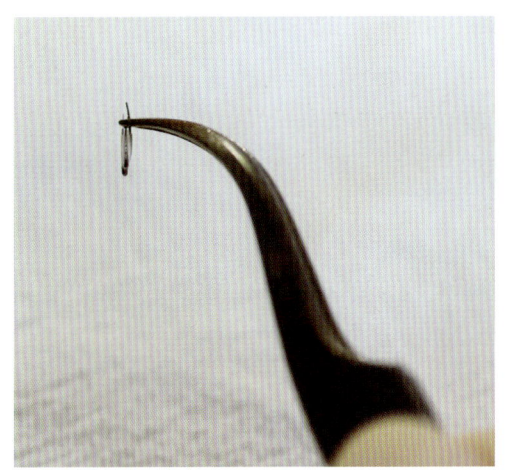
A

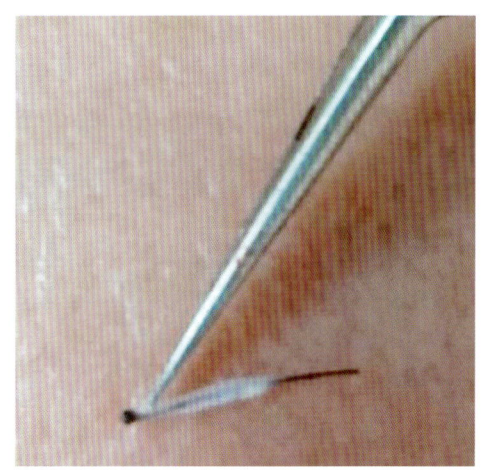
B

图7-4-3 用种植镊夹持毛球部周围的脂肪组织或毛干
A.正确夹持 B.错误夹持

不同大小移植体选择性的分布是毛发移植的重要原则。将含1～3根毛发的移植体分布到不同的受区，容易控制头发的密度梯度及自然度。一般情况下，1根毛发植入发际线区，随后是2根毛发的移植体过渡，最后将含3～4根毛发的移植体植入需要最高密度的中央核心区。

植入过程中应控制受区渗血，渗血活跃将导致受区可视性差、植入创伤、手术时间延长等，可以通过局部浅层注射肿胀液，适当加大肿胀液中肾上腺素量来减少渗血。还有一个小技巧，即不断用喷水壶喷洒术区，保持术野的清洁（图7-4-4）。

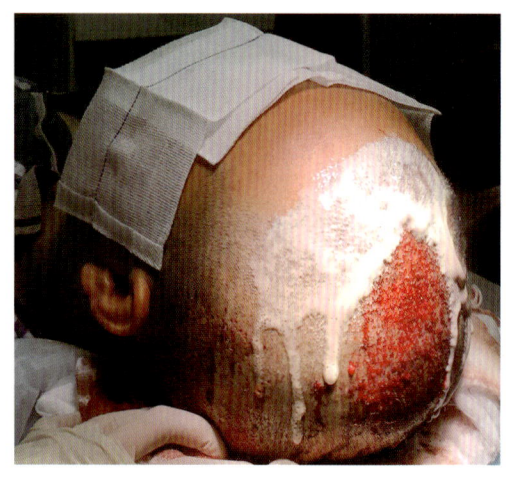

图7-4-4　生理盐水喷洒术区保持创面清洁

二、团队之间的合作

植入速度对于整个手术时间的控制是非常重要的，尤其是超大量的毛发移植。例如一次移植4000个毛囊单位的毛发移植手术，如果每个移植体植入速度减慢2秒，总体手术时间将增加2小时。尝试提高植入效率，节约时间很重要。无论使用哪种植入方法，一个经验丰富、精诚合作的团队必不可少。

1. 助手之间的配合　有些医生比较推崇先打孔后植入的方式，因为两三个助手可以同时在不同的区域进行植入，每人速度达到每小时400个毛囊单位，1个小时就可以植入 800～900 个毛囊单位，速度相当可观。

2.**医生和助手之间的配合** 边打孔边植入的方法也有其不可替代的优势。由于打孔后立即植入毛囊单位，可以减少出血，从而节约了在手术视野反复喷洒生理盐水和清除血痂的时间。如果医生和种植师保持一致的节奏，直视下种植师可以根据打孔刀刃的角度及方向准确植入移植体，避免了产生遗漏及重复植入、反复寻找孔隙的弊端。

3.**助手管理移植体的配合** 在植入过程中，如果人员充足，可以安排助手管理好移植体。

（1）助手将所有的移植体单根、多根分开排布，并以同样的方向置于冷生理盐水中。

（2）分配运送移植体，保持移植体与种植师的种植区在同一视野内，并保持移植体位于同样的方向，便于种植师夹持植入。这样种植师就不用经常更换视野，可以一气呵成地完成移植体的植入，加快了种植的速度。

（3）助手还要保持手术区域的清洁，如有渗血要喷洒生理盐水并清除血痂，这些小技巧可大大缩短手术时间。

4.**舒适的体位和手位** 舒适的坐高可以防止种植师腰椎和颈椎疲劳，合适的手与手腕的位置可以帮助种植师更精准地发现孔隙，以正确的角度植入移植体。

5.**患者的配合** 手术过程中患者保持舒适的体位，并可在其颈部、腰部垫入松软的乳胶枕，必要时可予口服安定片，增加患者的舒适度和配合度，避免因患者烦躁而导致手术时间延长。在植入的过程中要经常调整患者的体位，特别是发旋下部移植体植入时，由于毛发生长向下，种植师经常因为方向的问题造成植入困难，可让患者采用俯卧位，植入相对顺畅。

因此，优化团队间的配合，包括患者的配合，可以提高手术效率，是毛发移植手术成功的重要因素（图 7-4-5）。

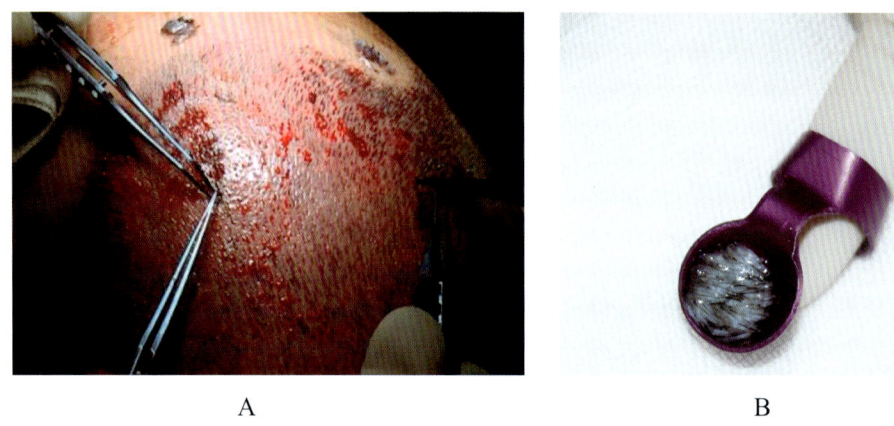

图7-4-5 两位助手同时种植，并有人管理移植体
A. 团队配合，两位助手同时种植　B. 移植体

（沈海燕，祝飞）

第五节　超大数量移植体切取注意要点

一、概念

　　超大数量毛发移植术，泛指移植量超过3000个毛囊单位。但Jerry Wong在2004年提出超过4000个以上的超大数量毛发移植手术后，引起了业内的争议。超过4000个毛囊单位移植，不仅意味着数量的增加，同时也意味着手术的时间、术后毛囊的成活率、手术团队的熟练程度、供区瘢痕的愈合情况等都受到了更大的挑战。亚洲人种和高加索人种在毛发的粗细及密度上都有明显的差别，亚洲人如果用FUT技术获取4000个以上的毛囊单位，难度更大。在Norwood分级Ⅵ级以上的患者身上，医生一般能获取3000～4000个毛囊单位。在本节中，笔者将结合自身临床经验，就超大数量毛发移植术中移植体的获取进行介绍。

二、术前准备

如果采用 FUT 技术，超大数量的毛囊移植术就意味着需要更长、更宽的头皮供区。宽的头皮条要求有好的供区头皮弹性。供区头皮弹性可以靠患者的按摩来提高，一般建议患者在术前 2～3 个月就开始按摩头皮。如果能按照正确的方法进行按摩并每天坚持，在手术时就能多取 1000～1500 个毛囊单位。头皮弹性好不仅有利于供区头皮条的获取，还能促进瘢痕的修复，同时能减轻术后因头皮过紧造成的不适感。

其余术前准备，例如停用阿司匹林、米诺地尔等药物，都与常规毛发移植手术相同。

三、麻醉和止痛

考虑到超大数量的毛发移植术至少需要耗时 7 小时以上，术前半小时患者必须口服安定 10mg 以缓解术中紧张，延长局部麻醉效果和时间。在首次麻醉 3.5 小时后，切口可以加注布比卡因（0.25% 浓度，加入 1∶100000 肾上腺素）或者罗哌卡因，直至手术结束，结束后再在后枕部供区注射长效麻醉药，配合少许止痛片，整个手术及当晚患者的舒适度就会提高。

四、头皮条的获取

（一）原则

对大多数患者而言，正常弹性的头皮每次只能获取 2000～3000 个毛囊单位。要想一次获取超过 3000 个毛囊单位，患者必须头皮松软且头发密度高，这在亚洲人群中非常少见。医生在术前对头皮弹性的检查要非常仔细，因为这决定了能获取多宽的头皮条。对头皮宽度的计算，除了公式外，最关键的还是医生的经验，遵循"宁窄勿宽"的原则，一旦术中真的出现头皮张力过大，缝合困难，就宁可遗留一条缝，也不要强行拉拢缝合。

取头皮条时，为了便于操作，以 10cm 为一个单位分段切取，边切取边止血边缝合。据报道，移植 3000 个以上的毛囊单位，头皮条的长度需 25～30cm。

（二）切取头皮条时的注意事项

1. 肿胀麻醉一定要注射在皮下层。如果注射层次过深，达到帽状腱膜下，就有可能导致缝合困难。

2. 肿胀麻醉要注射在切口线的周围 2cm 内，使毛发之间的间隙扩大，这样切开时不易损伤毛发。

3. 切开时手术刀片与毛发生长方向平行，角度如有偏差，就明显增加毛囊单位的横断率；推着刀刃向前切开，能更好地控制深度，更好地观察毛发的方向，以保证刀片与毛发方向一致，减少对毛囊造成横断（图 7-5-1）。

4. 切开层次达到皮下脂肪和帽状腱膜浅层即可，切勿超越；过深，可能会伤及深部的血管，不仅出血多，还会影响创面愈合。尤其是伤及帽状腱膜周围神经，在头皮拉拢后导致术后疼痛加剧，长时间头皮麻木。

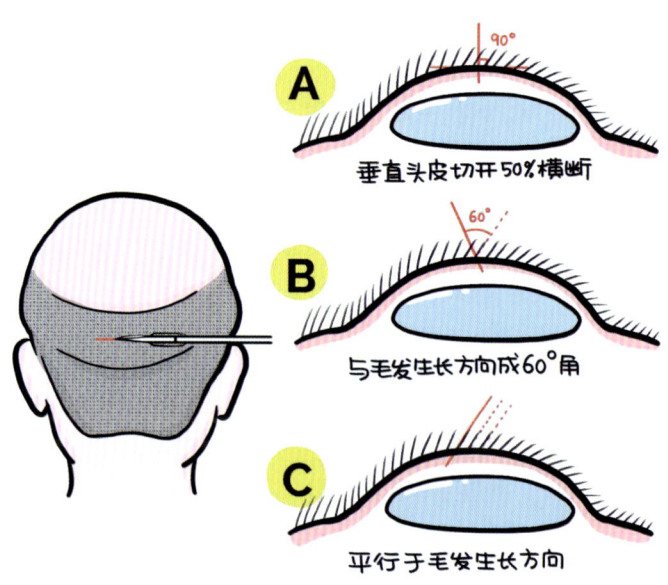

7-5-1　刀片方向与毛囊单位横断之间的关系

五、头皮条被切取后创面张力较大的处理

1. 缝合前挤压切口上下缘，将多余的肿胀液挤出。术中可以用布巾钳夹住上下创缘，等待 10 分钟，使两侧头皮靠拢，减张效果明显。

2. 可以选择 U 形皮肤钉关闭切口。U 形皮肤钉可以方便快捷地关闭切口，理论上对周围毛囊产生的伤害最小；而且 U 形钉是惰性的，因此可以持续固定很长时间（超过 15 天），在切口存在张力时尤其有效。然而，很多患者抱怨这种方法与传统缝合法相比，术后枕部供区不适感更明显，所以临床运用较少。

3. 切口张力过大的患者不适合使用促进毛发生长的缝合技术，否则可能造成切缘张力更大。可以在切口上下缘点状注射透明质酸酶，等待 20 分钟后，切口张力明显减小。

4. 当头皮弹性高、松弛度不够时，在帽状腱膜浅层均匀分离两侧皮下。被分离的皮瓣宽约 2cm，选择可吸收线进行两层缝合，皮下层用 3-0 可吸收线间断缝合，皮肤用 3-0 普理灵线连续缝合。

5. 关闭创面张力过大，实在无法缝合时，切勿强行关闭，可以等到受区种植完成再来关闭。这时周围组织松弛，张力变小。

6. 缝合后可在切口上下缘注射肉毒毒素，也能有效减少张力和瘢痕。原因是肉毒毒素可以降低由肌肉牵拉造成的切口张力。

7. 对于超大数量的毛发移植案例，往往采取 FUT 技术联合 FUE 技术获取毛囊单位。在切口上下缘用 FUE 技术均匀提取毛囊单位，使切口张力大幅度降低。图 7-5-2 为头皮条切取后减轻术中及术后张力的措施。

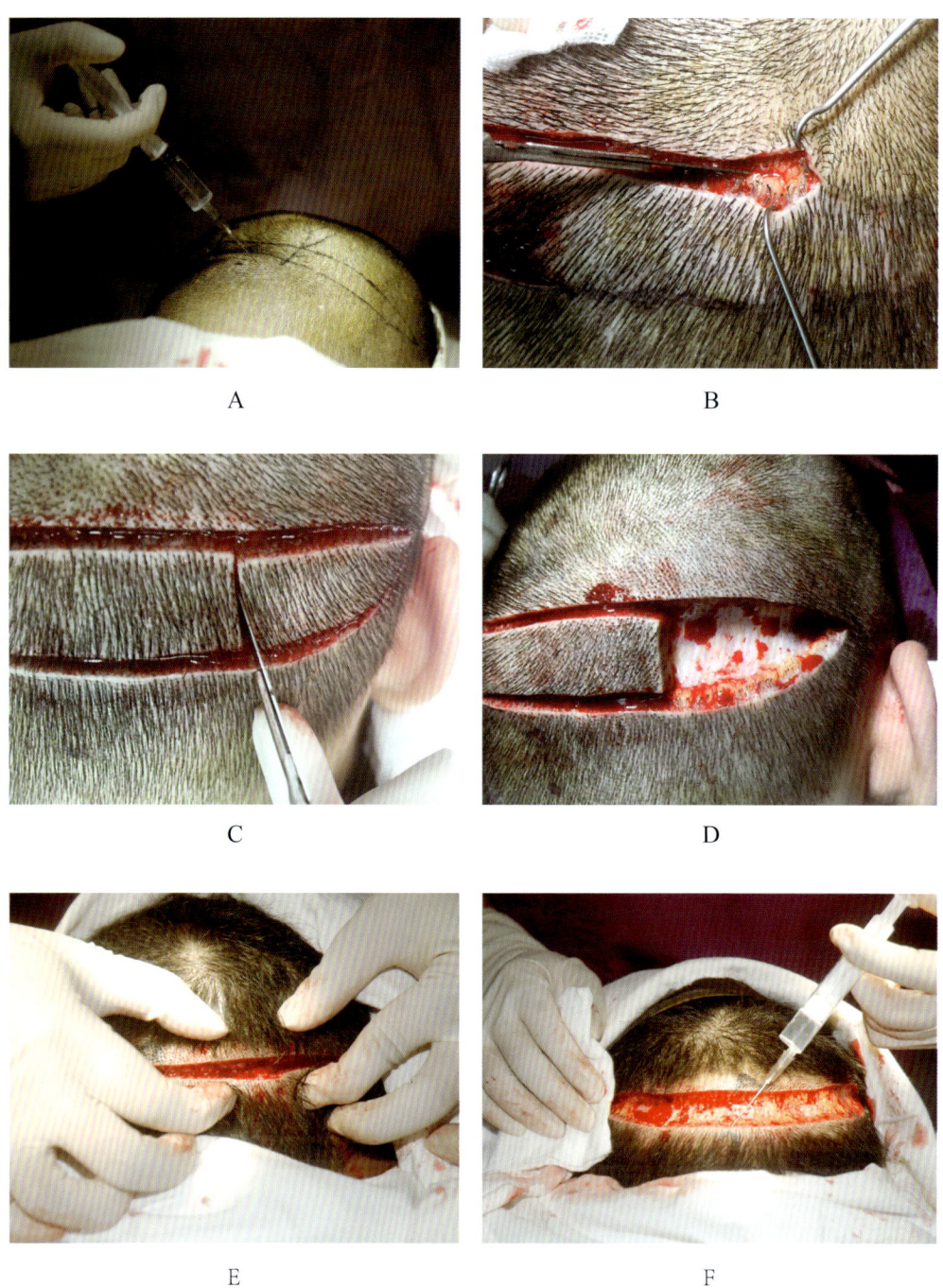

234

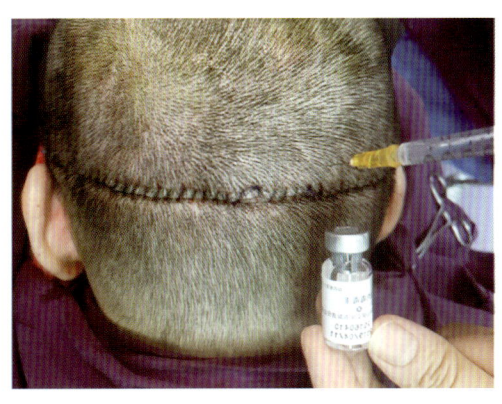

G

图7-5-2 减轻术中及术后张力的措施
A. 注射肿胀液麻醉在皮下浅层　B. 切开时手术刀片推着向前切开　C. 分段切取头皮条　D. 切开深度在帽状腱膜浅层，切勿过深　E. 缝合前挤压两侧肿胀液　F. 术中创缘上下注射透明质酸酶各30单位　G. 注射肉毒毒素

（吴文艺，张菊芳）

第六节　促进毛发生长的精密缝合

随着毛发移植技术的不断发展，患者除了寻求效果，对后枕部供区瘢痕也越来越关注，他们希望留短发时也看不出有手术痕迹。尽管移植处的毛发生长良好，一条宽大或者肥厚的瘢痕也容易使人们对医生的技术产生怀疑。为了使供区瘢痕隐蔽，一种新的精细缝合技术——促进毛发生长的缝合技术应运而生，成为目前FUT技术的关键部分。

一、概念

临床上有很多医生在应用促进毛发生长的缝合技术，如Mayer和Fleming, Kabaker和Brandy，他们的共同点都是减张缝合皮肤全层，而不是单独缝合头皮表层。

Marzola, Rose 和 Frechet 几乎同时提出促进毛发生长的缝合技术。Westwood 和 Marzola 早在 1999 年的 ISHRS 年会上就提出,在缝合上下切缘之前,修剪下切缘的表皮。

促进毛发生长的缝合技术:于下切缘修剪一条约 2mm 宽的表皮,深度约 1mm,保证毛囊生长不受影响。该技术的理论依据是:切口上缘皮肤覆盖到下缘,使下缘去除表皮的毛囊穿越切口生长,这样的生长无形中拉紧了上下切缘,也支持着邻近的其他组织,阻止瘢痕扩大的可能性,同时毛囊从瘢痕中长出,模糊了瘢痕的界限。需要注意的是,表皮条去除尽量在表皮层次(大约 1mm 的厚度),可以包括少许真皮乳头层。如果切得太深,就有可能影响到毛囊的生长中心,不利于毛发生长(图 7-6-1)。

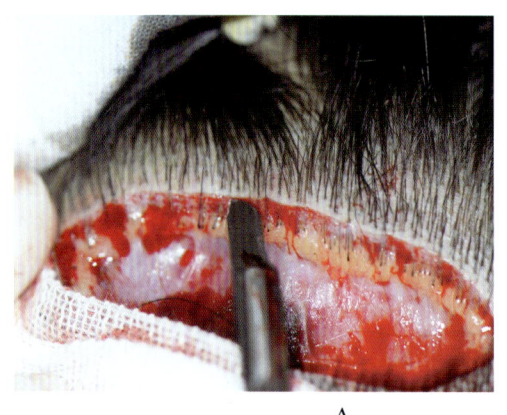

A

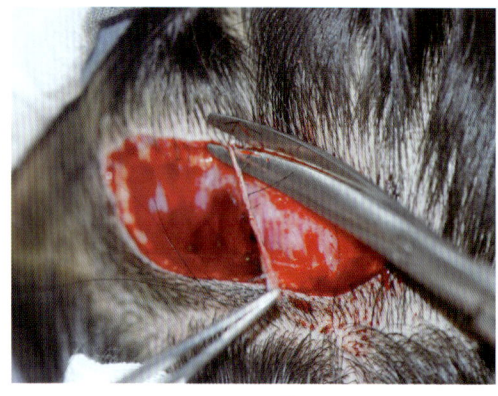

B

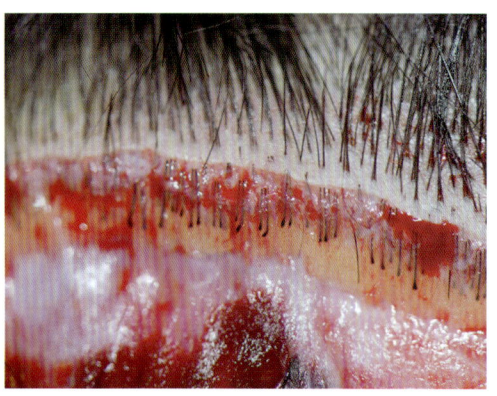

C

图 7-6-1 FUT 技术操作过程
A. 用刀片在下创缘表皮下约 2mm 处,深约 1~2mm 平行切开 B. 修剪去除约 2mm 宽的表皮 C. 保留皮下毛囊结构,使毛发能从愈合的瘢痕处长出

二、注意要点

1. 在修剪头皮切缘前，可以先测试一下头皮的张力。使用布巾钳把两侧头皮切缘拉拢，以测试张力（图7-6-2）。在某些情况下，如果手术者感觉张力过大，放弃修除头皮条是更明智的选择。

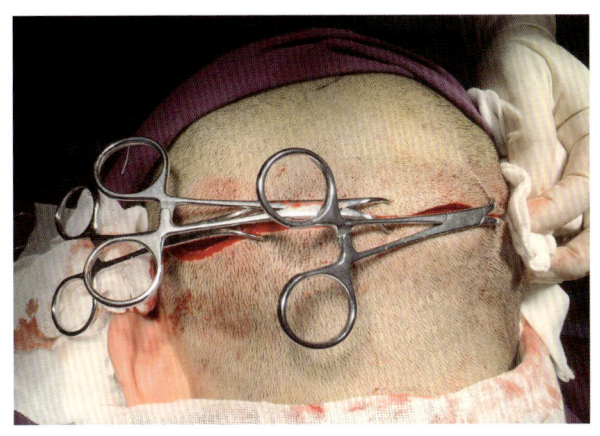

图7-6-2 测试头皮张力：用布巾钳拉拢头皮，放置几分钟后缓解头皮张力

2. 精密的缝合技术与瘢痕产生有关。缝合时注意缝针穿过的部位介于两个毛囊单位之间的皮肤，而不是穿过毛囊单位（图7-6-3）。缝合完毕，需再次检查以保证切缘对合完好。

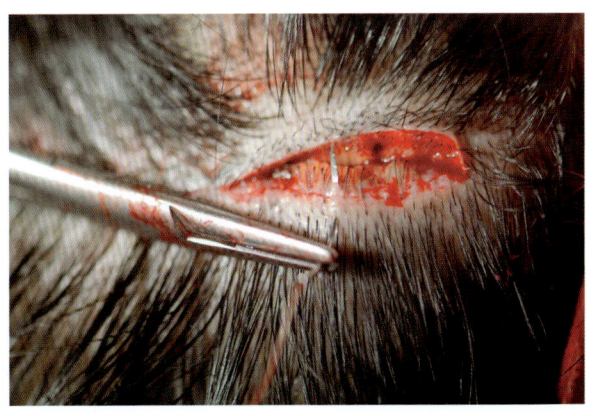

图7-6-3 缝合时注意针尖从毛囊单位间隙穿出

精密缝合技术在大多数时候都是非常可靠的，但是也并非完美无缺。有报道提到这种促进毛发生长的精密缝合，会刺激并增加供区皮肤的红斑、痂皮、囊肿的形成。这些不良反应可能与毛发碎片残留在伤口内有关。因此，保持创面的清洁，确保缝合前去除创面内的毛发碎片至关重要。

对于某些第二次手术的患者，由于切口瘢痕的牵拉导致某些毛发方向发生改变。要想二次手术供区瘢痕不明显，就必须保证上切缘的毛发完整，才能覆盖去除表皮的下切缘。

精密缝合技术还有一个可能出现的现象，即切口周围的毛囊单位被压扁。原因可能是切口缝合过紧，周围的毛囊单位受到强力的牵拉。

促进毛发生长的精密缝合技术的宗旨是掩饰瘢痕，但是仍然有多方面的原因导致最终的瘢痕比较明显，达不到患者及手术医生的期望。为了达到理想的效果，医生可以考虑在此瘢痕上用FUE技术移植毛发（图7-6-4）。

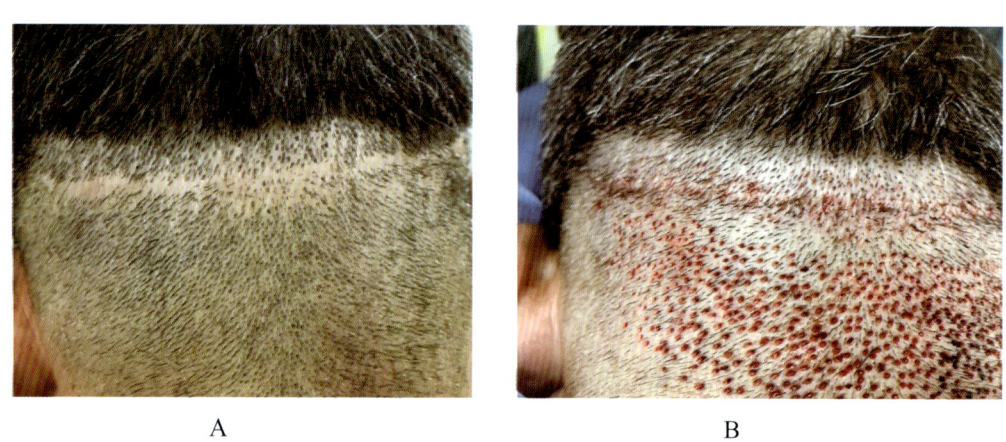

图7-6-4　用FUE技术修复FUT手术遗留的瘢痕
A. 修复前　B. 修复后

如果在FUT手术过程中，严格按照以上建议进行操作，经笔者临床长期随访，绝大部分患者供区瘢痕纤细隐蔽，难以觉察，因此总结减少术后瘢痕的经验如表7-6-1所示。

表7-6-1　减少FUT术后瘢痕的经验

序号	经验
1	在最小的张力下关闭切口
2	切取长而窄的头皮条比短而宽的头皮条供区遗留瘢痕小
3	尽可能少剥离切缘皮下组织，除非在需要减张的情况下
4	尽可能完整地保护头皮血管和神经
5	对于头皮条宽度超过1cm、头皮松弛度很低、反复多次手术、头皮弹性超强的患者行双层缝合
6	只有经验丰富的医生才能选择宽度>1.2cm的头皮条
7	再次手术时，将上次手术瘢痕切除，但头皮条宽度应适度减少，以防止新瘢痕增宽
8	FUT手术，常规使用"促毛发生长缝合技术"，切口张力过大除外

（吴文艺，孙仲鑫）

第七节　术后处理

FUT术后处理非常重要，影响着患者对整个手术过程的评价，也影响了患者是否会再次进行手术的信心。

FUT术后护理包括保持创面清洁，去除血痂，预防感染，同时创造一个湿润的创面环境来促进伤口愈合。这个可以通过局部使用敷料、药膏、凝胶等来实现。

一、即刻处理

用生理盐水或者稀释的双氧水清洁术区血痂，尤其对长发或者不剃发的患者，更加应该即刻清洗干净，并用电吹风低温吹干头发。供区切口涂抹适量抗生素软膏，用凡士林敷料及纱布敷料覆盖供区，弹力绷带轻度加压包扎。种植受区保持创面清洁干燥，不涂药物，无须包扎。

二、术后24小时内的处理

术区适当冰敷，睡觉时高枕卧位，必要时口服止痛片，常规服用消炎药物，如泼尼松片每天 5mg，连续 3 天，缓解水肿和疼痛。

三、清洁头皮

术后 24 小时回院清洁头皮，小心剪除弹力绷带，将纱布逐层揭下，供区可能有少量渗血，用无菌纱布按压即可。使用温和中性的洗发水对术区进行清洁，促进头皮的新陈代谢和新生毛囊的生长。

清洗头皮的注意事项：动作轻柔，用指腹轻拍轻压，轻柔地融化血痂；清水冲洗；创面清洁术后前 4 天，不宜搔抓头皮，以防止移植体从受区脱出。术后 4～7 天，洗发时可以轻轻地按摩头皮，1 周以后可以正常洗发。

由于 FUT 手术的特殊性，患者枕后会有较长的手术瘢痕，因此在未拆除缝线的情况下清洗后枕部头皮时，操作要更加轻柔小心。洗后用棉质毛巾轻压，吸干水分，梳理头发，并用温凉的微风吹干头发。对于后枕部伤口，如伤口无渗出，常规可不包扎。建议患者用同样的方法每天清洗头发。

术后 10 天患者拆线时，检查受区头皮清洁度。有些患者不敢清洗，导致痂皮过度堆积，会影响毛发生长。这种情况下，受区用适量婴儿润肤油浸泡，半小时后痂皮软化，再做彻底清洁头皮。

四、缝线拆除

供区切口有一定的张力，过早拆线会增加伤口开裂的危险，并造成宽的直线瘢痕；过晚拆线会增加患者的不舒适感，线结反应会使瘢痕形成的概率升高。术后 10～14 天拆除缝线比较妥当。

五、心理护理和术后病程的预期

术后的心理护理非常重要,提前告知患者术后毛发的生长周期、手术效果、供区瘢痕,这样患者比较容易接受术后的外观,不容易产生焦虑烦躁等不良情绪。

告知患者术后可以戴帽子,对术区进行必要的遮挡。在术后 2 周内,可以戴假发,每天戴假发的时间不应超过 12 小时。

告知患者术后可能会产生的并发症,如疼痛、水肿、毛囊炎、局部感觉减退等,以及症状表现和缓解期的时间节点。最后一点,术后随访非常重要,第 1 天、第 10 天、1 个月、3 个月、6 个月、9 个月、1 年及时对患者回访,并针对出现的问题给予安慰和解决,这样才能陪伴患者走过最难熬的术后恢复时间。

(周采青,刘世畅,罗枫)

参考文献

[1] 中华医学会皮肤性病学分会毛发学组. 中国雄激素性脱发诊疗指南[J]. 临床皮肤科杂志，2014，43(3)：182-186.

[2] 张菊芳. 毛发移植临床应用进展[J]. 中国美容医学，2016，25(10)：2-4.

[3] Nzburg A. Tips for the hair transplant surgeon[J]. Hair Transplant Forum Int, 2004, 14(2): 3-5.

[4] Kim J C, Choi Y C. Regrowth of grafted human scalp hair after removal of the bulb[J]. Dermatol Surg, 1995, 21(4): 312-313.

[5] Hannapel C E. Hair transplant advances add up to better results[J]. Dermatol Times, 2000, 21(6): 35.

[6] Brandy D A. Intricacies of the single-scar technique for donor harvesting in hair transplantation surgery[J]. Dermatol Surg, 2004, 30(6): 837-845.

[7] Jimenez-Acosta F, Ponce I. Follicular unit hair transplantation: current technique[J]. Actas Dermosiliogr, 2010, 101(4): 291-306.

[8] Rogers N E. Hair transplantation update[J]. Semin Cutan Med Surg. 2015, 34(2): 89-94.

[9] Paik J H, Yoon J B, Sim W Y, et al. The prevalence and types of androgenetic alopecia in Korean men and women[J]. Br J Dermatol, 2001, 145(1): 95-99.

[10] Rubel E W, Furrer S A, Stone J S. A brief history of hair cell regeneration research and speculations on the future[J]. Hear Res, 2013, 297: 42-51.

[11] Xu F, Sheng Y Y, Mu Z L, et al. Prevalence and types of androgenetic

alopeeia in Shanghai, China: a community-based study [J]. Br J Dermatol, 2009, 160(3): 629-632.

[12] Seager D J. The one-pass hair transplant—a six year perspective[J]. Hair Transplant Forum Int, 2002, 12: 76-96.

[13] Nakatsui T, Wong J, Groot D. Survival of densely packed follicular unit grafts using the lateral slit technique[J]. Dermatol Surg, 2008, 34(8): 1016-1022; discussion 1022-1025.

[14] Nakatsui T C. Doing away with incision length[J]. Hair Transplant Forum Int, 2004, 14: 149-150.

[15] Abbasi G. Hair transplantation without post-operative edema[J]. Hair Transplant Forum, 2005, 15(5): 158.

[16] Mayer T G, Fleming R W. Aesthetic and reconstructive surgery of the scalp[M]. St Louis, MO: Mosby-Year Book Inc, 1992: 121-124.

[17] Ramirez A L, Ende K H, Kabaker S S. Correction of the high female hairline[J]. Arch Fac Plast Surg, 2009, 11(2): 84-90.

[18] Marzola M. Trichophytic closure of the donor area[J]. Hair Transplant Forum Int, 2005, 15(4): 113-116.

[19] Haber R S, Stough D B. Procedures in cosmetic dermatology. Hair Transplantation[M]. Philadelphia, PA: Elsevier, 2006: 83-86.

[20] Rose P. Ledge closure[J]. Hair Transplant Forum Int, 2005, 15: 113-116.

[21] Frechet P. Minimal scars for scalp surgery[J]. Dermatol Surg, 2007, 33(1): 45-55; discussion 55-56.

[22] Westwood C. Trichophytic closure: why use it?[J]. Hair Transplant Forum Int, 2009, 19(3): 97-98.

[23] Puig C. Controlled dissection for trichophytic closures with aledge knife[J]. Hair Transplant Forum Int, 2008, 18(6): 211.

[24] Kim D. Planning off inferior edge in the Frechet and Rose trichophytic closures[J]. Hair Transplant Forum Int, 2008, 18(6): 211.

第八章

毛发移植术在女性脱发中的应用

第一节 女性脱发的分类

女性型脱发（female pattern hair loss，FPHL）也称女性雄激素性脱发（female androgenetic alopecia），是成年女性脱发的主要原因，临床表现具有特征性，发病机制尚不完全清楚，可对患者生活质量造成影响。最初，该病被泛称为女性弥漫性脱发。1942年，Hamilton证实了雄激素在男性型脱发中的作用后，开始使用雄激素性脱发这一术语，以强调激素和遗传因素的作用。由于女性弥漫性脱发曾被认为与男性雄激素性脱发为同一疾病的不同亚型，被称女性雄激素性脱发。尽管男、女两型脱发的毛囊改变相似，但其临床表现和对抗雄激素治疗的反应有差异。由于发生于女性的雄激素性脱发与雄激素的关系并不明确，故女性型脱发的命名比女性雄激素性脱发更合适。

女性型脱发患者表现为头发变细和密度下降，导致头发总面积减少。在临床上，女性型脱发通常可分为3种类型。

一、头顶弥漫性稀疏，保留前额发际线

此类型可用 2 种方法分类。

1. Ludwig 分类法　分成 3 级，脱发区轻微稀疏为Ⅰ级，全部脱落为Ⅲ级，该法使用广泛，但有局限性，不能精确地区分中间一级，也不适用于疗效评估。Ⅰ级（轻度）：头顶冠状区可察觉的头发稀疏，保留 1～3cm 宽的前额发际线；Ⅱ级（中度）：同一区域的头发比Ⅰ级更加稀疏，头皮明显显露；Ⅲ级（重度）：在Ⅰ、Ⅱ级的脱发区内，头发完全脱落，头皮完全显露（图 8-1-1）。

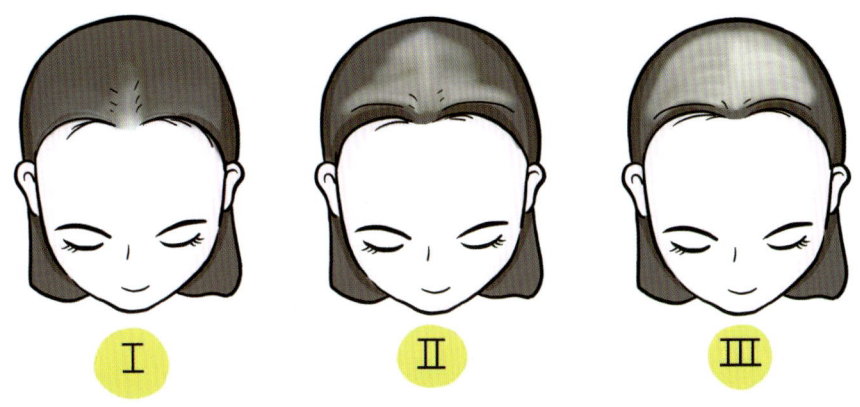

图 8-1-1　女性型脱发的 Ludwig 分类法

2. Sinclair 分类法　与 Ludwig 分类法相似，但脱发以正常头皮为基准分为 5 级，相对而言更符合不同患者的实际情况（图 8-1-2）。

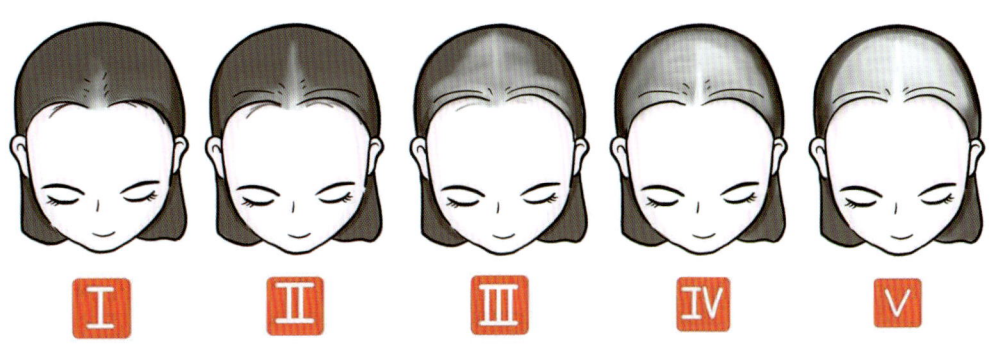

图 8-1-2　女性型脱发的 Sinclair 分类法

二、Olsen 分类法：双上颞及头顶毛发稀疏，伴前额加重（圣诞树型）

这个类型由 Oslen 于 1999 年命名，除弥漫性头发稀疏之外，中分线区域脱发特别显著，与前额发际线形成一个三角形脱发区，此型也按脱发严重程度分为 3 级（图 8-1-3）。

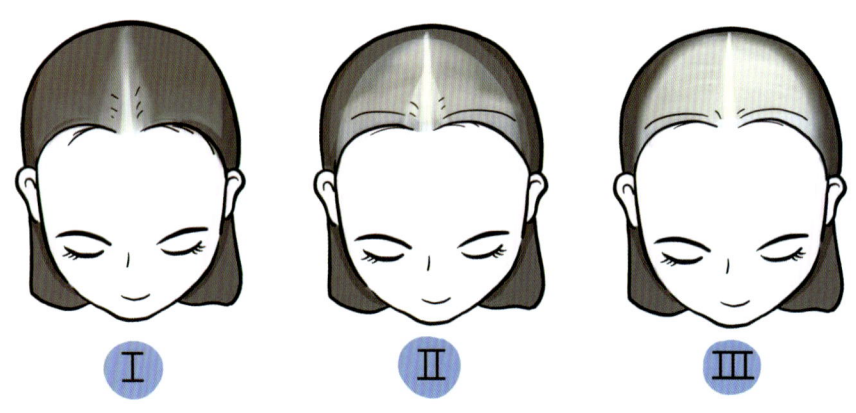

图 8-1-3　女性型脱发的 Olsen 分类法

三、仅有双侧颞部发际线后移，类似于经典的 Norwood-Hamilton 男性型脱发表现

此类女性脱发表现类型者较为少见，偶有发生。

由于女性脱发的表现模式不同，为统一各分类标准，2011 年韩国的 Lee 等提出了一种新的分类法，即 BASP（basic and specific）法，该方法适用于各种类型的男性型脱发与女性型脱发（图 8-1-4）。BA 表示前额发际线的形状，分为 4 种基本类型，即 L、M、C、U 型（字母形象地代表了脱发的形状）；SP 表示脱发区（额部及头顶部）的头发密度，分为 2 种类型，即 F（frontal，额部）、V（vertex，头顶部）。每种亚型按照严重程度再进一步细分，结合 BA 及 SP 的亚型决定最终的脱发类型。但此型分类法较复杂，并未广泛运用于临床中。

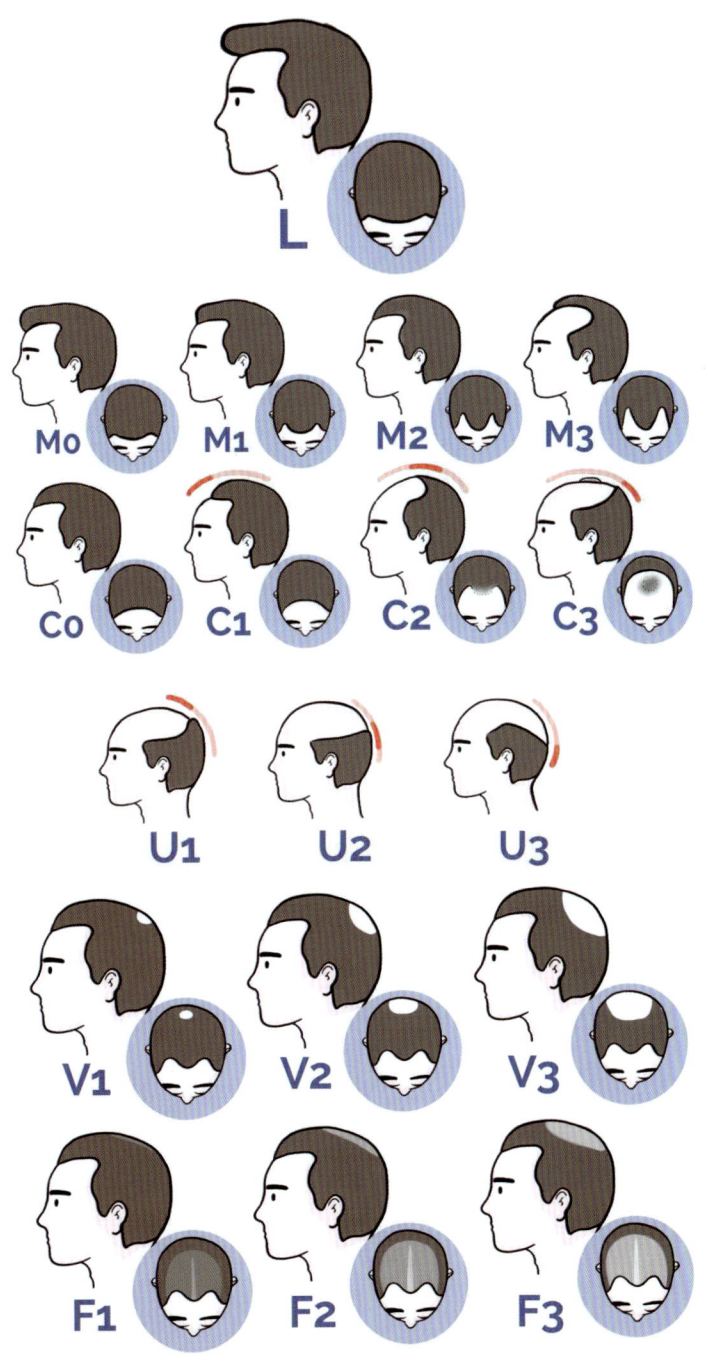

图8-1-4 BASP分类法

(林尽染,周易)

第二节 女性脱发的特殊类型

一、产后脱发

产后脱发是最常见的女性脱发类型，它不是分娩后即刻发生的，一般在产后 2～7 个月之间出现。其脱发特征是头发先由黑变黄，从前额发际线开始脱落，使发际线后移，随后两鬓和头顶部头发也逐渐脱落，最后整个头皮的头发变得稀疏、枯黄，医学上也称之为"分娩后脱发"。

（一）产后脱发的原因

1. 激素变化 女性头发的更新速度与体内雌激素水平有关，雌激素水平高时头发更新速度变慢，水平低时速度加快。生产之前，孕妇体内雌激素增多，毛囊生长已适应激素水平，毛发生长周期稳定。分娩之后，体内雌激素水平逐步恢复正常，雄激素与雌激素水平相比有所升高。头发毛囊对雄激素较敏感，当不能适应两种激素的比例变化时，就会导致生长期的头发减少；而进入退行期和静止期的头发增多，当新老头发交替时，就会发生"少壮派"秀发挤走"元老派"枯发，短期内出现"青黄不接"，从而形成大量脱发。

2. 精神因素 精神因素与头发的关系也很密切。来自各方面的精神压力，各种负性情绪和心理负担都会使产妇毛发脱落。产妇或因感情脆弱、焦虑忧郁，或因哺乳期照顾孩子严重影响睡眠，或希望生男孩未果导致内心不悦，或过分担忧孩子生长与疾病问题，或受到其他不良精神刺激等，致使大脑皮层功能失调，植物神经功能紊乱，控制头发血管的神经也失调，头皮供血减少而导致脱发。

3. 营养不足 哺乳期营养需要量比平日增多，如产妇怕影响体形而节食、挑食、偏食，或食欲不振、消化不良、吸收差者，就会导致蛋白质、维生素、矿物质和微量元素缺乏，影响头发的正常生长与代谢。产妇分娩时如出现失血过多，或患有席汉氏综合征等疾病，头发也易折断与脱落。

（二）综合疗法

现代医学研究认为，产后脱发属于生理现象，与产妇的生理变化、精神因素及生活方式有一定的关系，一般在产后半年左右就会自行停止。因此，要认识到每天脱发100根以内均为正常，产后脱发其实是头发进行新陈代谢的暂时过程。

出现产后脱发首先不能精神紧张或烦恼，紧张焦虑情绪只能加重脱发程度，增加体育锻炼，可经常进行深呼吸、散步等活动，保持充足的睡眠和愉悦的心情。为加速新发生长，适度按摩和梳头刺激有利于头皮血液循环和头发的新陈代谢。产后体内激素恢复到孕前平衡状态时，头皮和头发含油量增多，要定期洗头以保持头发和头皮清洁；减少染发、烫发，以免头发损伤和更易脱落；遵循《中国居民膳食指南》和《中国居民平衡膳食宝塔》，保持良好的生活规律和饮食习惯，提倡食物多样化，多吃鸡、鱼、蛋的同时，应搭配新鲜蔬菜、水果，以谷类为主，粗细搭配；少食辛辣和油腻食物，禁烟酒，减少钠盐；做到膳食结构合理，每天主、副食摄入量达到10～20种以上，维持能量摄入与能量消耗的平衡。预防与改善产后脱发的食疗方也可以发挥作用，如龙眼人参炖猪肉、枸杞黑豆炖羊肉、枸杞黑芝麻粥、芝麻海带糕、芪归芝麻炖乳鸽、首乌猪脑汤等。

总之，对于产后严重脱发的治疗应首选饮食疗法，也可在医生指导下服用一些促进生发的维生素、钙剂、养血生发等药物，切不可盲目自行用药。

二、女性药源性脱发

女性药源性脱发通常表现为弥漫性的非瘢痕性脱发，它是药物的一种不良反应，导致这一不良反应发生的主要是抗肿瘤药物，而大多数药物可能是个别脱发病例的原因。

（一）导致脱发的药物及其可能的作用机制

1. 生长期脱发 生长期脱发是弥漫性脱发的一种形式。通常认为，抗肿瘤药物诱发的脱发（CIA）主要为生长期脱发，其发生率约为65%，是女性化疗患者最主要的不良反应。最常见的有烷化剂、抗代谢药、长春花类生物碱和拓扑异构酶抑制剂。CIA是药物对毛囊细胞的直接毒性作用刺激其迅速分裂，导致有丝分裂活动突然停止。

2.静止期脱发

（1）干扰毛囊角化过程：维甲类化合物。引起的脱发严重程度通常与剂量成正比。

（2）干扰毛乳头血流量：抗凝剂。由于诱导生长中的毛囊过早进入静止期而脱发。

（3）干扰胆固醇合成：降脂药。

（4）与锌离子螯合（硫醇基团）：血管紧张素转化酶抑制剂（ACEI），包括卡托普利、非那普利。

（5）干扰甲状腺代谢：甲状腺拮抗剂及其他。

（6）雄激素效应：雄激素、合成类固醇和孕激素等具有雄激素作用的药物。

（7）芳香化酶抑制剂。

（8）细胞因子效应：干扰素。

还有一些脱发机制未知的药物，包括降压药（β受体阻滞剂）、止痛药（非甾体类抗炎药）、抗精神病药、抗癫痫药、抗生素、抗结核病药、抗真菌药、抗疟药、抑制尿酸合成药、抗帕金森病药及吸入麻醉剂等。

（二）临床特征

大部分药源性脱发为静止期脱发，肝素及同类药物所致脱发通常为急性静止期脱发，其余大部分药源性脱发为慢性静止期脱发。CIA常开始于治疗后1~3周，通常在1~2个月内头发完全脱落。CIA主要影响头皮毛发和其他部位，例如眉毛、睫毛、腋窝和阴毛等末梢毛发。永久的弥漫性脱发发生在接受骨髓移植后白消安化疗的患者中，极少数生物制剂所致脱发则呈现扁平苔藓或毛囊炎的临床表现。

一般来说，药源性脱发的发生率随着年龄的增长而增加，原因是老年患者药物相关副作用的易感性更高，老年患者药物治疗、合用药物以及患有合并症的概率也更大。

（三）诊断及鉴别诊断

诊断药源性脱发仍然是一个挑战，在排除全身疾病、发热、心理应激、体重减轻、分娩、铁和维生素 D 缺乏症、感染、甲状腺功能减退以及炎性头皮疾病等所有可能与脱发相关的因素后，才能诊断为药源性脱发，并应当与女性雄激素性脱发及斑秃相鉴别。诊断药源性脱发的唯一方法是观察在停用可疑药物后脱发是否改善。它通常发生在服药后 6～12 周内，继续服药则脱发进展，而停药后则缓解。迄今无控制性试验证明特定药物与脱发的因果关系，但如果有可疑药物，应至少停药 3 个月，以测试其与脱发的关系。

药源性脱发无特殊治疗方法，通常在停药后脱发即停止，且脱发大多可逆。

（骆惠英）

第三节　女性脱发中毛发移植的适应证

女性脱发中毛发移植的适应证：
1. 稳定期且供区条件充足的女性弥漫性脱发。
2. 女性发际线调整。
3. 女性非活动期瘢痕性脱发。

临床上，对于那些期望值不现实，预期拥有完整浓密毛发的女性，以及供区毛发也已稀疏的女性是不适宜进行毛发移植治疗的。因此，在术前咨询沟通过程中应当注意多与女性患者进行沟通，告知患者毛发移植只是在现有基础上达到美学上的改观，肯定不能恢复年轻时的茂密程度；并要仔细评估患者的供区毛发直径及密度，安全范围内所能提取的最大毛囊单位数量，以预估可移植改善的受区范围。如果供区存在超过25%的毛发微型化，移植后毛发存活率会较低，静止期脱发较显著，植发效果会低于患者预期值。建议给此类患者先采用药物治疗，如米诺地尔外用等，治疗一段时间后再重新评估其供区情况。

评估脱发是否处于稳定期需要详细询问患者病史并做相关检查，以排除是否存在不稳定的静止期脱发。常见诱因包括近期分娩、感染性疾病、体重迅速下降、接受全麻的外科手术及部分药物导致等，并需除外内分泌系统疾病，如甲状腺功能或卵巢功能异常等，查血清铁蛋白以评估是否存在低铁蛋白血症。另外，尤其应注意女性弥漫性脱发与弥漫性斑秃的鉴别诊断，可配合皮肤镜检查，必要时进行术前皮肤病理活检以明确诊断。静止期脱发与弥漫性斑秃都是毛发移植的禁忌证。

（林尽染，赵钧）

第四节　女性脱发中毛发移植的方法和技巧

女性脱发患者很少有完全毛发脱落的区域，除非是前发际线的调整。因此，受区在接受移植时必须注意对原生发的保护，避免原生发的损失。此外，毛发移植医生应当具备能用较少的毛囊单位移植数改善女性型脱发（FPHL）外观的能力，加厚患者具有美学重要性的脱发区域，而尽可能不损伤原生发。但仍然有少数FPHL患者不适合植发，其中包含那些有不切实际期望值的女性，她们想要恢复一头浓密的头发；还有一些供区也已受累、整体头发弥漫稀疏的女性。这些患者应当寻求替代疗法，包括药物治疗、头皮微着色（scalp micro pigmentation，SMP）、改变发型或佩戴假发。

一、设计受区

合理的设计是女性患者毛发移植成功的最重要因素之一。即使手术技巧和头发存活状况良好,也可能由于医患沟通不畅或与患者期望不符,而导致患者出现不满意。在咨询过程中,需要对实际可以达到的目标进行充分详细的讨论,要向患者解释现有的植发技术不能改变头发的数量,医生只是"重新分布"现有的头发,在整体效果上取得改善。

需要让患者理解,如果在整个稀疏区域均匀地重新分布可用的头发所能达到的美容效果往往是最差的。应让患者注意到自己目前的发型存在问题的地方,从而决定哪个部位(如果有选择的话)是最重要的。术前可以问患者:"如果只能选择一个区域来加厚,你选哪个?"

通常,所治疗的区域包括以下一项或多项:发际线、发际线后方的额部中央区、期望的比例线、顶部中心区、后退的额颞角以及中央靠后区域。如果不确定哪些区域最稀疏、哪里可找到安全供区、哪些区域的脱发最严重,可以通过润湿头发并将其向多个方向梳理来判断。记住,所有毛发移植手术实际上都是艺术作品,是利用最少数量毛发产生高密度的假象,因此最终决定哪些区域需要处理至关重要。

要计划去处理一个比想象更小的区域。用记号笔清晰地勾勒出这个区域(图 8-4-1),要多拍摄照片,最好干、湿都有,确保与患者期望一致。如果可供移植的毛囊数多于预期,则可以覆盖次要区域。植发医生只能勾画主要的关注区域,等待手术后再看是否有足够的移植体来覆盖其他区域。患者与医生可以协商决定要处理的额外覆盖区域。当然,首先需要完成重点区域的覆盖。其次,受区可用稍低的密度来覆盖。如果移植的区域太大,手术前后照片对比时会没什么明显的区别,届时患者一定会倍感失望。

设计女性发际线也要像设计男性发际线一样,根据不同患者的年龄、面部轮廓还有个人期望进行合理设计。研究表面,正常女性的发际线形态有圆形、M 形、矩形、钟形及三角形(图 8-4-2),我国女性的发际线以矩形为

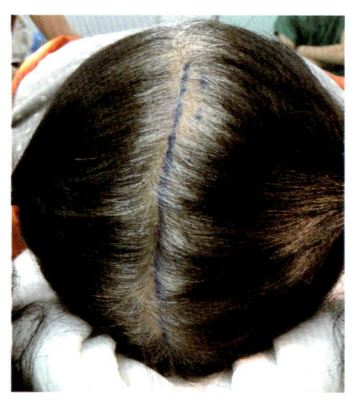

图8-4-1 女性顶部受区设计

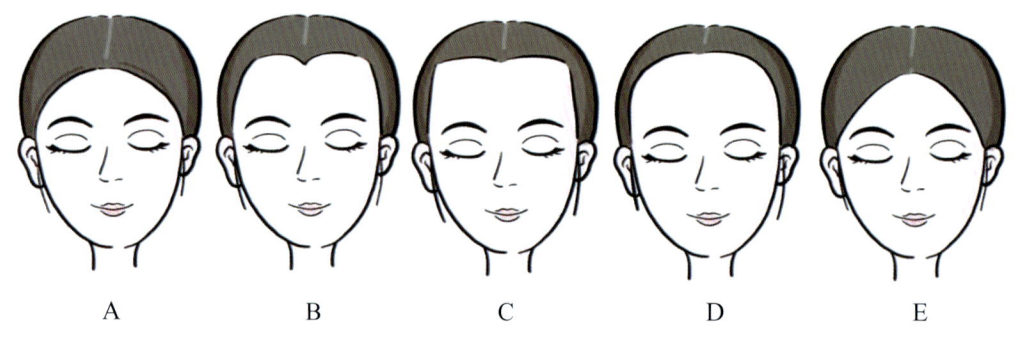

图8-4-2 正常女性的发际线形态
A.圆形 B.M形 C.矩形 D.钟形 E.三角形

最多见，前发际线高度均值为6.4cm±0.5cm。随着年龄的增长，前发际线前缘有后退的迹象。前发际线宽度与形态相关，M形最宽，三角形最窄。设计发际线时要以美人尖峰顶点、颞点及鬓角远端点作连接线，根据不同的额颞角后退严重度进行适度调整。另外，值得注意的是，女性前发际线毛发生长方向跟男性有所不同，并非大部分往前生长。大部分女性在美人尖两侧约1～2cm处，毛发生长方向从前转为向外侧生长。

二、供区选择

可利用移植体的数量在不同个体之间,或相同个体不同时间段变化是较大的。有研究者发现,脱发仅限于前额区域的患者,其供区密度较高;而典型的女性型脱发患者其供区密度较低。此外,女性供区毛发微型化的问题变得越来越显著,尽管多次测量的方法有助于医生评估患者是否适合植发,但最终还是取决于医生的整体评估,包括植发受区的范围及患者的期望。随着时间的推移,受区脱发将继续进展,新定位的供区毛发也如此。在受区植入毛发的存活只是相对持久,一些供区应该留待未来备用,以备将来再有脱发时重新规划具有最大美容效果的受区。

由于女性脱发患者存在供区整体毛发变稀的情况,因此如果需要尽可能多地提取毛囊单位(超过2000个毛囊单位)进行顶部覆盖的话,首先选择FUT技术,可以最大程度地保证所提毛囊的存活质量(图8-4-3)。如果女性发际线调整所需毛囊单位少于2000个,且供区没有整体变稀,可以采用FUE技术进行提取(图8-4-4)。

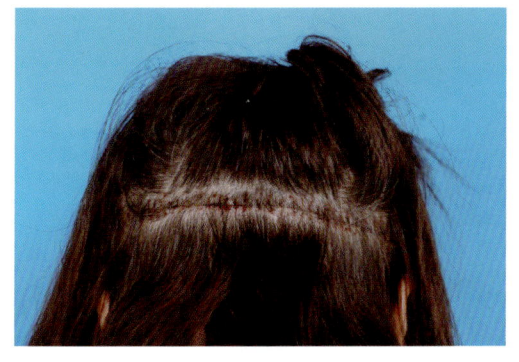

图8-4-3 女性FUT技术供区

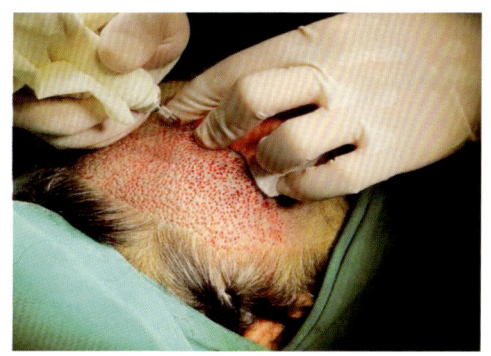

图8-4-4 女性FUE技术供区

三、受区毛囊单位分布

手术方案还应包括评估不同根数毛发的移植体如何在受区合理排布。质量最好、最细的单根毛囊单位应挑选出来放在最前排,后几排可使用普通直径的含1～2根毛发的毛囊单位移植体。有些患者的供区可分离出相当数量的含3～4根毛发的移植体，这些毛囊单位可产生非常明显的覆盖效果，因此可放置在需要更高密度移植的区域，例如发际线后方的额部中央区。如果患者没有这些较大的移植体，将含1～2根毛发的移植体同时放入，也可以达到相同的效果。

四、打孔方法和技巧

一般女性都难以接受剃光头植发的过程，不剃头植发越来越受到女性朋友的欢迎（图8-4-5）。但是不剃头植发对医生和护士的技术要求很高，花费的时间也很长，需要有足够的耐心和精力来对待。一般女性都希望在头顶部进行加密，头顶加密打孔的方法常见的有以下几种：

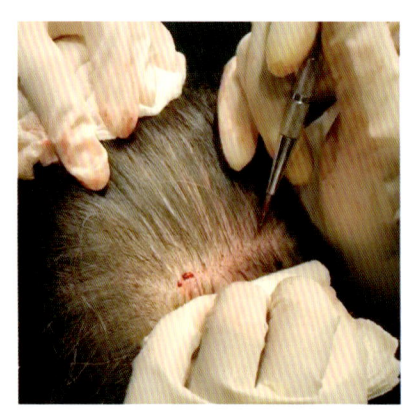

图8-4-5 不剃发打孔

1.矢状打孔　助理用右手持弯镊，在患者头顶前额处分出一道发缝，并用弯镊顺势把分开的头发压住；左手拿纱布，将另一侧头发固定。医生从右往左在发缝稀疏处需要加密的部位打孔；间隔2～3mm后再分出一道发缝，在发缝稀疏部位继续打孔。

2.冠状打孔　助理用弯镊在患者头顶最右侧从发旋往前额处分出发缝，

医生同样从头顶往前额在毛发空缺处打孔，然后间隔 2～3mm 再分出一道发缝，在毛发空缺处继续打孔。

五、种植方法和技巧

1. 如女性不剃头，在头顶加密植发会大幅度增加植入难度，需要助理默契配合。一般来说有 2 位助理同时种植，右侧助理从患者头顶中间开始往发际前缘种植，左侧助理从患者头顶左下方从下往上种植，两者留出足够空间，以防双手、双镊交叉，导致植入的毛囊不慎被带出。

2. 种植笔种植的方法比较简单，但至少需要 2 位安装种植笔的助理，其中一位助理配合医生一层一层地分开头发。医生用种植笔在毛发空缺处把毛囊即刻植入皮下。

3. 用 20～21G 针头即插即种。这种方法适合 2 个人操作，医生坐在患者头顶正位，先用血管钳或夹子把后面和顶部的头发往后夹住，从前发际缘开始往后种植。助理右手持镊子，把发缝分开并压住发束。医生一边用针头打孔，一边即刻插入移植体，间隔 2～3mm 后再分出一道发缝，继续在稀疏部位边打孔边种植，一直往后顶部移动，直至全部种完（图 8-4-6）。

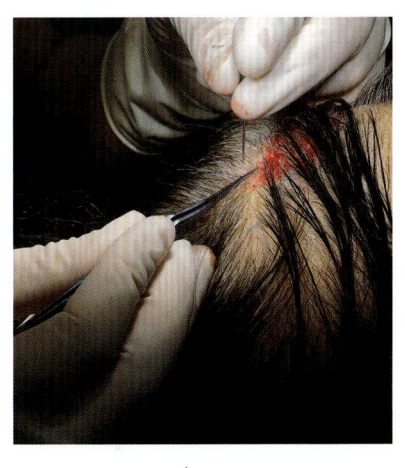
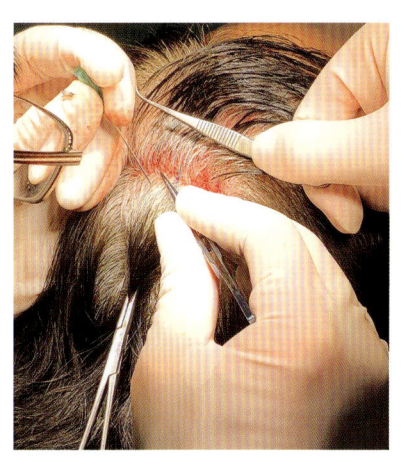

A　　　　　　　　　　　　B

图 8-4-6　即插即种，从发际前缘往后顶部移动
A. 即插即种　B. 用血管钳压住头发，可以充分暴露植发部位

4. 毛发种植结束清洗时，要小心翼翼地反复检测，检查有没有植入的毛囊单位被带出，有没有跳空植入或者漏植，确保每一个孔隙都植入移植体。然后用吹风机冷风挡吹干头发，包扎即可（图8-4-7）。

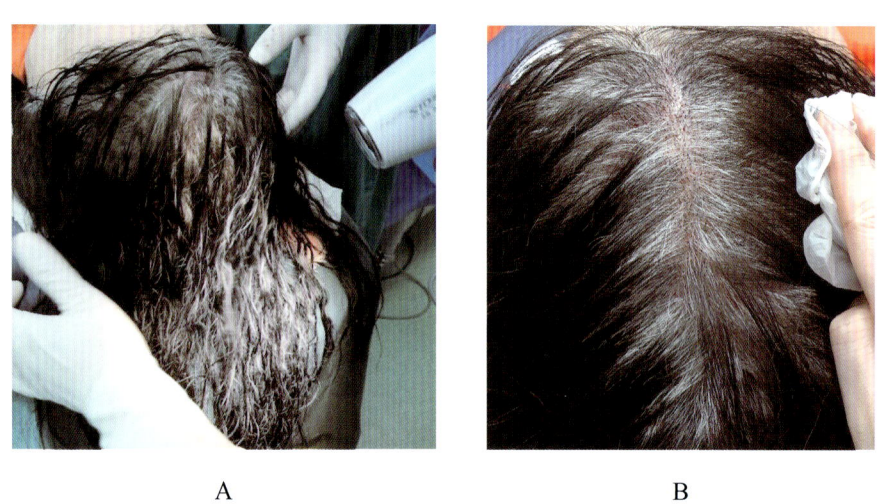

A B

图8-4-7 结束后清洗和吹干
A. 清洗和吹干头发 B. 术后即刻

（刘裴华）

参考文献

[1] 张迎春，吕中法，朱健伟.女性型脱发的临床进展[J].中华皮肤科杂志，2017，50（10）：770-773.

[2] 张菊芳.毛发整形美容学[M].杭州：浙江科学技术出版社，2013：251-253.

[3] 董青，唐莉，曹蕾，等.女性前发际线的临床研究[J].临床皮肤科杂志，2016，45（6）：405-410.

[4] 贾明，张菊芳，王宇燕，等.应用自体毛囊单位毛发移植术重建女性发际线[J].中华整形外科杂志，2014，30（1）：60-63.

[5] 祝飞，陈海华，程含晶，等.毛囊单位提取技术在女性发际线重建中的应用[J].中国美容整形外科杂志，2015，26（11）：651-653.

[6] 西兰，叶艳婷，赵莹，等.50例女性型脱发的临床研究[J].皮肤性病诊疗学杂志，2011，18（6）：363-368.

[7] 蒋朔，常兴华，张晨，等.东方女性面部美学标准的量化[J].中华整形外科杂志，2011，3（27）：151-154.

[8] 王志军，高景恒，彭庆星，等.容貌美的软组织形态结构基础[J].实用美容整形外科杂志，2001，12（6）：283-285.

[9] 贾明，张菊芳，王宇燕，等.应用自体毛囊单位毛发移植术重建女性发际线[J].中华整形外科杂志，2014，30（1）：60-63.

[10] Ramirez A L, Ende K H, Kabaker S S. Correction of the high female hairline[J]. Arch Facial Plast Surg, 2009, 11(2): 84-90.

[11] Park H S, Kim J Y, Choe Y S, et al. Ahemative method for creating fine

hairs with hair removal laser in hair transplantation for hairline correction[J]. Ann Dermatol, 2015, 27(1): 21-25.

[12] Park I, Bang C Y, Kang M J, et al. Female hairline preference among various segments of the Korean population[J]. Ann Dermatol, 2014, 26(5): 647-649.

[13] Park J H. Side-hairline correction in Korean female patients[J]. Plast Reconstr Surg Glob Open, 2015, 3(3): e336.

[14] Ramos P M, Miot H A. Female pattern hair loss: a clinical and pathophysiological review[J]. An Bras Dermatol, 2015, 90(4): 529-543.

[15] Ludwig E. Classification of the types of androgenetic alopecia (common baldness) occurring in the female sex[J]. Br J Dermatol, 1977, 97(3): 247-254.

[16] Sinclair R, Wewerinke M, Jolley D. Treatment of female pattern hair loss with oral antiandrogens[J]. Br J Dermatol, 2005, 152(3): 466-473.

[17] Olsen E A. Current and novel methods for assessing efficacy of hair growth promoters in pattern hair loss[J]. J Am Acad Dermatol, 2003, 48(2): 253-262.

[18] Lee W S, Oh Y, Ji J H, et al. Analysis of familial factors using the basic and specific (BASP) classification in Korean patients with androgenetic alopecia[J]. J Am Acad Dermatol, 2011, 65(1): 40-47.

[19] Patel M, Harrison S, Sinclair R. Drugs and hair loss[J]. Dermatol Clin, 2013, 31(1): 67-73.

[20] Ruiz-Ramos J, Salavert-Lleti M, Monte-Boquet E, et al. Anidulafungin-induced alopecia[J]. Ann Pharmacother, 2014, 48(5): 660-662.

[21] Harfmann K L, Bechtel M A. Hair loss in women[J]. Clin Obstetr Gynecol, 2015, 58(1): 185-199.

[22] Guzman-Sanchez D, Asz-Sigall D. Alopecias due to drugs and other skin and systemic disorders[J]. Curr Probl Dermatol, 2015, 47: 97-106.

[23] Belum V R, Marulanda K, Ensslin C, et al. Alopecia in patients treated with molecularly targeted anticancer therapies[J]. Ann Oncol, 2015, 26(12): 2496-2502.

[24] Grover C, Khurana A. Telogen effluvium[J]. Indian J Dermatol Venereol Leprol, 2013, 79(5): 591-603.

[25] Lee I J, Jung J H, Lee Y R, et al. Guidelines on hair restoration for East Asian patients[J]. Dermatol Surg, 2016, 42(7): 883-892.

[26] Unger W P, Shapiro R, Unger R, et al. Hair transplantation[M]. 5th ed. London: Informa Healthcare, 2011: 182-185.

[27] Jung J H, Rah D K, Yun I S. Classification of the female hairline and refined hairline correction techniques for Asian women[J]. Dermatol Surg, 2011, 37(4): 495-500.

[28] Park J H. Novel principles and techniques to create a natural design in female hairline correction surgery[J]. Plast Reconstr Surg Glob Open, 2015, 3(12): e589.

第九章

特殊部位的毛发移植

第一节 眉毛移植

作为容貌的重要结构之一，眉毛能传神地表现人的内心和性格特征。左右对称、浓淡相宜、粗细适中的双眉，对协调、平衡面部结构之间的关系，显示情感个性、烘托容貌美等均具有重要作用和意义，故有"面之有眉，犹屋之有宇"的说法。此外，眉毛还被认为是面部表情的符号，对于动态和静态下的面部美学均起着非常重要的烘托作用。

一、眉毛的美学特点及分型

眉，横卧于眉弓表面，起自眼眶的内上角，沿眶上缘向外略呈弧形，表面生有约 200 根硬质短毛，稍稍隆起而富于立体性。眉毛左、右各一，相互对称。双眉的位置、形态、长短、眉毛色泽应相互对称，并与颜面各部位协调一致。若以三庭为标准，双眉位于上庭与中庭交界处。

眉毛有多种分型方式，通常以眉毛的形态、位置、疏密等作为分型依据。在中国，眉形的分类独具传统美学特色。通常以眉毛的形状相似于某物而以该物来命名。眉毛的形态可衬托一个人的气质和性格，如新月形眉给人以柔美、秀丽之感，被人称为美人眉；柳叶眉则给人活泼、开朗、大方之感等（图9-1-1）。图9-1-2为一些特殊眉形。

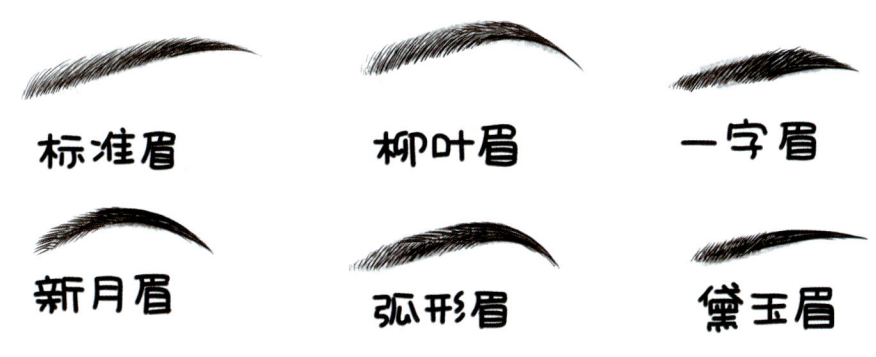

图9-1-1 常见眉形

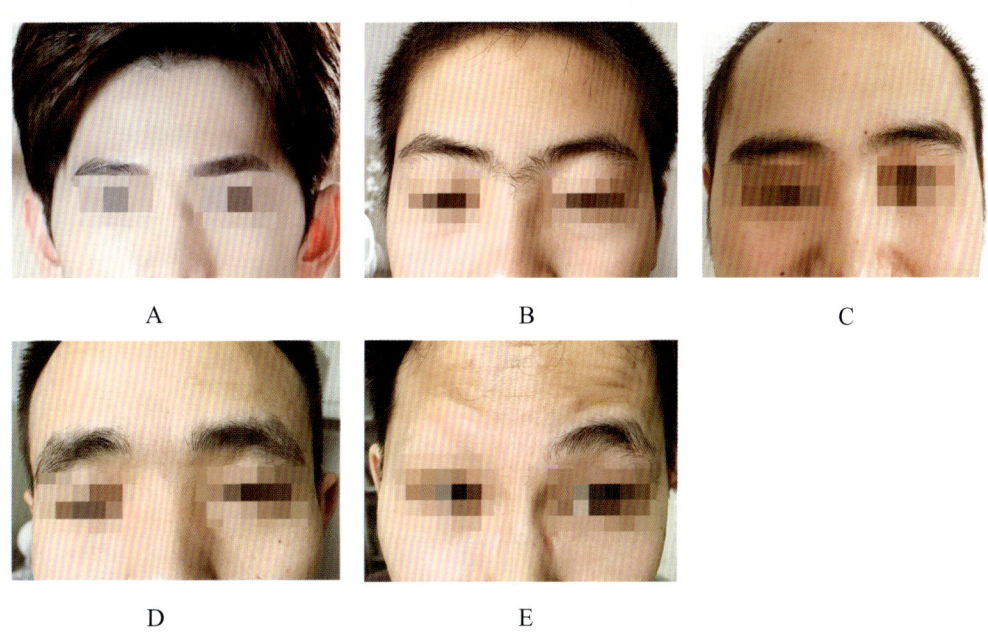

图9-1-2 特殊眉形
A.男性舞台眉 B.连心眉 C.不对称眉 D.八字眉 E.单眉

关于理想的眉形，在美学上并没有达成共识，因为美感具有民族差异性、时代差异性以及阶级差异性。同时，眉形也与年龄、性别、种族、遗传、健康状态和饮食习惯等有关。但大体而言，一副理想的眉，应具备下列基本条件：

1. 眉头位于内眦垂线上，沿着眶缘或高于眼眶；眉峰位于眉的中、外1/3交界处；眉尾抵达鼻翼至外眦延长线。

2. 眉眼间距（瞳孔中心至眉毛上缘的距离）为2.5cm较佳；男性眉毛长度通常为5～5.5cm，最大宽度不超过1.5cm；女性眉毛长度通常为5cm左右，最大宽度不超过1.3cm。

3. 眉毛沿着眼眶弧度微微向上隆起，男性多为剑眉或一字眉，女性多为新月眉或柳叶眉。

4. 男性眉毛宜浓密，女性眉毛宜稍疏淡；眉色光泽一致，具有完整性；左右对称。

5. 眉形应与面部轮廓具有协调性。如长脸型应选择较平坦的眉形，眉梢要指向耳尖，视觉上缓和三庭过长；方脸型应选择眉弓弧度相对平缓、眉峰在角膜外侧缘之外，并且眉尾指向耳中份的眉形，缓和下颌角过大的视觉效应；圆脸型应选择倾向于稍微高拱的眉形，眉峰尽量向外靠近眉尾，从而增加面部的角度等。

二、眉毛的解剖结构

眉毛自内向外可分为眉头、眉体、眉峰、眉尾四部分（图9-1-3）。

1. **眉头** 眉毛尖部细而疏，多伸向内上方；中部稍浓密，朝向上方；近体部眉毛则较浓密，朝向外上方。

2. **眉体** 眉毛粗而密，黑而长，分为上、中、下三部分。上、中部均向外下方生长，下部可轻微向后上方生长，使眉毛富于立体美感。

3. **眉峰** 为眉的最高点，位于眉的中、外1/3交界处的黄金分割点。眉毛也最浓密、粗黑。

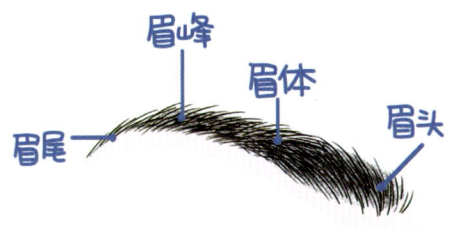

图9-1-3　眉毛的组成

4.眉尾　多成细长状伸向外下方，眉毛细而软，色最淡，延伸到尾端逐渐稀疏。

三、眉毛移植的术前评估及准备

眉毛移植是一项集经验技术、审美观、态度于一体的医学和艺术相结合的综合技术。作为毛发移植术中难度较高的项目之一，眉毛移植术前要做详细的评估及准备。

（一）适应证

1.创伤，例如手术、烧伤、灼伤、裂伤、文眉后脱眉所引起的部分或完全缺失等。

2.先天性眉毛缺失。

3.不活动的自身免疫性疾病，如斑秃。

4.眉毛过于稀疏或正常眉毛需要加密。

5.眉毛过短或不够宽。

6.眉毛密度不均匀。

7.因个人需要想改变眉形者。

（二）禁忌证及相对禁忌证

1.拔毛癖。

2. 皮肤病学相关疾病活动期，如扁平苔藓和斑秃。

3. 出血性疾病。

4. 体象障碍。

5. 术区有感染性病灶存在。

注意：若患者的上睑、眉弓或额部有明显畸形，应先矫正这类畸形。

（三）患者的心理准备

1. 眉毛种植效果。眉毛移植通常选用头发，因此移植的眉毛具有持续生长的特点，故要让求美者认识到种植的眉毛需要定期修剪的特点。

2. 麻醉时的疼痛。眉毛移植通常采用局麻，必要时使用一些镇静药物。麻醉的过程中可能会有疼痛感，疼痛程度与肌肉注射类似，患者可完全耐受。

3. 手术时间。眉毛缺损的程度决定了需要移植的毛囊单位数量，同时也决定了手术时间的长短，一般介于 0.5～3 小时之间，不熟练者时间更长。

4. 眉毛移植术后同样有一个较长的恢复期，最终的效果需要 6～9 个月才能完全显现。

5. 任何手术都不可能保证两侧绝对对称，眉毛移植也不例外。

（四）术前身体状况检查及准备

1. 血液检查：血常规、凝血功能、血生化、术前四项等。

2. 心电图、血压等，询问是否有严重的颈椎病变，以免术后加重。

（五）术前摄像

1. 术前拍照三个位置（前正位，左、右侧 45°位）必须齐全。

2. 拍照时的光线适中，不可用强闪光灯，以免曝光过度。

3. 拍照需选用纯白色或纯蓝色作为背景，不可用彩色或者黑色背景，以免造成毛发情况无法对比。

（六）术前告知和签字

手术前必须由手术医生本人与求美者充分沟通交流，签署有关眉毛种植的医疗知情同意书。

四、眉毛的术前设计和供区选择

（一）术前设计

依照求美者的面部轮廓特点和个体要求进行设计。设计时，通常让求美者取坐位，对于年龄偏大的求美者更应如此。在设计眉形时，还应充分考虑求美者以后是否有脸型变化的需求，以便未雨绸缪。

（二）供区选择

最好的位置通常是耳郭后上方和后枕部靠下发际缘、颞部发际线边缘较细小的毛发，也可以选择枕中部区域细软的毛发，尽可能挑选较细的受区毛发与现有的眉毛匹配（图9-1-4）。

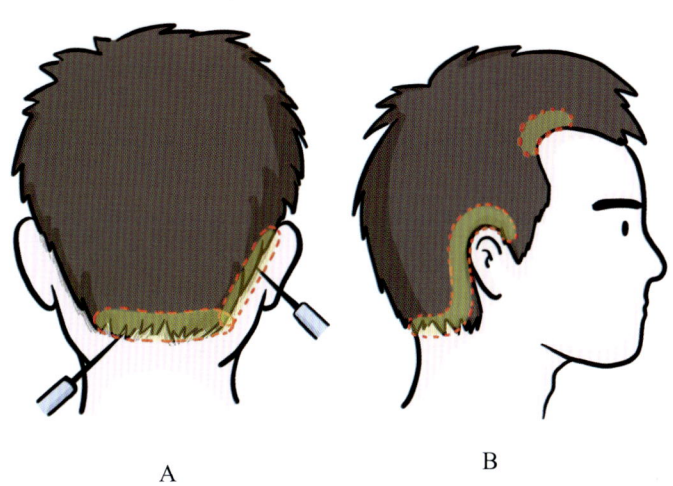

图9-1-4 眉毛移植供区选择
A.后位　B.侧位

五、眉毛移植的手术过程

（一）供区麻醉

在标定的拟取发区域的边界进行环形封闭麻醉，具体方法见第六章第二节"供区麻醉"。

（二）受区麻醉

用含 1:100000 肾上腺素的 1% 利多卡因溶液 5ml 作局部浸润麻醉，尽量减少麻醉药物用量，以免两侧肿胀引起的不对称。表浅注射，以免血肿，并使用 30G 注射器针头注射麻药。

（三）手术体位

提取后枕部毛囊单位时，求美者可采取俯卧位或坐位；提取耳后缘或者颞部毛囊单位时，求美者可采取侧卧位、俯卧位或坐位。种植时求美者取半卧位或者平卧位。

（四）毛囊单位的获取与处理

可以采用 FUT 或 FUE 的方法获取毛囊。如果采用 FUE 方法获取毛囊单位，则建议保留暴露在头皮外的毛干 3～5mm，在 3～5 倍体视镜下将获取的毛囊单位分离成含有 1 根毛干的移植体，同时去除其表皮，将获取的毛囊单位按照直径的粗细进行归类，保存于 4℃的林格氏液中。要特别注意保持移植体的绝对湿润。

（五）毛囊单位的种植

选用 23G 或 25G 针打孔，打孔时尽量贴近平行于皮肤，打孔深度不要超过 5mm，打孔的方向依照眉毛自然生长的方向进行。在种植过程中，可以一个医生独自打孔种植；也可以一个医生打孔，另一个医生或助理负责将分离好的单根毛囊单位放入孔内。注意移植体直径粗细的划分，细软的毛发种植在边缘及眉头部位，较粗且颜色深的毛发种植在中间及眉体部位（图9-1-5）。男性眉毛应稍宽和浓密，女性眉毛应略窄和稍疏淡。手术结束后，由医生和患者对眉毛的对称性和整体外观进行评估。如有不满意，可以进行细微调整。

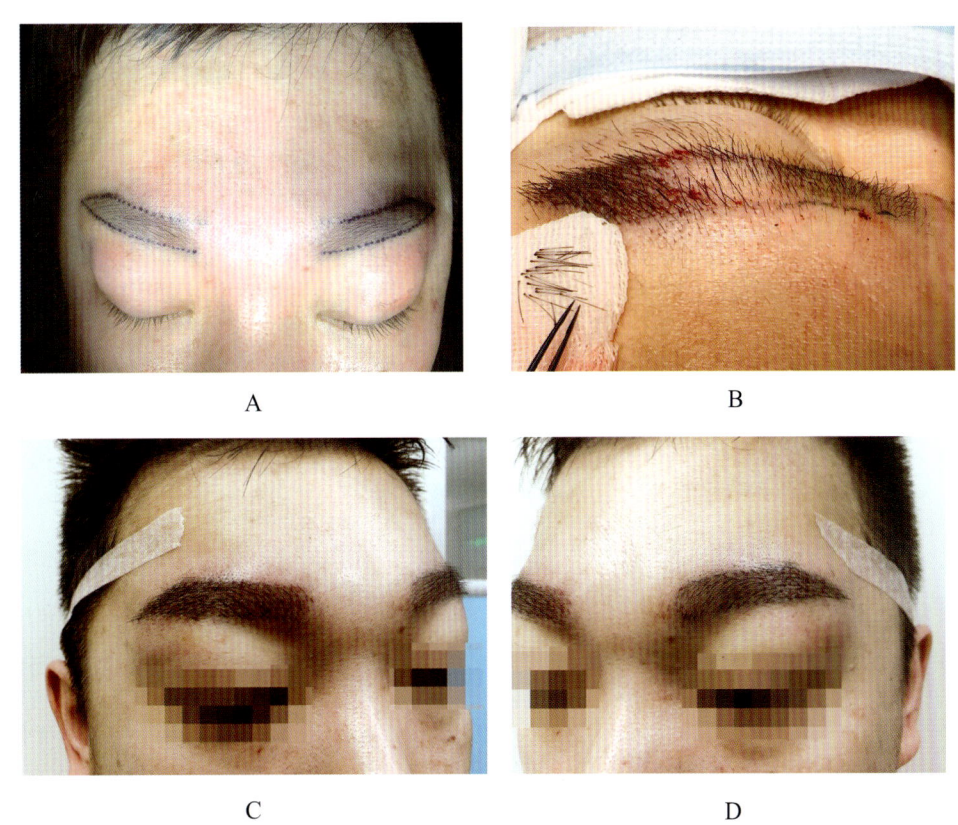

图9-1-5 眉毛种植过程中的要点
A.术前定位　B.贴近皮肤进针植入　C、D.术后调整，使毛发内粗外细分布

（六）对眉头的处理要点

1. 通常不移植眉头。

2. 如果确实要移植眉头，则选择细软的毛发移植。

3. 注意眉头移植的方向，切忌一味向内向上，可以顺着眉体方向移植，不然移植的眉毛因为不断生长显得凌乱不顺。

六、眉毛移植的术后护理及注意事项

（一）术区处理

术后供区涂抹适量抗生素眼膏，创造一个适当的湿度平衡以促进伤口愈合；根据情况进行适当包扎；使种植的眉毛暴露，不做任何处理，避免摩擦。

（二）术后清洁

术后第 2～3 天进行术区清洗。早期使用温和低敏的洗发水对术区进行清洗，注意清洗时动作轻柔，用指腹轻揉融化血痂；不宜搔抓，以防止移植体被带出皮肤。若清洗时发现移植的毛发被带出，应立即用显微镊子再次植入。洗完后用吹风机凉风吹干。术后 5 天，术区可以进行正常清洗。

（三）术后处理

一般在术后 2～5 天可能会出现肿胀和瘀青，主要分布在眼周和眉间，极少数会顺延至脸颊。通常可以在术后服用一些激素等消肿的药物，预防肿胀；入睡时，尽量抬高头部以缓解肿胀。一般在术后 5～7 天，肿胀会自行消退。

（四）术后拆线

如果采用 FUT 方式获取毛囊，一般需要在术后 7～9 天拆除手术缝线。

（五）其他事项

术后避免摩擦，避免辛辣刺激食物，严禁吸烟（包括二手烟）和饮酒。

七、眉毛移植术后的生长规律

植眉后也常常会有一个正常毛发脱落期。通常在术后 2 周左右开始脱落，

4～6个月后再次长出，此后通常需要每6～8天对新生的眉毛修剪一次。种植的眉毛是否会随着时间的延长变得接近于自然眉毛的生长速度，目前尚缺乏这方面的研究数据。

八、经典案例

患者，女性，双侧眉毛稀疏，每侧移植250个单根毛囊单位，术后7个月，眉毛成活良好（图9-1-6）。

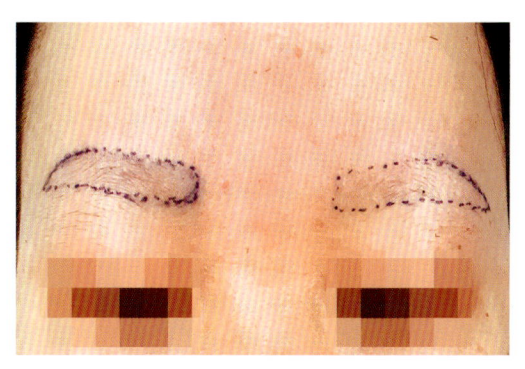 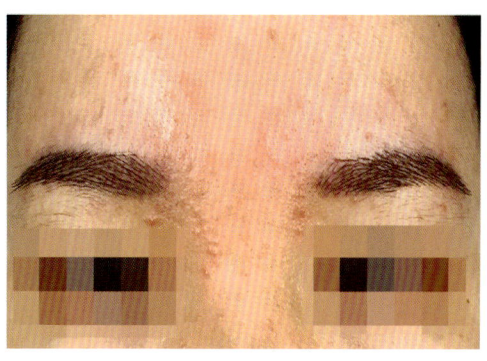

A　　　　　　　　　　　　　B

图9-1-6　双侧眉毛稀疏，每侧移植250个单根毛囊单位
A. 术前　B. 术后7个月效果

九、特殊案例

（一）案例一

患者，女性，右侧脸颊黑毛痣植皮术后25年，右侧眉毛外2/3缺损，内1/3黑毛痣组织，两侧明显不对称（图9-1-7）。

1. 设计：尽可能与对侧眉毛对称。
2. 切除原有黑毛痣部分。
3. 从耳后采用FUE技术提取40个单根毛发移植到受区。
4. 1年后复诊，两侧位置基本对称，成活率达90%，但一次移植密度达不到正常数量。

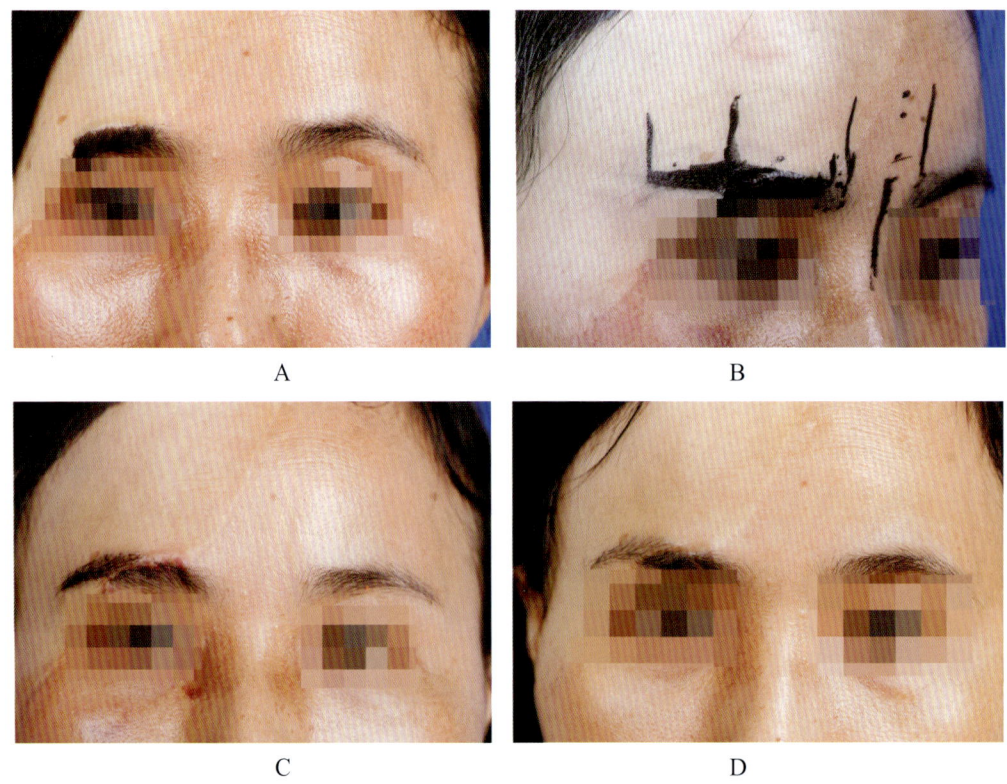

图9-1-7 患者，女性，右侧脸颊黑毛痣植皮术后25年，右侧眉毛外2/3缺损，两侧明显不对称 A.术前 B.术中设计，注意两侧眉形基本对称 C.取耳后毛发移植到眉部，同时修复黑毛痣增厚部分 D.术后1年效果

（二）案例二

患者，男性，在外院行眉毛移植术后粗宽竖立眉形，采用一次激光脱眉后眉毛变淡变细（9-1-8）。

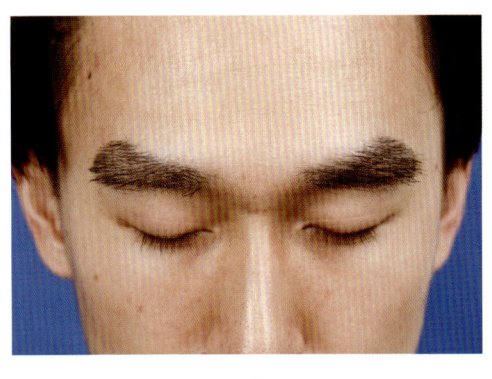
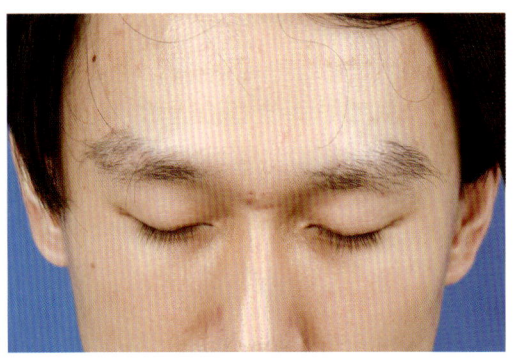

图9-1-8 患者,男性,在外院行眉毛移植术后粗宽竖立眉形
A.植眉后粗宽竖立眉形 B.一次激光脱眉后3个月,眉毛变淡变细

(苗勇,吴巍,张菊芳)

第二节 睫毛移植

一、睫毛的美学特点和分类

睫毛既对人的面部外观很重要,同时也有其不可低估的功能。浓密卷翘的长睫毛会令眼睛显得更大、更有神,而且具有保护眼球不受粉尘入侵等作用。睫毛的外观不同,主要分为三类:Pussycat Doll(内短外长型)、Cabaret(内、中、外均匀长度,粗细交错型)、Hollywood(内、外侧短,中间长型)。

二、睫毛的解剖结构

睫毛位于睑缘前,分上、下睑睫毛,呈扇形放射状生长且排列整齐。上睑睫毛一般100～150根,排列成2～3排,长度一般在5～12mm之间,末梢尖端略向上翘。下睑睫毛一般1～2排,50～75根。

三、睫毛移植的术前评估及准备

（一）睫毛移植的适应证

1. 先天性无睫毛（如无汗症、硬皮病、面裂）或拔毛癖造成的睫毛缺失或者稀少。

2. 不活动的自身免疫性疾病，如斑秃。

3. 使用激光或者酸性物质去除文绣引起的睫毛缺失，及外伤、裂伤、烧伤等引起的睫毛缺失。

4. 感染后形成瘢痕性睫毛缺失。

5. 血管瘤同位素治疗后睫毛缺失。

6. 睑缘分裂痣切除后睫毛缺失。

7. 对原有睫毛不满意的求美者。

（二）睫毛移植的术前评估

1. 完善各项术前检查，如血常规、肝功能、肾功能、血压、HIV、RPR、乙肝三对半、空腹血糖等。

2. 眼部检查，测眼压，排除结膜炎等眼部疾病。

3. 供区毛发无脱发史、无斑秃史。

4. 严重的内眦赘皮、上睑松弛等不建议行睫毛移植术。

5. 供区毛发太粗、太硬者不建议行睫毛移植术。

6. 上睑下垂的求美者不适合行此手术。

7. 睫毛移植术后需要定期修剪，不会修剪、护理睫毛者不建议行此手术。

四、睫毛移植的设计与移植要点

（一）充分的术前沟通

1. 大多数想移植睫毛的求美者所了解的信息均来自网络，可是网络搜索到的睫毛移植图片大部分都是睫毛嫁接的图片，也就是用胶水将假睫毛粘在原有的睫毛根部，达到增多、增密、增长的效果，不能持久。所以术前需要与求美者沟通说明睫毛移植手术的术后效果和术后修剪问题，使其有充分的心理、身体准备。

2.大多数想移植睫毛的求美者都向往拥有像芭比娃娃那样浓密卷翘的睫毛，或者希望术后即可拥有浓密卷翘的睫毛。医生术前需充分交待移植的睫毛与嫁接的睫毛在外观上有一定的差异。主要差异有：

（1）睫毛移植术后2周到2个月会有脱落期，6~9个月才能达到相对理想的外观，且需要定期修剪和适当护理。修剪后的睫毛末梢不是尖端，而是一个平面。

（2）数量上的差异：一次性移植得数量过多，毛囊在睑缘下面的排列就会过度紧密，导致睫毛生长方向不协调；另外，提取的移植体越细软，移植的数量可以越多，一般单侧移植的数量在50~70根。此外，移植浓密卷翘的睫毛，需要在几百根头发中寻找和挑选出适合移植睫毛的细软而卷翘的毛发，其手术时间较长（3~5小时）且手术难度较大。

综上所述，结合求美者原有睫毛条件、供区毛发条件、上睑肌力、眼睑的生理情况、心理预期等综合评估，给出一个合理可行的治疗方案。

（二）供区的选择

1.绝大部分睫毛的直径比头发细软，所以一般选择发际线周围的区域作为供区，比如前发际线、颞侧发际线、后发际线区域的毛发作为供区。最常提取的部位是耳后和颈部区域（图9-2-1）。

2.选择性提取移植体：不是每一根头发都可以作为睫毛的移植体，需要寻找与求美者睫毛相匹配的毛发进行选择性提取，且尽量选择弯曲的毛发，移植以后的效果更好一些（图9-2-2）。

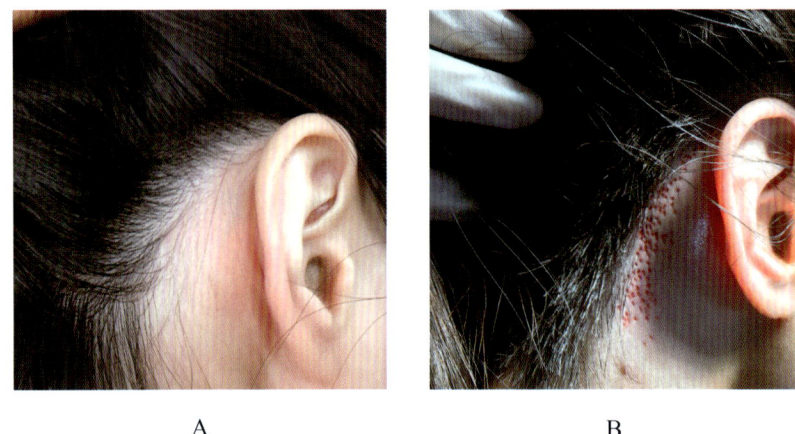

图9-2-1 常提取的部位是耳后和颈部区域
A.暴露耳后区域 B.提取耳后区域的毛发作为供区毛发

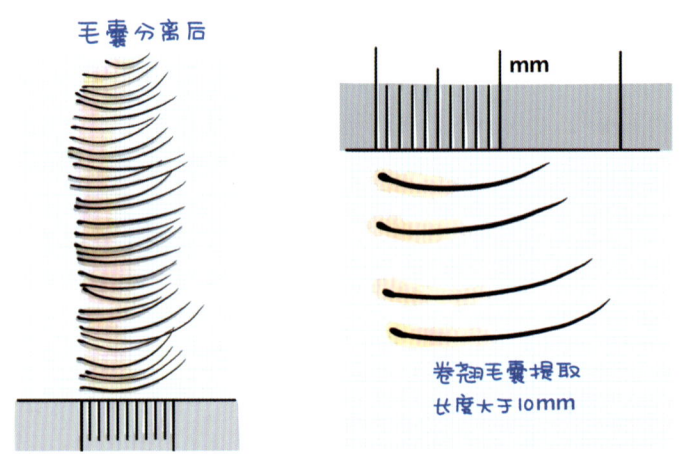

图9-2-2 选择弯曲的毛发移植睫毛

3.门诊接触到很多曾行睫毛移植手术却要求拔出移植体的案例，常见不满意的原因有：

（1）70%是由于移植过粗、过硬的毛发，有些甚至移植的是双根毛发，虽然达到了浓密的外观，可是不自然、不美观，一眼就可以判断出是移植的睫毛。

（2）20%是由于移植的睫毛角度不良，产生倒睫现象。

（3）10%是睑缘经常反复出现长痘痘、皮炎、瘙痒等症状，有些伴有睑缘移植后的睫毛根部皮肤不平，有隆起。图9-2-3为常见的睫毛移植并发症处理。

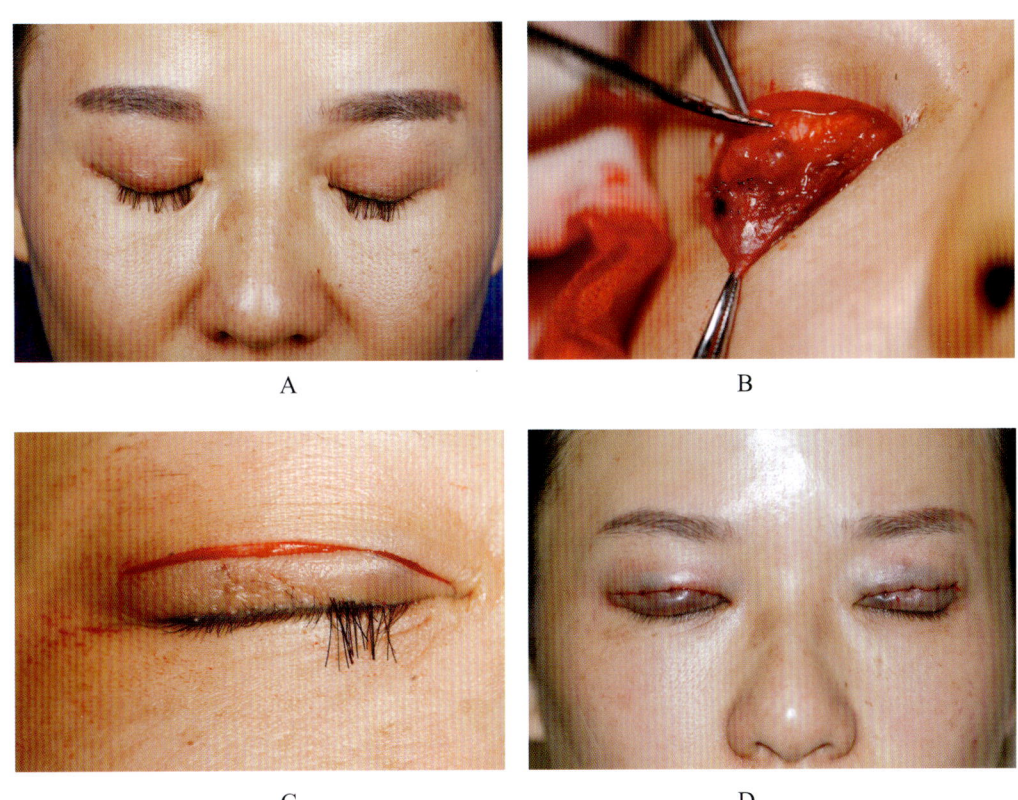

图9-2-3　睫毛移植并发症处理
A.移植睫毛太过粗硬，闭眼时刺激下睑缘皮肤　B.睑缘切口，发现睑板前黏液样囊泡　C.移植睫毛与原睫毛对比（粗细、方向、角度）　D.恢复原有睫毛形态，重睑形成

（三）移植的角度、深度、密度和方向

1.临床多采用种植笔或者注射器针头打孔，打孔针具的直径与提取的细软毛囊的直径相匹配。

2.结合闭眼、睁眼时原有睫毛与睑缘成角的3D结构，根据其自然形成的角度来指导移植体与睑缘的角度。一般情况下，闭眼时睫毛呈扇形放射状排列，移植的睫毛与睑缘之间的夹角与原有睫毛的夹角相一致，甚至更小一些；睁眼时移植的睫毛与虹膜缘大于110°，呈卷翘向上为宜。

3. 移植密度和深度：一般单侧移植的数量在50～70根，毛囊的毛干相对细软，毛囊长度约2～4mm，植入深度约3mm。

4. 移植体分离的要求：在高倍立体显微镜下分离单根毛囊单位，剔除毛囊周围表皮、皮脂腺、结缔组织，仅保留完整的毛囊。

总结：严格把控术前适应证，提取与睫毛直径相匹配的细软毛发作为移植体。控制一次性移植的数量，确保每一个毛囊的方向正确。尽量提取细软卷翘的毛干且长度在8mm左右，以便更好地判断移植后的毛发方向。移植体的分离需要完全去除表皮和皮脂腺，仅保留完整的毛囊，移植的深度约3mm左右。

五、睫毛移植的手术过程

移植的过程包括供区、受区麻醉要点，患者手术体位的选择，移植体的提取、分离、种植，医护人员手术过程中的配合，以及如何提高患者术中舒适度等。

（一）供区选择性提取所需的移植体

由于亚洲人的头发偏黑、粗、硬，与睫毛的质地有很大的差别。为了使移植后的毛发与睫毛更加匹配，一般供区多选择耳后区或者颈部发际线区域的细软卷翘的毛发。将所需的供区毛发修剪至8～10mm长度；求美者扎辫子后躺在植发床上，可以侧卧也可以俯卧，以舒适为宜；然后消毒、铺巾、打麻药，麻药采用含1:100000肾上腺素的1%利多卡因局部麻醉。采用FUE技术提取所需的毛囊单位移植体，提取管的内径为0.6～0.8mm，选择性提取单位移植体后立刻将其放入0～4℃的林格氏液中备用。

（二）分离

将提取出来的移植体精细地分离为单根毛囊单位。

（三）种植睫毛

1. 种植睫毛前，眼部滴注 2～3 滴盐酸奥布卡因，然后把眼球保护罩放进眼内，操作中保护眼球位置：上睫毛以原有睫毛 2～3 排加密为主，左、右侧距内眦角约 5mm。密度：以自然密度为准，以 50～70 个毛囊单位为参考。

方法：把针头弯成 90°，斜面朝上，和原有睫毛成 60° 夹角，进针到肌肉筋膜层，深度 3～4mm，尽可能一次进针。种植镊夹住毛干，沿打孔方向植入分离好的毛囊单位移植体。

2. 通常采用 23G 针头或者 23G 种植笔种植睫毛，单侧移植数量大约在 50～70 根。一般在睫毛移植术后即刻就可以看到自然卷翘的长睫毛。

（四）回植

FUE 技术提取的长卷毛囊分离以后，将其中略短的毛囊单位回植于供区，尽量不浪费每一个毛囊单位。术后第 7 天，供区外观几乎看不出手术的痕迹。

（五）术后包扎

手术结束后，供区外涂红霉素眼膏，无菌纱布外敷，次日清晨可取下。移植的睫毛无须包扎，术后可以冰敷 30～45 分钟。

六、睫毛移植的术后护理及注意事项

叮嘱患者术后 2 天内尽量仰卧位安静休息，减少低头动作。睫毛移植术后，由于没有明显的血痂和痂皮，可在医生指导下在家自行清洗，也可在术后第一天来医院请医护人员清洗睫毛移植区域和供区。术后 3 天可以正常清洗。在术后 72 小时内注意不能用手触碰睫毛移植区域，术后 7～10 天可以将残留的血痂、痂皮彻底清洗干净。

七、睫毛移植术后的生长规律

移植后的睫毛每天都在生长,一般在术后 7 天就可以发现比移植前增长了。术后 2～10 周,移植的睫毛可能出现部分脱落的现象,术后 3～6 个月逐渐长出。一般在术后 10 个月左右就可以达到很好的外观。

八、经典案例

(一)案例一:左侧睫毛部分缺失

患者,男性,21 岁,儿时因左侧眼睑区域血管瘤行同位素治疗,造成左侧睫毛中央 1/3 部分缺失,伴有该区域色素脱失(图 9-2-4)。

操作要点:消毒铺巾后,使用 30G 针头,常规局部麻醉后,在耳后区域提取与其睫毛相匹配的卷翘的毛发,用 23G 针头打孔,采用即插即种的方法进行睫毛移植术,共移植大约 26 根毛发,术后冰敷,无须包扎。术后 11 个月,外观自然,睫毛成活率 80% 左右。

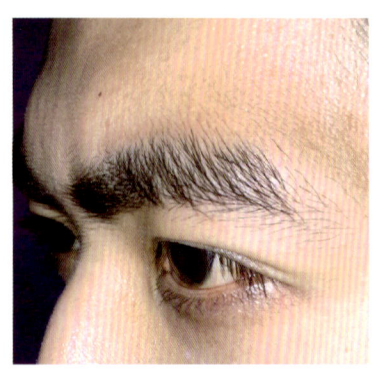
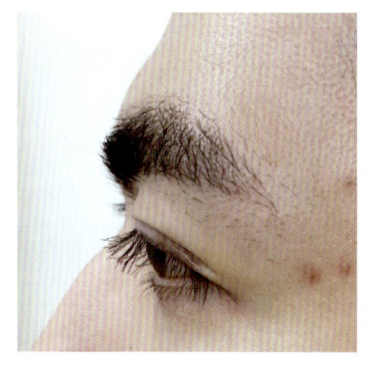

A　　　　　　　　　　　B

图 9-2-4　左侧睫毛部分缺失移植术
A. 左侧睫毛部分缺失　B. 术后 11 个月外观

(二)案例二:右上睑缘部分缺损伴部分睫毛缺失

患者,女性,16 岁,先天性睑缘痣,行睑缘痣切除术后 1 年,右侧眼睑闭合不全，伴右上睑缘内2/3无睫毛。双侧眉毛色黄，睫毛为浅黑色（图9-2-5）。

手术方案：切取右侧带有眉毛的复合组织游离移植至右上睑缘缺损区域。

操作要点：消毒铺巾后，用30G针头局部麻醉，在右侧眉毛中央区域切取20mm×2mm的带有眉毛的复合组织，游离移植于右侧睫毛缺失区域，严密缝合。供区采用6（0）皮内连续的方法缝合，包扎。术后4天，拆除右侧眼睑区域缝线。术后6天，拆除眉毛区域缝线。术后3个月，睫毛部分长出，外观自然。术后2～3年随访，效果满意，眼睑完全可以闭合，达到患者满意的外观。

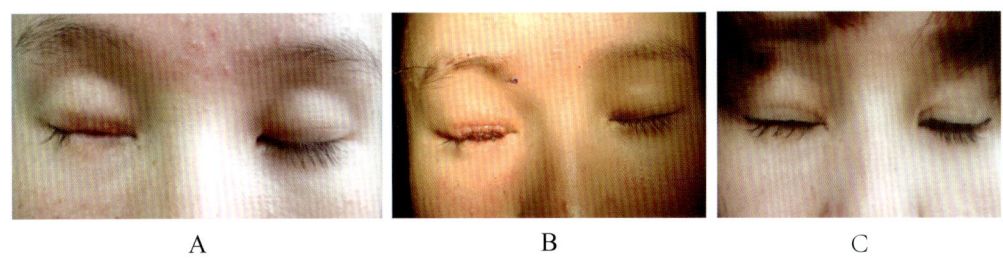

图9-2-5　同侧眉毛复合组织游离移植修复右上睑缘部分缺损
A. 右侧眼睑闭合不全伴右上睑缘2/3无睫毛　B. 取右侧眉毛复合组织游离移植至右上睑缘
C. 术后2年外观

（吴巍，祝飞）

第三节　鬓角移植

一、鬓角的美学特点和分类

鬓角位于耳前发际线，对人的脸部宽度有明显的影响。长而宽的鬓角发际线会显得脸型略窄，且具有更明显的男性特征，很受男性的喜爱。鬓角移植的男、女比例约 20∶1。

根据鬓角发际线的外形可以分为以下几类（图 9-3-1）：

1. 尖形鬓角。
2. 方形鬓角。
3. 连腮鬓角。
4. 靴形鬓角。

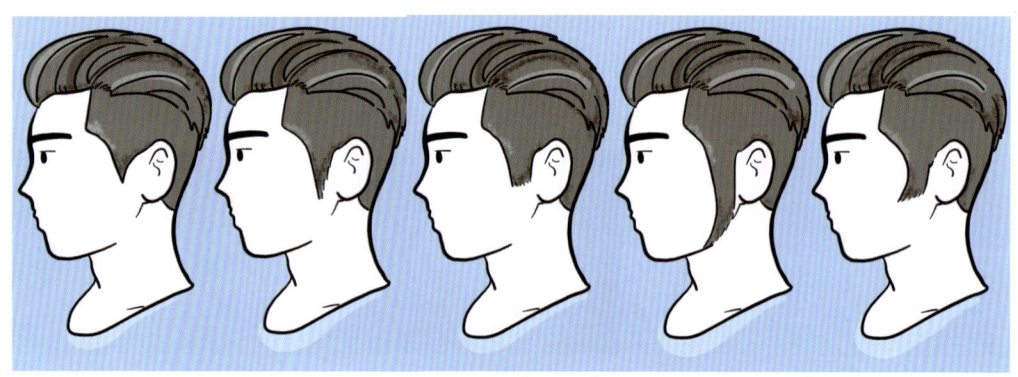

图9-3-1　常见鬓角外形分类

二、鬓角的解剖结构

鬓角位于颞部至耳前的发际线边缘（图 9-3-2），不同的种族，鬓角的外观不同。中国人的鬓角外观相对短、稀疏，仅有不到 30% 的人具有络腮胡和浓密粗长的鬓角发际线。鬓角的毛发密度从上至下，逐渐降低。鬓角发际线边缘区域以单根毛发为主。

绝大部分人的鬓角发际线的下缘属于短毛，其生长特性与长毛不同。

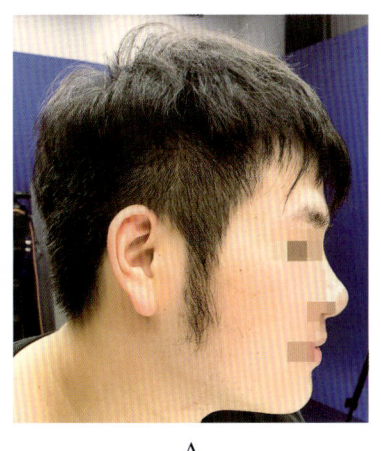 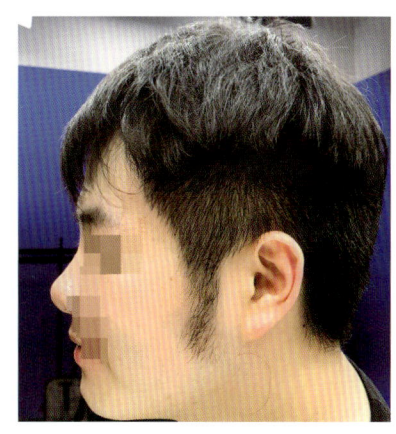

图9-3-2 正常鬓角位置与形态
A.右侧外观 B.左侧外观

三、鬓角移植的术前评估及准备

(一)鬓角移植的适应证

1. 先天性鬓角稀疏或拔毛癖造成的鬓角缺失或者稀少。
2. 不活动的自身免疫性疾病,如斑秃等。
3. 使用激光或者酸性物质去除文绣引起的鬓角缺失,外伤、裂伤、烧伤等引起的鬓角缺失。
4. 感染后形成的瘢痕性鬓角缺失。
5. 对原有鬓角不满意的求美者。

(二)鬓角移植的术前评估

1. 完善各项术前检查,如血常规、肝功能、肾功能、血压、HIV、RPR、乙肝三对半、空腹血糖。
2. 供区毛发无脱发史、无斑秃史。
3. 鬓角移植术后需要定期修短,对于不会修剪、护理鬓角的不建议行此手术。

四、鬓角移植的设计与移植要点

（一）充分的术前沟通

1. 鬓角稀疏的求美者，若伴有前发际线上移的情况，可以一并设计新的发际线轮廓。但是术前需要沟通清楚，伴有雄激素性脱发的求美者，术后建议药物治疗以防原生发继续脱落，造成移植区域与原生发的断层现象。

2. 鬓角移植的求美者，若无脱发、无发际线上移，可以设计与其脸型轮廓相匹配的鬓角外形。

3. 鬓角移植的求美者以男性为主，通常对发际线和鬓角的外观要求比较高。如果是女性求美者，建议选择短的尖形外观的鬓角，如果移植太长的鬓角，移植后的毛发会长得很长，侧面看并不美观，且需定期修短。

综上所述，结合求美者原有的鬓角条件、供区毛发条件、脸型轮廓、心理预期等综合评估，给出一个合理可行的治疗方案。

（二）鬓角的移植数量、角度、生长方向和供区选择

1. 鬓角移植的密度需要参考原鬓角的毛发密度，在原鬓角边缘过渡区域注意衔接带的加密，达到移植后的自然外观。

2. 移植的角度、打孔的深度。

（1）临床多采用宝石刀、种植笔或者注射器针头打孔。打孔的针具直径与提取的毛囊单位直径相匹配，打孔的深度与毛囊单位长度相匹配。移植的鬓角在中央区域与衔接带区域以双根毛发为主，鬓角的边缘以单根毛发为主，且外缘呈小的锯齿状，不建议移植后的鬓角边缘外观过于整齐。

（2）打孔的方向应与原鬓角毛发生长的方向平行，打孔的角度与皮肤表面平行。

（3）移植体分离的要求：在高倍立体显微镜下分离单根毛囊单位和双根毛囊单位。

3. 供区的选择：一般将枕后区作为鬓角移植的供区。

五、鬓角移植的手术过程

移植的过程包括供区、受区麻醉要点,患者手术体位的选择,移植体的提取、分离、种植,医护人员手术过程中的配合,以及患者术中的舒适度如何等。

(一)术前设计

根据患者个人要求,结合其面部轮廓比例、职业、是否有脱发等情况综合设计鬓角形状。

(二)供区选择

1. 一般以优势供区——枕后区作为供区。
2. 将所需的供区毛发修剪至 1～2mm 长度。
3. 患者取卧位,以舒适为宜。
4. 消毒铺巾,采用含 1:100000 肾上腺素的 1% 利多卡因局部麻醉。
5. 提取所需的毛囊单位移植体,FUE 提取管的内径为 0.8mm。

(三)精细分离移植体

将提取出来的移植体精细地分离为单根或双根毛囊单位。

(四)鬓角种植

通常采用不同直径的注射器针头打孔,或者直径 0.8～1.2mm 的宝石刀打孔或种植笔种植鬓角。双根毛囊单位采用 20～22G 针头打孔或者直径 1.2mm 的宝石刀打孔;单根毛囊单位采用 22～23G 针头打孔或者直径 0.8～1mm 的宝石刀打孔。鬓角单侧移植数量一般在 200～500 个毛囊单位。

(五)术后包扎

手术结束后,供区先外涂红霉素眼膏,外敷凡士林油纱布、无菌纱布、弹性透气绷带包扎。鬓角区域可以不包扎,也可以外敷凡士林纱布和无菌纱布后包扎。

六、鬓角移植的术后护理及注意事项

鬓角移植后半小时内冰敷和加压移植区域,次日清晨可清洗换药;移植区域在术后 72 小时内不能用手触碰,注意保护。一般在术后 7～10 天可以恢复自然外观,不影响日常工作。

七、鬓角移植术后的生长规律

移植后的鬓角每天都在生长,一般在术后 7 天就可以发现比移植前增长了。术后 2～10 周,移植的鬓角可能出现部分脱落的现象。术后 3～6 个月,鬓角逐渐长出,一般在术后 10 个月左右就可以达到很好的外观。伴有脱发的男性,一旦移植发际线和鬓角,需要配合药物治疗以防原生发的脱落,影响术后的效果。

八、经典案例

(一)案例一:先天性鬓角稀疏

患者,男性,27 岁,先天性鬓角稀疏,脸型略圆,要求做鬓角移植改善外观(图 9-3-3)。

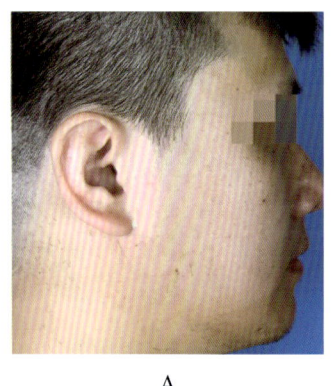
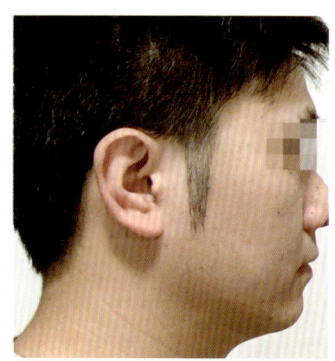

A   B   C

图 9-3-3 案例一
A. 术前   B. 术后   C. 术后 2 年

操作要点：消毒铺巾后，使用30G针头局部麻醉，在枕后区域采用FUE技术提取与其鬓角相匹配的毛发，22G针头打孔种植单根毛囊单位，20G针头打孔种植双根毛囊单位，采用即插即种的方法进行鬓角移植术。术后2年，外观自然，成活率大于90%。

（二）案例二：先天性鬓角稀疏

患者，男性，26岁，先天性鬓角稀疏，脸型略圆，要求做鬓角移植改善外观（图9-3-4）。

操作要点：同案例一。术后18个月，外观自然，成活率大于90%。

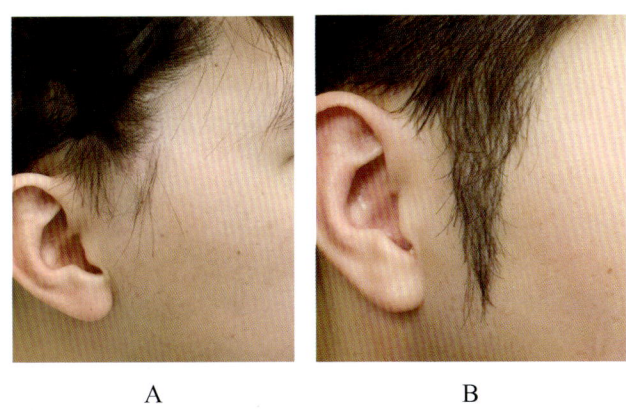

图9-3-4 案例二
A. 术前 B. 术后18个月效果

（刘裴华，吴巍）

第四节 胡须移植

一、胡须的美学特点

无论是中国古代仙风道骨的隐士，还是欧洲中古世纪大把胡子的神秘老者，胡须一直作为男性特征影响着一代又一代的男性。胡须毛发的直径大于头皮毛发，且大多包含单根毛发，而胡须密度在不同种族之间也存在差异。通常印度人、中东人以及欧洲人的密度较高（图9-4-1）。

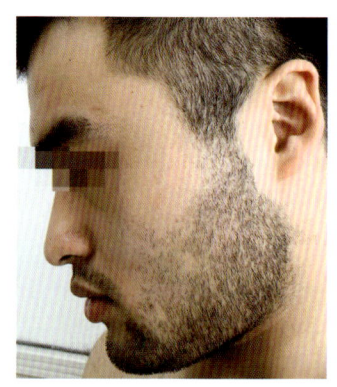

图9-4-1　正常胡须

二、胡须的解剖结构

按照部位，胡须分为唇须、下颏须、络腮须。唇须分布在上唇、下唇、两侧和人中，密度均匀。人中部分密度稍低，方向向下，与皮肤略成角度；左侧胡须毛发方向偏向左下，右侧胡须毛发方向偏向右下；下唇胡须位于下唇正中部，方向向下分散生长，密度较高。下颏部胡须呈分散向下生长，密度均匀；胡须茂密者，延伸至鬓角处，形成络腮胡须。

三、术前评估

（一）适应证

胡须移植的适应证包括由于外科手术或外伤(如烧伤)引起的瘢痕、先天性胡须缺失，以及唇裂修复术后、毛囊炎等引起的胡须缺失。

（二）禁忌证

1.拔毛癣(活动期或是在1年内)。

2. 唇部外伤或者烧伤瘢痕未达半年。

3. 全身性疾病、传染性疾病、凝血功能缺陷等。

4. 体象障碍。

5. 其他严重的心理及精神疾病。

6. 对操作结果抱有不切实际期望者。

四、术前准备

同眉毛移植。

五、手术操作方法及要点

（一）术前设计

胡须形态需要结合患者面部轮廓、性格气质特征、职业需要等因素来设计。设计前需标记移植部位，人中局部解剖正常者不需要种植。如为了覆盖瘢痕，如唇裂患者，可在人中处低密度种植，具体与患者协商后完成设计。面部不同区域，胡须的密度也不相同。正常的成年男性胡须平均密度为 $25 \sim 30 FUs/cm^2$。下颏区域的中央部分胡须密度最高。胡须的生长方向，俯视时以鼻尖为中心，呈放射状向下外方向生长。胡须与人中嵴的角度由基本平行逐渐转变为约5°夹角，侧面观，胡须与上唇皮肤呈25°～35°夹角。

（二）麻醉

局麻药用含 1:100000 肾上腺素的 1% 盐酸利多卡因，联合采用眶下神经阻滞麻醉、区域浸润阻滞麻醉以及术区肿胀麻醉的方法。

（三）移植体获取及分离

考虑到胡须比头发粗壮的特性，供区首选后枕部毛发最粗壮的区域，而获取毛囊的量由设计的胡须面积和密度来决定。可以采用 FUT 或 FUE 技术获取毛囊，在 3～5 倍立体显微镜下将毛囊单位分离成含有 1～2 根毛干的移植体，同时去除其表皮后在 4℃林格氏液中保存。

（四）种植

采取 20～22G 针头打孔，采用即插即种的方法种植，注意方向、角度、密度、深度，避免同一孔二次种植，形成经久不愈的毛囊炎。

六、术后护理及并发症

胡须术区不予包扎。术后第 1 天清洗换药；术后 2～10 天，移植的胡须可出现部分脱落现象；术后 3～6 个月胡须逐渐长出；术后 10 个月胡须完全长出。

自体毛发胡须移植的并发症较少，常见的有血肿、感染、表皮囊肿形成等。囊肿形成与毛囊单位植入过深、毛囊表皮埋入皮下导致，需清创至异物排出后愈合。移植过程中仔细检查，调整移植深度，可有效预防表皮囊肿的发生。

七、经型案例

（一）案列一

患者，男性，因胡须稀疏、部分缺失，要求种植（图 9-4-2）。

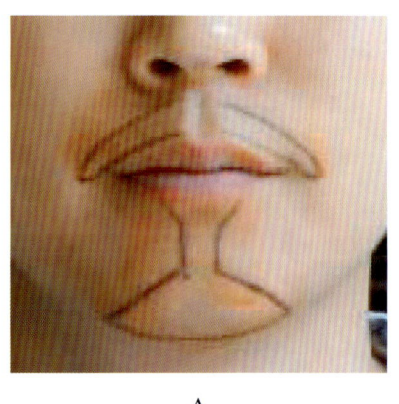
A

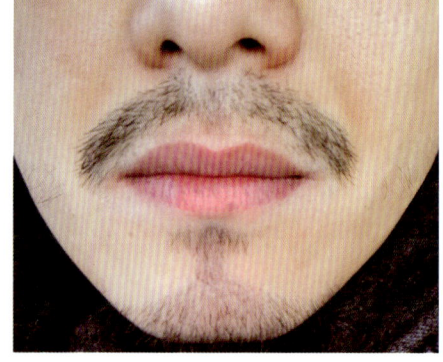
B

图 9-4-2　案例一
A.术前设计　B.移植后 12 个月效果

（二）案列二

患者，男性，因胡须外形欠缺，要求特殊胡须造型（图9-4-3）。

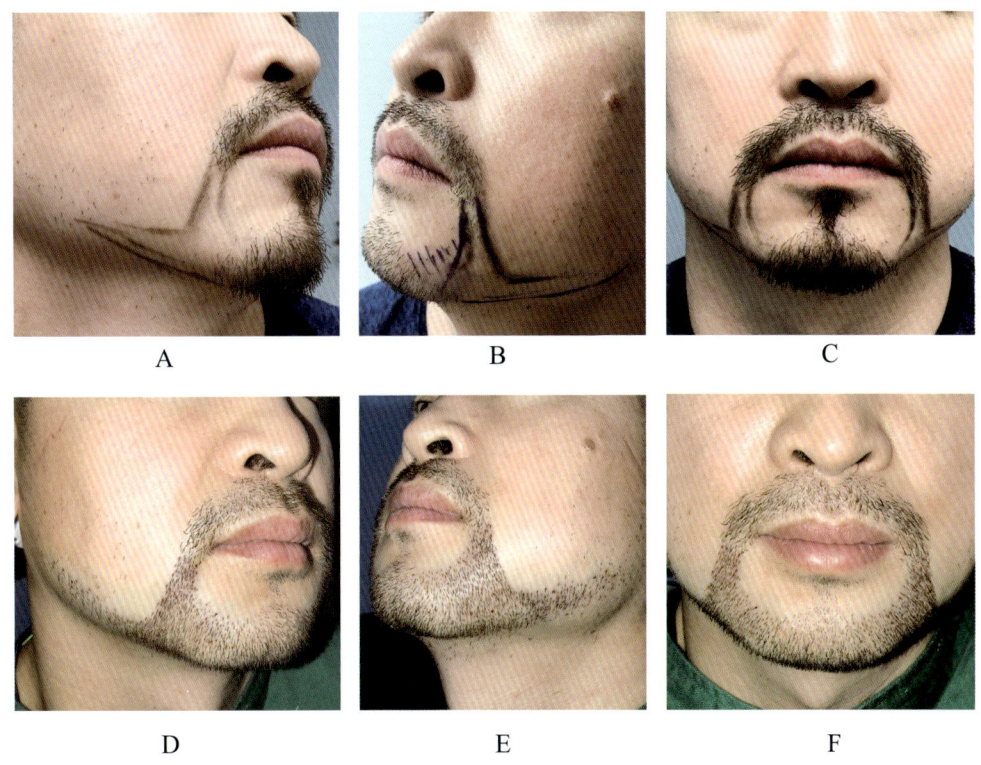

图9-4-3 案例二
A、B、C. 术前设计　D、E、F. 移植了1700个毛囊单位后即刻效果

（刘裴华，佘晓龙）

第五节　阴毛移植

一、阴毛美学特点及分型

阴毛一般粗而短，呈卷曲状，与腋毛性质最接近。阴毛形态可分为倒三

角形、菱形、长方形、扩散形（图9-5-1）。女性阴毛一般呈倒三角形分布，三角形的底部相当于耻骨联合上缘，尖端向下方平行分布，止于大阴唇中下部，覆盖大阴唇外侧。男性阴毛一般呈菱形分布。

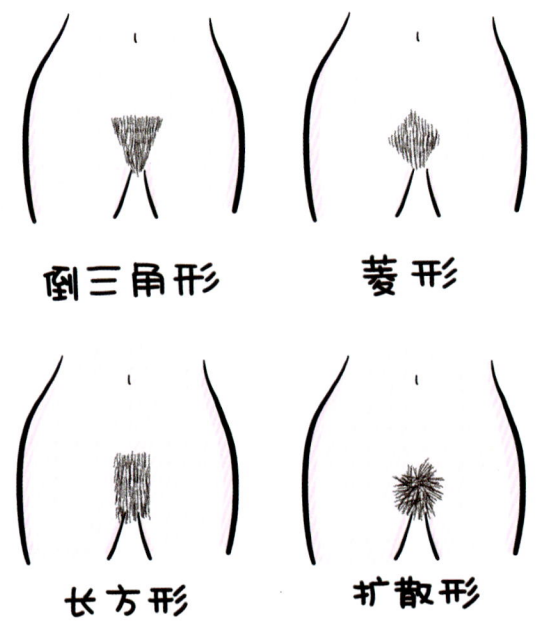

图9-5-1　常见的阴毛形状

二、阴毛移植的术前评估

术前排除合并相关器质性疾病者、手术不能耐受者、精神疾病者、缺乏充足毛发供区者等。

三、阴毛移植的术前设计及供区选择

（一）术前设计

塑造一个自然美观的阴毛外形，不仅要遵循阴毛分布的生理特点，还要结合患者本人的意愿来设计，用记号笔勾画出移植范围及毛发方向。

1. 阴毛形状　阴毛形状常规可设计成倒三角形、菱形、长方形、扩散形等，也可结合患者本人意愿进行设计，如心形、钻石形等。

2. 角度和方向　阴毛的生长方向与大阴唇附近的皮纹线一致，一般在阴阜处由外向内走行，至阴唇两侧平行向下，与皮肤角度一般在20°～40°。

3. 种植密度　为保持阴毛密度自然，将阴阜分为三个区域：内侧区、中间区及外侧区。一般以阴阜中轴线最密，由内而外逐渐稀疏。一般内侧区密度30～40FUs/cm^2，中间区20～30FUs/cm^2，外侧区15～25FUs/cm^2。每个区域逐渐过渡（图9-5-2）。

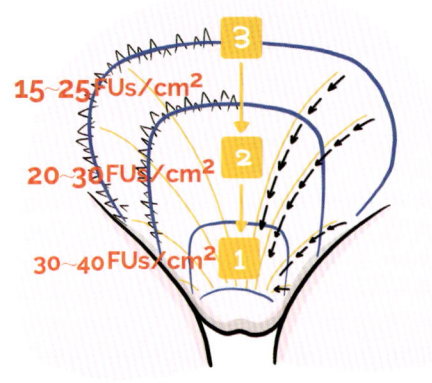

图9-5-2　阴毛密度分布区域

（二）供区选择

体毛中，腋毛与阴毛的性质最为相似，应该是首选的供区，但是腋毛量少，不能提供较大数量移植，因此除少量移植外，最合适的供区为后枕部优势供区。

四、阴毛移植手术过程

（一）移植体获取与保存

获取方式及保存方法同前面几节。

（二）受区植入要点

1. 皮下注射足够肿胀液。因为会阴部皮肤较松弛柔软，需要皮肤保持适度的张力，以便于毛囊的植入。

2. 不宜植入太深。因为会阴部皮肤本身较薄，植入过深易有损伤。

3. 密度不宜太高，不同的区域密度按前面提到的梯度设计（图9-5-3）。

4. 靠近大阴唇色素沉着区不宜移植，以免术后异物感影响生活，而且此处好发毛囊炎。

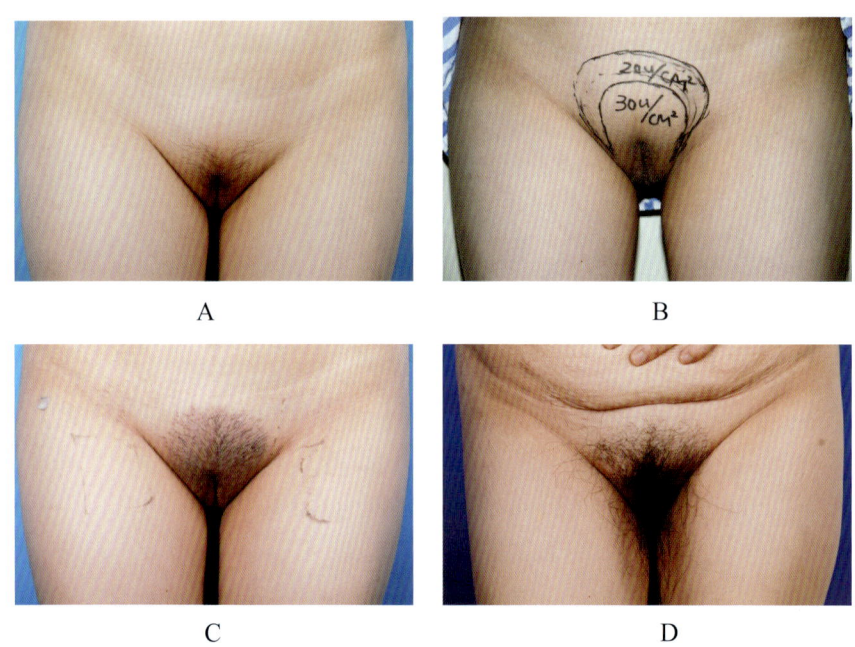

图9-5-3 阴毛移植术后密度过高
A. 术前阴毛稀疏 B. 术中设计 C. 术后1周 D. 术后2年，阴毛密度过高

五、阴毛移植的术后护理及注意事项

术后当天卧床制动，穿紧身内裤，避免摩擦。其他注意事项参考其他部位毛发移植。

（祝飞，王宇燕）

第六节 瘢痕性脱发区毛发移植

瘢痕性脱发是各种原因引起的毛囊遭破坏和瘢痕形成所致的永久性毛发缺失，常见的发病原因有烧烫伤、外伤、感染、手术等。瘢痕性脱发可使患者容貌或部分功能受损，特别是发生在颞部、鬓角、前额等特殊部位的脱发，会给患者造成巨大的心理阴影和社会压力。因此，无论从功能上还是美观上考虑，都需要进行及时、有效的修复。常见的修复方法有瘢痕切除术或者分次切除术、头皮缩减术、局部皮瓣转移推进修复术、皮肤软组织扩张术、毛发移植术。毛发移植手术因其创伤小、术后毛发生长方向自然等诸多优势而备受推崇，已成为手术医生治疗瘢痕性脱发的首选，常单独或与其他手术方法联合使用。

一、适应证和禁忌证

（一）适应证

1. 烧烫伤、外伤、感染造成的瘢痕性脱发，局部无破溃、无感染，且瘢痕处于稳定期。
2. 额颞部除皱术后或者皮肤软组织扩张术后造成的张力性瘢痕性脱发，且瘢痕处于稳定期。
3. 后枕部行 FUT 术式切取头皮条后形成的瘢痕性脱发，需要通过毛发移植术掩盖瘢痕。

（二）禁忌证和相对禁忌证

1. 烧烫伤、外伤、感染、手术后瘢痕处于增生期，尚未达稳定期。
2. 萎缩性贴骨瘢痕，因其皮下无足够厚度的组织，血供较差，暂时不建议行毛发移植术。
3. 局部皮肤有破溃、感染及溃疡者。

4. 妊娠期女性。

5. 脱发面积过大，供区毛发不能满足移植需要者。

6. 高血压、心脏病、糖尿病、免疫系统疾病及凝血功能障碍等不符合手术条件者。

7. 有严重的心理、精神疾病，对手术抱有不切实际期望者。

二、手术操作要点及注意事项

（一）术前评估

决定是否采用毛发移植手术，不仅需要考虑患者是否处于稳定期瘢痕性脱发，还需要考虑以下额外的独立因素：供区毛发的利用率、头皮松弛度、患者的愈合特性、局部血供和手术区域。

1. **供区毛发的利用率** 一般情况下，瘢痕切除术通常比毛发移植更方便，尤其是较狭长面积的脱发。但对于圆形脱发或者较大面积的脱发，则需要联合头皮扩张器和毛发移植术来处理。计算供区可提供毛囊单位数量，如果瘢痕面积大于 $100cm^2$，一般建议需要二次手术。

2. **头皮松弛度** 如果患者头皮松弛度差，则不建议选择 FUT 技术，可以用 FUE 技术进行。

3. **患者的愈合特性** 每个患者的愈合特性各有不同，与自身的身体状况和创伤严重程度以及一期处理方法有密切相关。伴随器质性疾病者需要先考虑全身状况，再进行局部处理。

4. **局部血供** 血供不好，不仅造成移植体的存活率低，更糟糕的是可能引起局部组织缺血、坏死或者感染（图 9-6-1）。早期头部瘢痕较厚、较硬，无法提供良好的血供和移植床，可先行激光治疗，使瘢痕软化后再行植发手术。用手指按压或捏挤的方法评估瘢痕皮下弹性及脂肪含量，若瘢痕较薄，皮下脂肪少，弹性差，可通过脂肪移植来改善血供、增加厚度，或改变打孔角度来延长切口的深度，并且选择低密度移植。

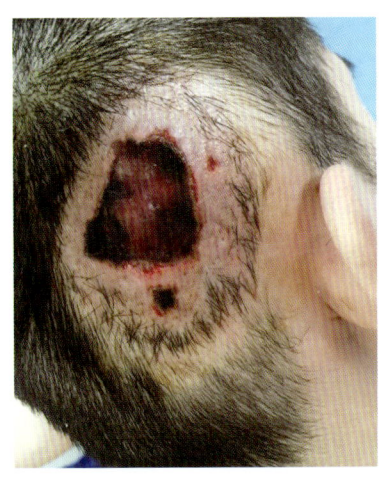

图9-6-1　瘢痕性脱发打孔过密，导致局部血供不良和坏死

对瘢痕区毛囊单位种植密度的评估：

（1）瘢痕弹性好，皮下脂肪含量丰富，每平方厘米建议植入30～40个毛囊单位。

（2）瘢痕弹性差，皮下脂肪含量少，每平方厘米建议植入20～30个毛囊单位。

（3）植皮后的瘢痕建议每平方厘米植入10～15个毛囊单位。如果植皮后，瘢痕在打孔时没有血供，则放弃移植，因为这样会导致成活率很低。

（4）在移植时一定要详细询问患者有没有男性雄激素性脱发的家族史，如果有这个遗传史，则在提取时一定要在安全供区提取，再移植到瘢痕性脱发部位，否则随着脱发的进展，非安全供区提取的毛发也会随之脱落。

5.手术区域　在某些区域，即使再完美的切除都可能留下可见的瘢痕，例如发际线和眉部。在这种情况下，毛发移植是修复的最佳方法。如果采用瘢痕切除术，应该使用精密缝合技术联合后期毛发移植术予以修复。

（二）手术操作要点

1.受区麻醉要降低肾上腺素的用量，防止肾上腺素收缩血管的作用造成局部皮肤缺血、坏死。如术中出血较多，可采用压迫止血。

2. 移植体的制备。可以用含2～3根毛发的移植体，并带足够周围组织，以防移植后毛囊成活率不高。

3. 用FUE技术间断剔除受区部分瘢痕组织（受区打孔），腾出宽松的空间放置较大的移植体，使植入的移植体不至于太挤而迸出（图9-6-2）。

4. 对贴骨瘢痕进行移植时密度不宜太高，防止局部缺血坏死。

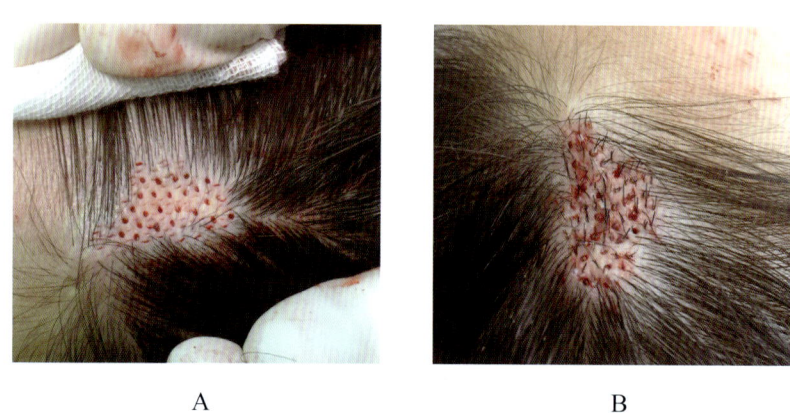

图9-6-2　先用FUE技术提取部分瘢痕组织，再植入移植体
A.打孔　B.植入移植体

三、皮肤软组织扩张器联合毛发移植

（一）皮肤软组织扩张器治疗原理

由于皮肤扩张术后获得的"额外"皮肤，其颜色、质地、结构和毛发均与受区相匹配，是理想的修复材料，并且扩张产生的皮瓣多数能保存感觉神经，供区继发畸形小，故具有传统的整形外科治疗方法无可比拟的优点。

皮肤扩张术在头、面、颈部的应用较为广泛。由于头皮层次较清晰，且较其他部位容易剥离，因此头皮扩张术在皮肤软组织扩张术中效果最佳，并发症最少，是修复瘢痕性脱发的理想治疗措施，也是治疗较大范围瘢痕性脱发的首选。

尤其是对于瘢痕面积较大，伴感染或溃疡，或瘢痕局部质地较硬，如坏死性筋膜炎、头皮撕脱伤愈合后瘢痕等，利用上述方法都难以获得满意效果。头皮软组织扩张术的出现弥补了上述办法的不足，可用于修复大面积的瘢痕性脱发（图9-6-3）。

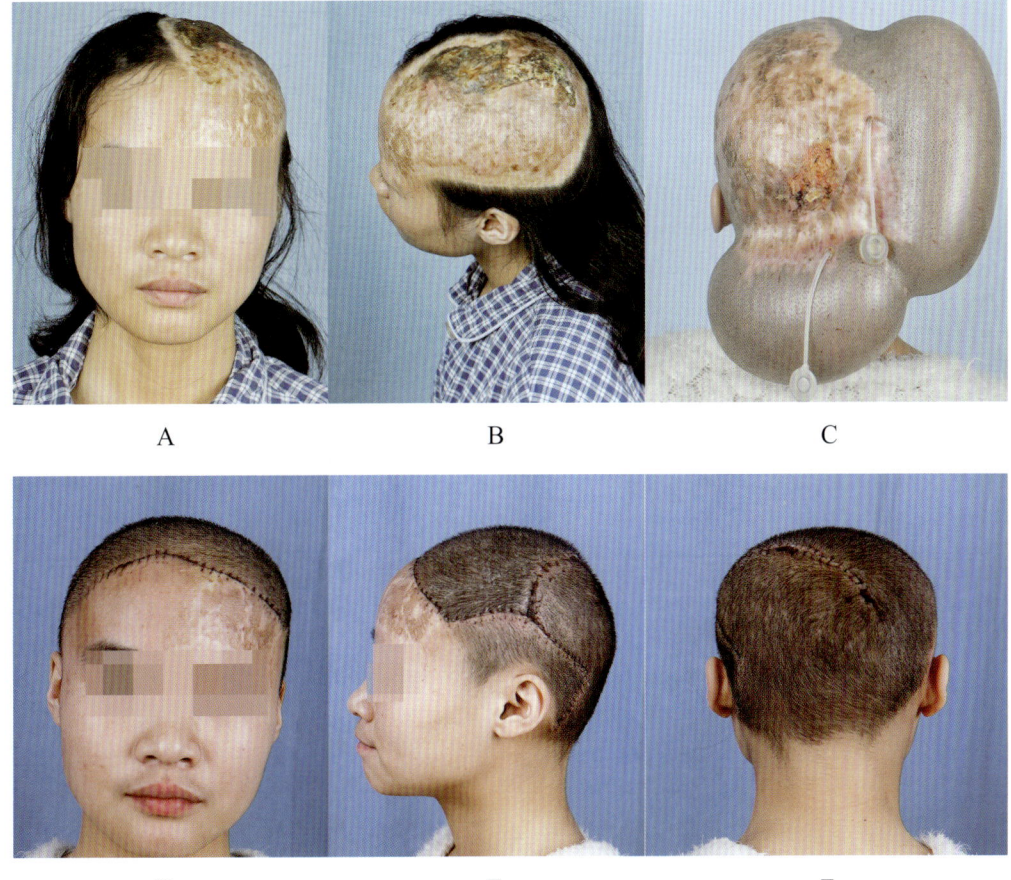

图9-6-3　女性，19岁，因头部撕脱伤后瘢痕性脱发2年就诊
A、B. 左颞顶部可见大小约25cm×12cm增生性瘢痕，瘢痕未高出皮平面，表面有破溃　C. 一期手术，于患者右颞顶部和枕部分别埋置600ml、300ml扩张器　D、E、F. 扩张完成后，切除瘢痕，设计推进皮瓣、旋转皮瓣修复瘢痕性脱发区创面

当然，皮肤扩张术也有一些并发症，除常见的血肿、感染、扩张器外露、渗漏不扩张、皮瓣坏死等之外，还可出现注射壶或扩张囊压迫，受区出现疼痛、神经痛等症状；由于头皮扩张持续时间较长，头皮又缺乏弹性，扩张囊产生的应力可导致颅骨凹陷或外板部分骨质吸收等，但一般无须处理，二期手术后3～6个月可自行恢复。

（二）局部皮瓣的设计与转移是修复瘢痕的关键

在利用皮肤软组织扩张器修复瘢痕性脱发的过程中，扩张器形状和大小的选择、埋置部位的设计、二期手术局部皮瓣的设计与转移、局部的血供及神经分布特点都是修复瘢痕的关键，应尽可能根据供区与受区的形态、范围等综合考虑。

1. 术前设计　相比其他部位皮肤软组织扩张术，头皮扩张后皮瓣需要考虑毛发生长方向。因此，术前需根据修复瘢痕性脱发的部位及面积选择合适的扩张器以及合适的扩张器埋置部位。对于颞部及鬓角的瘢痕性脱发，可将扩张器埋置于脱发后上方，利用局部旋转皮瓣修复脱发。对于顶部的瘢痕性脱发，可将扩张器埋置于脱发区周围，扩张后实施推进皮瓣修复。对于额部的瘢痕性脱发，可根据情况选择顶部或者颞部放置扩张器，利用滑行推进皮瓣或者旋转皮瓣进行修复。枕部瘢痕性脱发主要选择枕部两侧或者颞顶部扩张器置入。

根据患者脱发区的形状，可选择长方形、肾形、长柱形扩张器。一般修复一平方厘米的脱发面积需要3.5～4ml容量的扩张器，临床常用单个扩张器，容量为100～500ml。一般而言，成年人修复相同面积瘢痕性脱发所需要的扩张器容量大于儿童。

2. 扩张器置入　根据术前设计及选用的扩张器形状和大小画出扩张区域，切口线一般选择正常头皮与脱发区交界的瘢痕侧。儿童多选用全身麻醉加局部浸润麻醉，成人多选择神经阻滞麻醉加局部浸润麻醉。局部浸润麻醉可选用利多卡因联合布比卡因，生理盐水稀释后加入少量肾上腺素减少出血。

沿设定切口线依次切开皮肤、皮下组织、帽状腱膜，在帽状腱膜下利用剥离剪或手指钝性分离至术前设计的扩张范围（大于扩张囊范围约1cm），在分离过程中尽量减少锐性分离。在处理一些较难剥离的部位时，可结合内镜或冷光源拉钩，行电刀分离与止血。在无明显活动性出血后，可用湿纱布填塞止血5~10分钟。

充分止血后，于扩张囊深处放置一负压引流管，从伤口附近引出创面。在体外检测扩张器气密性后，注射10~20ml生理盐水，并排除其内空气备用。扩张器按照设计方向平铺于扩张囊腔内，将导水管与扩张器接头处放在底侧。为了减少患者注水时的疼痛以及方便增加注水频次，一般将扩张阀门外置。经过大量临床实践发现，阀门外置后，扩张器周围的感染率并没有增加。缝合切口时应注意在直视下进行，防止损伤扩张器。在切口下方帽状腱膜层次应先行"栅栏缝合"，防止扩张器沿切口外漏，再全层缝合头皮，缝合线应保持合适的张力。缝合完成后，利用少量敷料覆盖即可。

3. 扩张器注水扩张 伤口关闭后，应即刻行扩张器首次生理盐水注射。首次注水有利于扩张器充分展开，从而减少死腔，降低感染风险。首次注水后也有一定的压迫止血作用和检查扩张器导水是否通畅的作用。注水量根据局部皮肤松弛程度调整，适量即可。术后第1次注水一般在术后第3~5天，注水量根据患者耐受情况，以及扩张皮瓣血运情况而定。注水间隔一般每周2~3次，每次为扩张容量的10%~15%。一般扩张周期为2~3个月，达到扩张额定容量后行二期扩张皮瓣转移术。

4. 扩张皮瓣转移术 二期手术常采用全麻联合局部浸润麻醉。局部浸润麻醉主要目的在于减少局部出血，分清组织层次，减轻患者术后疼痛。麻醉完成后，沿脱发边缘切开皮肤、皮下组织、帽状腱膜以及纤维包膜，取出扩张器以及注水阀门，按设计将扩张头皮形成皮瓣，通过辅助切口将皮瓣充分展平。由于纤维包膜内含有丰富的血管网，在皮瓣转移前没必要完全去除，利用刀片行局部包膜松解即可。皮瓣在转移过程中应尽量使毛发分布方向合理。头部血运丰富，交通支较多，在设计任意皮瓣时，长、宽比例可超过

3∶1，如有知名动脉，可形成岛状皮瓣。

头皮扩张后常见的修复皮瓣有滑行推进皮瓣、旋转皮瓣以及易位皮瓣。滑行推进皮瓣常以近侧为蒂，脱发区一侧为皮瓣远端，在扩张皮瓣两侧设计切口，形成矩形皮瓣向前推进，必要时可在皮瓣两侧设计垂直于皮瓣的辅助切口以修复更大面积的脱发，此皮瓣在临床上最为常用。设计旋转皮瓣时可做斜行或横行设计，皮瓣转移修复创面后应无张力，该皮瓣常用于颞侧扩张后修复顶部或额部圆形、三角形脱发区域。易位皮瓣的原理类似Z形皮瓣，临床常用于鬓角区瘢痕性脱发的修复。皮瓣转移完成后，每个皮瓣下放置1根负压引流管，局部敷贴包扎，预防皮下血肿发生。

5. 头皮软组织扩张术相关问题　皮肤软组织扩张术是目前临床唯一能够获得额外完整皮肤的技术，扩张后皮肤的增加一般认为有4个来源：①皮肤新生。目前研究表明，在机械应力条件下，局部细胞有丝分裂增加，细胞总量增多，同时外周血中骨髓干细胞、骨髓间充质干细胞也参与了皮肤的再生。此部分为扩张后额外皮肤的主要来源。②弹性伸展。由于皮肤具有弹性，牵拉后弹性延伸所增加的面积，一般在扩张器取出后会立即回缩而消失。③蠕变。皮肤在受到牵拉后内部结构变形而获得的面积增加，是扩张器取出后不会回缩的部分。④周围皮肤的移位。周围组织由于牵拉而向扩张区移动，由于头皮扩张紧邻颅骨，因此扩张效率较高而扩张并发症较低，是修复瘢痕性脱发的理想方法。二期手术时，部分患者可见颅骨上有明显压迹，部分有骨吸收现象，但扩张器取出后一般能够自行恢复。

6. 在头皮软组织扩张器取出过程中，务必注意皮瓣上面发流的方向　以往很多医生为了覆盖头皮瘢痕忽略了毛发发流的方向，导致即使头皮瘢痕得到覆盖，但毛发杂乱无章的生长方向仍给患者带来巨大的困扰，并给后期的毛发移植带来更大的困难（图9-6-4）。

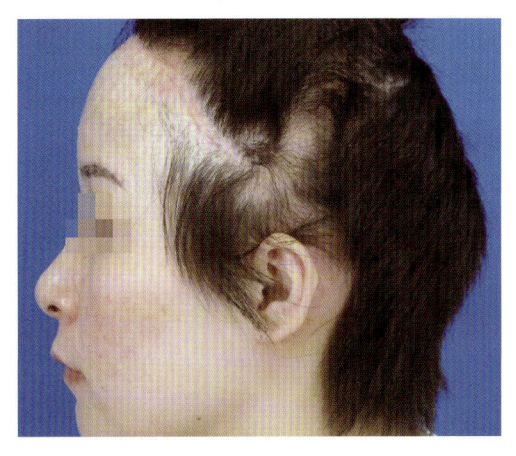 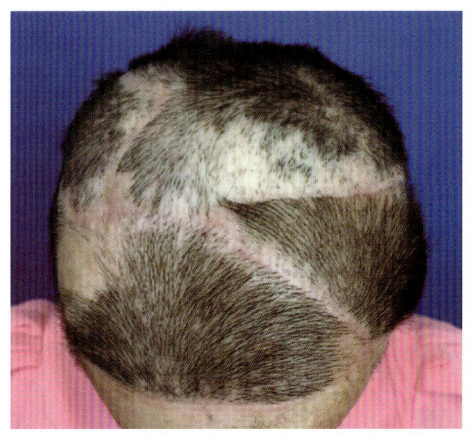

图9-6-4 瘢痕性脱发皮肤软组织扩张器治疗后错位的毛发方向
A.皮瓣转移术后毛发方向错乱 B.转移皮瓣的毛发方向

头发生长方向紊乱是皮肤软组织扩张术修复瘢痕性脱发常见的问题。为避免头发生长方向紊乱,在术前设计时应充分考虑扩张皮瓣转移后毛发的走行方向,二期手术时结合旋转皮瓣和易位皮瓣,优先考虑毛发方向而不是修复面积,必要时可二次扩张。对于一些毛发生长方向不满意的患者,可以术后半年至1年行头皮Z字改行,调整头发方向。扩张器置入后常见的并发症还包括血肿、感染、扩张器外露等。对于可能出现的并发症,应提前预防。术中充分止血,术后负压引流以及扩张器首次注水,能够有效避免扩张器早期血肿的发生。如果在扩张过程中出现感染或者外露等情况,应尽快行二期手术。如果修复面积不够,可行二次手术。

总的来说,皮肤软组织扩张术所能修复的大面积瘢痕性脱发是其他方法难以比拟的。经过多年临床探索及技术改进,头皮软组织扩张术所能覆盖的脱发面积越来越大,并发症越来越少,是目前修复大面积脱发的理想技术。

皮肤软组织扩张器修复瘢痕性脱发的治疗原则:在皮瓣推进转移修复的过程中,宁可遗留部分头皮瘢痕,二期再进行毛发移植,也要保证在皮瓣转移推进过程中发流方向与正常毛发方向基本一致,否则后期修复难度极大。

7. 如果术后毛发方向杂乱无章，尤其是前发际线区域，常规的后期修复方法包括

（1）用FUE技术提取方向错位的毛囊，移植到其他缺损区，二期再从优势供区提取毛囊移植到此区。

（2）先激光脱去该部位毛囊，二期再从其他部位提取毛囊，移植到需要的部位。

（3）为了覆盖创面，转移的局部皮瓣上往往会残余毛发，皮瓣成活后再做二期处理，如激光脱毛、FUE技术提取去除、带毛发头皮切除等（图9-6-5，图9-6-6）。

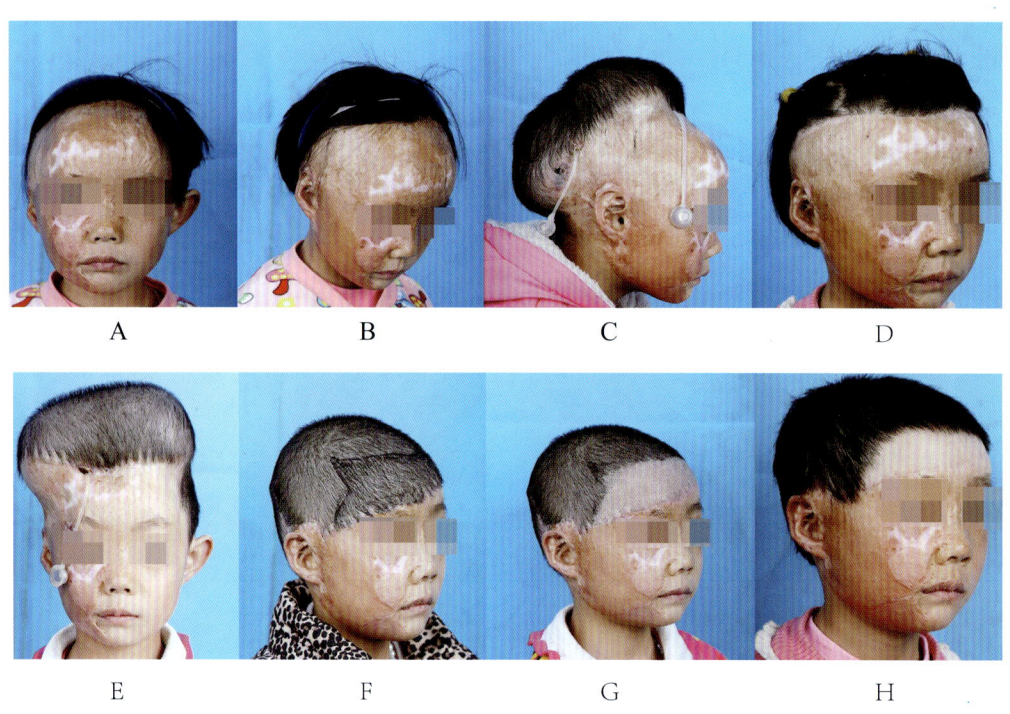

图9-6-5 患者，7岁，头部烫伤后瘢痕性脱发4年就诊
A、B. 患者额部、右颞部及顶部可见大面积片状萎缩性瘢痕，大小约20cm×20cm，瘢痕平皮面，质地柔软，表面色素沉着与色素脱失并存，与正常皮肤边界不清，表面无破溃　C. 在患者头顶部及枕部分别埋置400ml、200ml扩张器，扩张过程中因扩张器外露，提前行二期扩张皮瓣转移术　D. 术后患者额部及右颞部仍有部分瘢痕性脱发　E. 术后10个月于头顶部再次埋置600ml扩张器，经过40天完成扩张　F. 二次手术，将患者前额以及右颞部瘢痕完全修复　G. 重新设计发际线后激光脱毛　H. 激光脱毛后2个月，效果满意

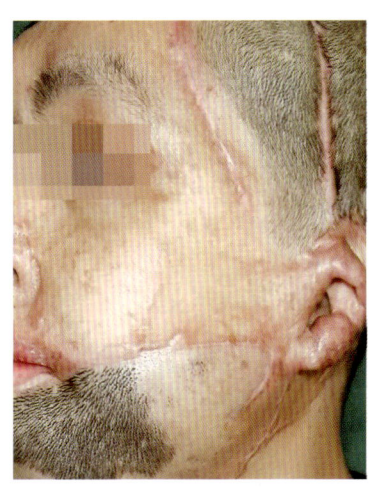

图9-6-6 皮肤软组织扩张器皮瓣转移后残余毛发,可以激光脱毛处理

(三)瘢痕性脱发中毛发移植术的适应证

1. 对弥漫性点状瘢痕性脱发,扩张器难以达到完美的效果。

2. 对大面积瘢痕性脱发,皮肤软组织扩张器一期术后,切口张力导致的继发性瘢痕性脱发。

3. 对于无法使用扩张器的部位,如会阴部瘢痕、上唇瘢痕,及其他有毛发部位的小瘢痕。

4. 皮肤软组织扩张器一期手术中,切除瘢痕上残余毛发资源的合理利用。

以上几点,都需要通过毛发移植联合治疗才能既减少创伤,又达到理想的目的。

(四)经典案例

患者,男性,头皮瘢痕性脱发。弥漫性不规则脱发面积达到近200cm^2,行皮肤软组织扩张器联合毛发移植治疗后,毛发成活良好,完全覆盖瘢痕性脱发(图9-6-7)。

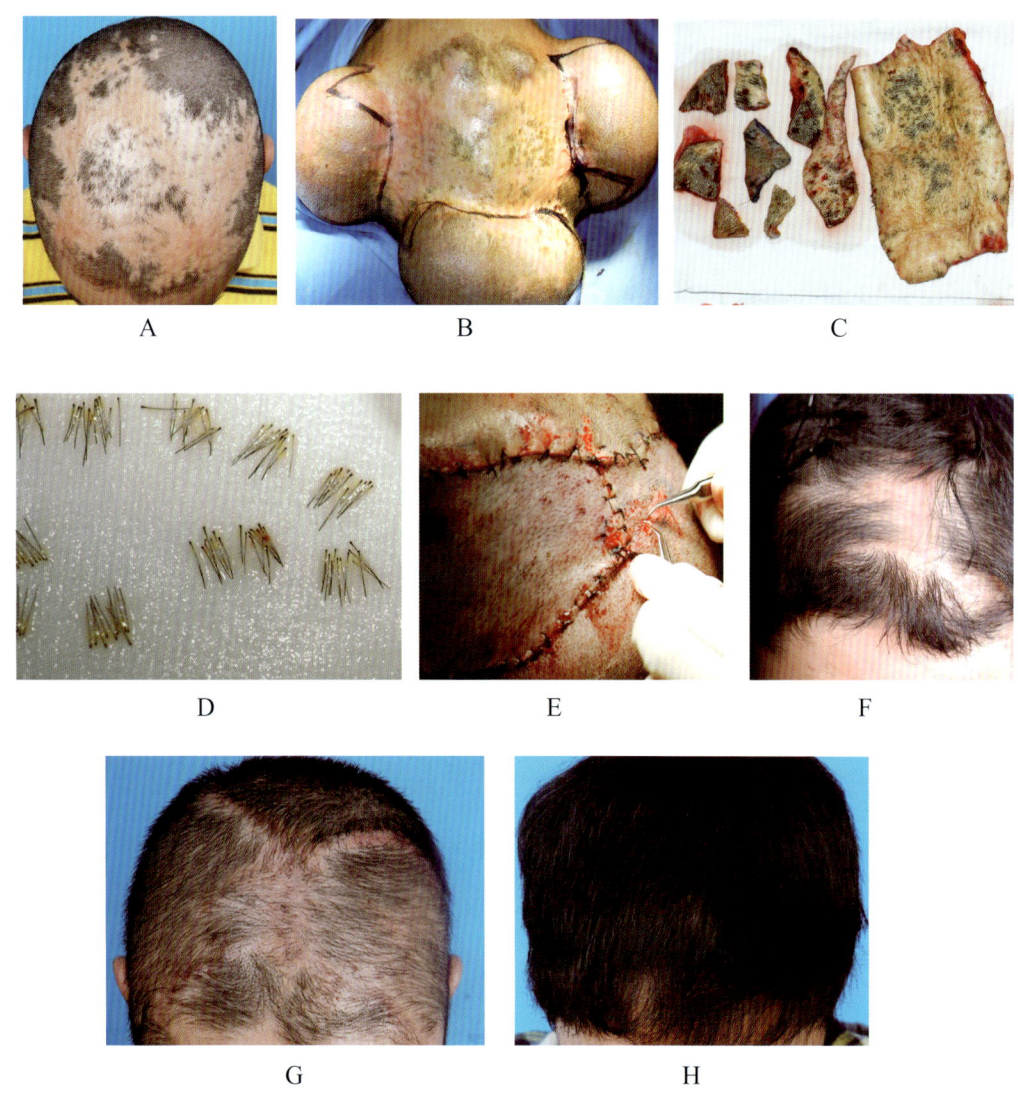

图9-6-7 皮肤软组织扩张器联合毛发移植
A.术前头皮瘢痕性脱发 B.埋置大小约200ml、200ml、150ml的皮肤软组织扩张器4个月后，术中皮瓣设计 C.切除瘢痕处头皮 D.分离出残余毛发 E.移植到点状瘢痕区和切口缝合处 F.术后半年，缝合处张力性瘢痕扩大 G.后续FUE技术从优势供区移植到张力性瘢痕区域 H.术后2年，毛发成活良好，完全覆盖瘢痕性脱发

四、游离皮瓣转移术后脱发区的毛发移植

由于头颅肿瘤造成局部皮肤和颅骨缺损,通过远处游离皮瓣进行修复,术后造成皮瓣上无毛发生长,影响外观,故需要移植毛发来解决脱发状况。

1. 局部皮瓣较大,皮下脂肪厚,质地软,皮瓣弹性好,可以在边缘进行狭长形皮瓣切除,缩小皮瓣面积,再进行毛发移植,这样一方面缩小了脱发范围,另一方面减少了移植的毛发数量,节约了供区毛发,缩短了手术时间,可达到双重效果。

2. 局部皮瓣较小,质地软,皮肤弹性好,可以先行皮瓣部分切除,二期再植发;也可以直接在皮瓣上进行毛发移植(图9-6-8)。

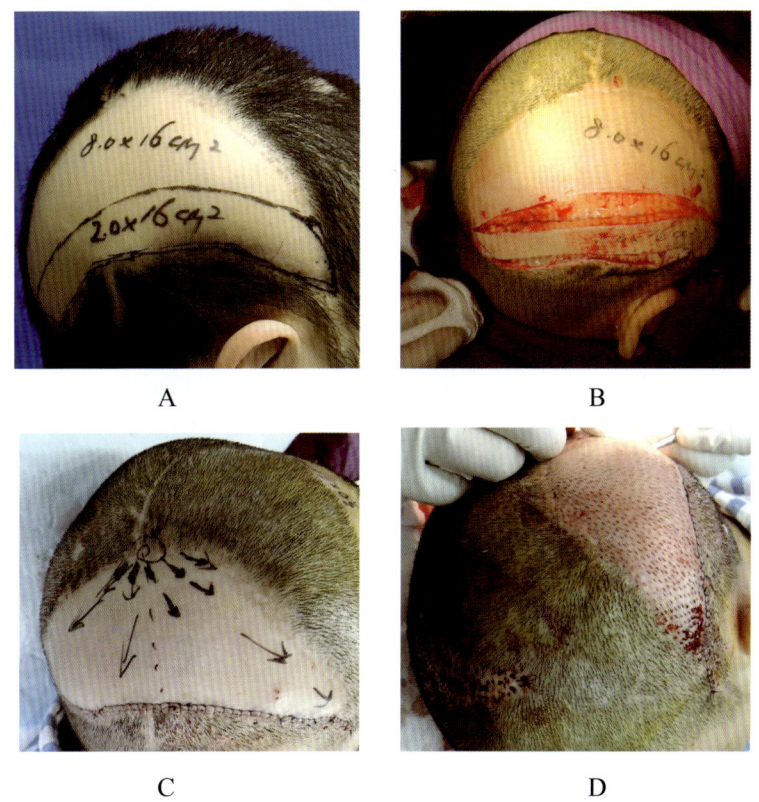

图9-6-8 游离皮瓣转移术后脱发区的毛发移植
A. 设计皮瓣大小 B. 切除约2cm×16cm范围 C. 皮瓣部分切除后缝合,脱发面积缩小,同时根据毛发发流方向进行设计 D. 根据毛发发流方向打孔移植,使术后毛发方向自然

3. 若皮瓣质地硬，移动性欠佳，不宜切除，可直接在皮瓣上行毛发移植。

4. 若皮瓣下无良好支撑，不宜移植。

五、儿童大面积瘢痕性脱发的毛发移植处理

1. 对范围较小的儿童瘢痕性脱发，如患者可以耐受局部麻醉并能配合手术，可以直接进行毛发移植术。

2. 对弥漫性的瘢痕性脱发，预计皮肤软组织扩张器效果欠佳，若患者供区状况良好，可以直接进行毛发移植（图9-6-9）。

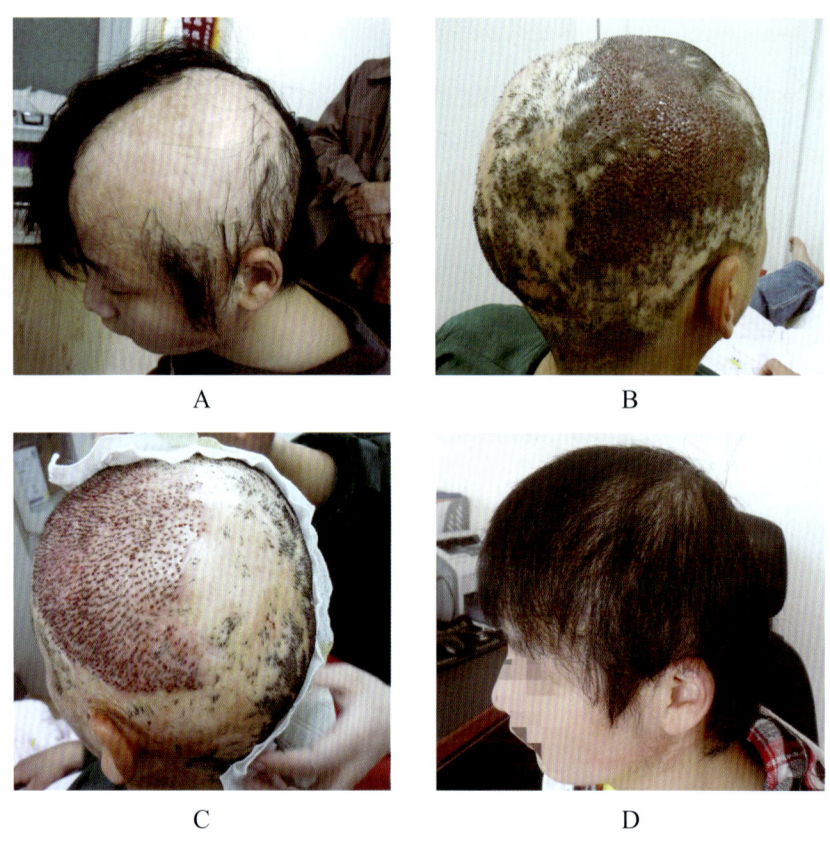

图9-6-9 大面积弥漫性瘢痕性脱发的毛发移植
A.头皮烫伤后弥漫性瘢痕性脱发，面积约100cm² B.取右侧颞顶和颈部残余部分2600个毛囊单位 C.一次性移植到左侧前额发际区和颞顶区脱发部位 D.术后1年，效果良好

3.对范围较大的瘢痕性脱发,供区毛发状况和受区瘢痕状况均良好,若患者不愿意使用皮肤软组织扩张器,在告知瘢痕上移植毛发的成活率和效果后愿意承担风险的患者,可以分次进行毛发移植术。

4.对于FUT术后的供区瘢痕、皮肤软组织扩张术后的张力性切口、头皮肿瘤、瘢痕切除后遗留的张力性瘢痕,FUE毛发移植技术是首选。

(马显杰,丁健科,沈海燕,张菊芳,刘裴华,王妍)

参考文献

[1] 中国整形美容协会毛发医学分会，中华医学会整形外科学分会毛发移植学组.毛发移植技术临床应用专家共识[J].中华整形外科杂志，2017，33（1）：1-3.

[2] 郭晓波，沈海燕，唐亮，等.单体毛囊单位移植修复阴毛缺失[J].中国美容整形外科杂志，2011，22（7）：394-396.

[3] 张菊芳，赵启明.高密式毛发移植[M].杭州：浙江科学技术出版社，2011：5.

[4] 刁永峰.P-FUE技术在大面积瘢痕性脱发修复中的应用[J].中国美容医学，2010，19（7）：958-960.

[5] 李君，王云，侯阳.瘢痕性斑秃患者毛发移植手术中的技术配合[J].中国美容医学，2012，21（9X）：122.

[6] 张菊芳.毛发整形美容学[M].杭州：浙江科学技术出版社，2013：289.

[7] 李桂海，朱海杰，顾清.高密度单株毛囊移植修复瘢痕性脱发[J].中华医学美学美容杂志，2014，20（3）：226-227.

[8] 蒋文杰，景伟明，张嫣清，等.自体单株毛发移植修复女先天性无阴毛或阴毛发育不良[J].中华医学美学美容杂志，2011，17（4）：280-282.

[9] 王妍，张菊芳，王宇燕，等.毛囊单位提取术修复瘢痕性眉缺损疗效观察[J].中华皮肤科杂志，2017，50（2）：117-119.

[10] 乔先明，李会民.最新FUE技术——实用无痕毛发移植术[M].北京：军事医学科学出版社，2014：142.

[11] 陈海华，张菊芳，李金晟，等.皮肤软组织扩张术联合毛囊单位提取技术治疗烧伤后瘢痕性脱发[J].中华整形外科杂志，2015，31（1）：36-39.

[12] 蒋文杰, 景伟明, 王小平, 等. 单株自体毛发移植加密修饰睫毛[J]. 中华整形外科杂志, 2011, 27（2）: 111-113.

[13] 胡守舵, 张海明, 冯越蹇, 等. 扩张皮瓣修复鬓角缺损[J]. 组织工程与重建外科杂志, 2006, 2（5）: 277-279.

[14] 蒋文杰, 马小英, 王小平, 等. 针头打孔自体单株毛囊种植修复眉缺损[J]. 中华医学美学美容杂志, 2013, 19（5）: 337-339.

[15] 姜卫, 苗勇, 樊哲祥, 等. 采用MVR矛型刀打孔进行眉毛种植的临床体会[J]. 中国美容医学, 2016, 25（10）: 4-6.

[16] 苗勇, 杨澄宇, 肖顺娥, 等. 毛囊单位移植治疗瘢痕性眉毛缺损[J]. 中华整形外科杂志, 2013, 29（4）: 293-294.

[17] 谢祥, 李东. 选择性单株毛发植入在眉毛部分缺损修复中的应用[J]. 中华医学美学美容杂志, 2014, 20（6）: 422-424.

[18] 蒋文杰, 成倩秋, 王博, 等. 毛发移植修复外伤后眉缺损的临床观察[J]. 中国美容整形外科杂志, 2015, 16（1）: 45-47.

[19] 沈海燕, 张菊芳, 韩蕾, 等. 单株头发移植在眉修复术中的应用[J]. 中华医学美学美容杂志, 2012, 18（4）: 305-306.

[20] 谢祥, 李东. 毛发移植术在治疗小面积外伤性眉缺损中的应用[J]. 中国美容医学, 2011, 20（4）: 559-560.

[21] Toscani M, Fioramonti P, Ciotti M, et al. Single follicular unit hair transplantation to restore eyebrows[J]. Dermatol Surg, 2011, 37(8): 1153-1158.

[22] Umar S. Eyelash transplantation using leg hair by follicular unit extraction[J]. Plast Reconstr Surg Glob Open, 2015, 3(3): 324.

[23] Jung S, Oh S J, Hoon Koh S. Hair follicle transplantation on scar tissue[J]. J Craniofac Surg, 2013, 24(4): 1239-1241.

[24] Kaakedjian G, Taylor P. Hair as a filler material for reconstructive or cosmetic surgery[J]. Plast Reconstr Surg, 1997, 99(2): 443-447.

[25] Sadr J, Jarudi I, Sinha P. The role of eyebrows in face recognition[J]. Perception, 2003, 32(3): 285-293.

[26] Laorwong K, Pathomvanich D, Bunagan K. Eyebrow transplantation in

Asians[J]. Dermatol Surg, 2009, 35(3): 496-503; discussion 503-504.

[27] Tomc C M, Malouf P J. Eyebrow restoration: the approach, considerations, and technique in follicular unit transplantation[J]. J Cosmet Dermatol, 2015, 14(4): 310-314.

[28] Konishi K, Sogimoto I, Kakizaki H, et al. Reshaping the eyebrow by follieular unit transplantation from excised eyebrow in extended infrabrow excision blepharoplasty[J]. Clin Ophthalmol, 2012, 6(10): 247-252.

[29] Wang J. Fan J. Cieatricial eyebrow reconstruction with a dense-packing one-to two-hair grafting technique[J]. Hast Reconstr Surg, 2004, 114(6): 1420-1426.

[30] Wang J P, Fan J C. Dense-packing hair grafting technique for restoration of cicatricial alopecia[J]. Chin J Plast Surg, 2002, 18(4): 219-220.

[31] Zhang J F, Jia M, Cao S Y, et al. Clinical experience in increasing density and viability of transplanted hairs[J]. Chin J Med Aesth Cosmet, 2005, 11(6): 348-350.

第十章 毛发移植术后并发症的预防和处理

任何外科手术都不能避免并发症的发生，毛发移植也不例外，如何预防及处理并发症是每一个植发医生面临的挑战。手术方式不同，并发症发生的情况也不同，本章根据手术方式分为FUT技术和FUE技术并发症分别讨论。

第一节　FUT术后供区并发症原因分析及处理

一、供区疼痛、麻木、感觉迟钝或过敏

FUT术后当天晚上后枕部有明显的疼痛感，有些甚至1周之内都会存在。

（一）原因分析

1.年轻人、经常锻炼者、肥胖者，头皮弹性差者，术后切口张力大，疼痛感明显。

2.需要移植的数量大，切取的头皮条较宽，切口张力大，缝合后使头皮紧绷，产生或加重疼痛。

3.术中出血多，头皮皮下分离范围广，切取深度涉及帽状腱膜及以下，后枕部感觉神经损伤，术中操作粗暴，创伤大的情况下容易产生疼痛、头皮麻木。

(二) 预防和处理

1.遵循"长而窄"的头皮条切取原则。

2.肿胀麻醉液注射在头皮皮下与帽状腱膜之间，使皮下与帽状腱膜之间形成一个疏松的间隙，有助于头皮条剥离，防止损伤过深，减少出血。

3.术中切除头皮后，可用布巾钳夹住两侧头皮边缘以暂时减张，切口皮下注射60～80单位透明质酸酶，术后切口周围注射100单位肉毒毒素，有助于减少张力，减轻疼痛及后期瘢痕性脱发。

4.严密减张缝合切口，不留死腔，不留积液；适当加压包扎。

5.术后枕部环状注射罗哌等长效麻醉药物以缓解疼痛，可间隔6～8小时重复注射。

6.酮咯酸注射剂（痛力克）30mg，术后肌注给药；联合口服止痛药物。

由于部分患者在手术过程中可能损伤浅表皮神经，造成术后后枕部麻木、感觉迟钝、感觉过敏等。一般无须治疗，多数患者会在3～6个月后恢复，极少数可能会持续18个月之久。

二、创口裂开、坏死、暂时性脱发和瘢痕

(一) 原因分析

1.术中切取头皮条过宽，一期缝合张力过大；头皮较薄，过度游离，强行对合皮瓣；术中损伤主要血管，术后可能会影响手术切口一期愈合，使创口裂开，甚至坏死（图10-1-1）。

2.过度使用电凝，造成切口边缘毛囊灼伤，局部血供差。

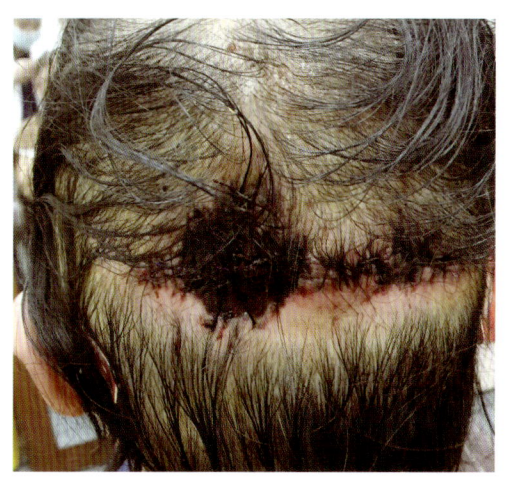

图10-1-1　FUT术后局部皮肤坏死

3. 切口周围张力过大，以及术中血管损伤，一过性影响切口周围组织血供，切口周围毛发暂时性脱落。随着创面修复，微循环重新建立，以及瘢痕软化，张力减轻，毛发重新生长，一般术后3个月左右恢复。

4. 愈合过程中由于局部缺血、感染，张力较大，引起愈合不良，从而加重瘢痕。

5. 老年人、长期使用皮质激素类药物者、营养不良者，以及全身性疾病（例如糖尿病等）的患者，创面修复时间较长，容易感染，瘢痕产生的概率较大。黄种人瘢痕的发生率要明显高于白种人。

（二）预防和处理

1. 术中尽可能遵循"无张力缝合"的原则。为了避免缝合时张力过大，术前应行头皮弹性测试，结合患者的头皮松紧度，切取合适宽度的头皮，一般控制在2cm以内。对于年轻的患者，切除头皮条更应谨慎保守。

2. 术中切口缝合困难，可适时等待肿胀液吸收消散，结合布巾钳予以暂时性牵拉减张后再缝合。假如这样仍不能使切口轻松对合，张力过大的区域不予关闭，暴露创面以待愈合后再行修复；可以用湿纱布包裹暴露的切口，定期随访换药；待术后半年再修复瘢痕，这样做目的是避免强行拉拢头皮创面而留下严重的瘢痕。

3. 切忌在皮下浅层过度分离，一方面会把剩余的供区置于不必要的毛发脱落的风险之中，另一方面会影响供血甚至坏死；如果发现早期有坏死的征象，可提早拆除缝线以减少坏死面积，后期创面换药或手术植皮修复创面，遗留瘢痕性脱发可二期植发处理。

4. 对于术后出现的瘢痕增生或者瘢痕疙瘩，局部注射激素可以缓解或控制症状。

5. 需要二次或多次手术的患者，在第二次手术中，供区的选择最好离第一次的瘢痕 5～10mm 远，而且切除的头皮条宽度需更加保守。

三、呃逆和晕厥

（一）原因分析

呃逆虽然非常罕见，但在术中或术后都可能发生。一般的呃逆是暂时的，有的会持续到术后 2～3 天。具体的病因学尚不明确，可能是刺激了支配耳后区域的膈神经感觉分支所致。

（二）预防及处理

出现呃逆时，处理方法包括供区注射利多卡因、按摩膈神经、饮用热水，严重者可服用药物如氯丙嗪等。晕厥常发生在患者长时间平躺后瞬间站立时，由于一过性低血压所致。预防术中低血压，应嘱患者不可空腹手术；术中经常变换体位；一旦患者发生晕厥，应立即平躺，给予相应的对症支持治疗。

四、神经瘤和神经痛

（一）原因分析

在取头皮条时不慎局部或完全切断了主要神经，特别是耳颞神经、枕后神经和枕大神经,都会造成持续的头皮感觉敏感。一般来说,这个症状主要是局限在一个范围内的不舒适感。但也有特殊的情况,神经的损伤可能刺激形成神经瘤,表现为质软、可触及的小结节,是围绕在损伤的神经周围使神经纤维过度再生造成的。

(二) 预防和处理

针对感觉敏感的治疗方案,包括药物治疗和介入途径。加巴喷丁和阿米替林是药物治疗的首选,大剂量治疗后可以取得不错的效果。小部分患者自觉症状轻微,加上治疗的不便而放弃治疗。后枕部过敏区域治疗的替代方法有用皮质激素和局部麻醉药每月局部注射治疗。Unger 曾用 10mg/ml 的去炎松 2:1 混合 2% 的利多卡因局部注射来治疗神经过敏。

如果创伤性的神经瘤继续发展下去,表现为后枕部被切断的神经干周围质地柔软的结节,上面提到的注射方法也可以被应用。手术切除神经瘤也是治疗方法之一。

五、瘙痒和毛囊炎

(一) 原因分析

供区轻微的瘙痒和毛囊炎是非常常见的,原因主要有:
1. 术后常规使用了米诺地尔。
2. 瘢痕愈合过程中出现感染、增生。
3. 关闭切口过程中有毛发或者异物埋置在皮下。
4. 头皮本身有感染灶存在。

(二) 预防和处理

1. 术前确保供区清洁,无感染灶。
2. 米诺地尔可能会刺激头皮,早期使用时剂量及频率需要减少。
3. 局部抗生素软膏和软化瘢痕处理。

4. 如果找不到明确的原因，可以局部使用皮质激素类药物，大部分患者的症状都能得到很好的改善。

（张菊芳，李金晟，贾明）

第二节　FUE 术后供区并发症原因分析及处理

相对于 FUT 技术，FUE 技术有其独特的优势。但任何创伤都有其不可预测的并发症发生，为保证手术的成功，如何预防和处理并发症是每个植发医生需要掌握的。FUE 技术的常见并发症包括以下一些。

一、渗出、肿胀

（一）原因分析

尤其在术后早期，供区出现大面积肿胀、渗液，其原因可能是肿胀液注射过多、注射层次较深、患者凝血功能较差等多因素联合导致。

（二）预防及处理

术中控制肿胀液注射量，浅层注射，可以减少渗出。

皮质激素是最常用的预防术后肿胀的药物，其具体机制不明。有研究报道，全身用皮质激素可减轻面部整形手术后的肿胀，至少在较短的时间内非常有效。Nordstrom 把皮质激素应用到毛发移植手术中，他在术前给患者肌注泼尼松针 10mg，发现术后水肿的发生率明显降低。基于他的研究和经验，很多手术医生已经常规使用泼尼松，从手术当天一直持续到术后 5～10 天。还有些毛发移植医生认为，术区局部使用皮质激素溶液，比全身使用皮质激素药更有效。Norwood 报道联合全身用皮质激素，术中将曲安奈德 50mg

加入 0.25% 利多卡因 50ml 配成的麻醉肿胀液中使用，能使术后的肿胀率从 20% 降至 5%。Abbasi 对皮质激素的局部作用做了类似的报道，他统计了三个分组的术后肿胀率，一组是全身用皮质激素药，一组是局部肿胀浸润使用皮质激素溶液，还有一组使用物理学方法，结果局部肿胀浸润使用皮质激素溶液组发生术后肿胀率最低。

二、暂时性毛发脱落

（一）原因分析

常见原因是肿胀液注射得过浅，肾上腺素用量较大，导致毛囊缺血，产生暂时性毛发脱落。此外，可能是由于提取毛囊单位时过于密集，组织损伤严重，影响局部血供，残留的毛囊轻度受损，提前进入静止期而产生脱落。

（二）预防及处理

掌握肿胀液的注射层次及用量，均匀分散地提取毛囊单位，避免过度获取。

三、毛囊炎、表皮囊肿

毛囊炎是指毛囊的炎症反应，可以因感染、物理损伤或者化学暴露而引起。据报道，术后毛囊炎的发生率在 1.1%～20%，而且严重程度也不尽相同，临床表现从轻度的、表浅的孤立囊肿，到严重的、深部的、广泛分布的红斑及联合成片的表皮囊肿、脓肿。

（一）原因分析

1. 毛囊炎的发生有很多原因，一个有经验的毛发移植医生，应该考虑到所有的可能性。局部应用米诺地尔可以导致暂时性的毛囊炎。发生严重的毛囊炎或者表皮囊肿，往往是因感染而引起的。

2. 采用 FUE 提取技术时，皮屑及毛发陷入皮下，造成术后长期毛囊炎或者表皮囊肿反复发作（图 10-2-1）。另外，残留纱布屑也可能造成毛囊炎。

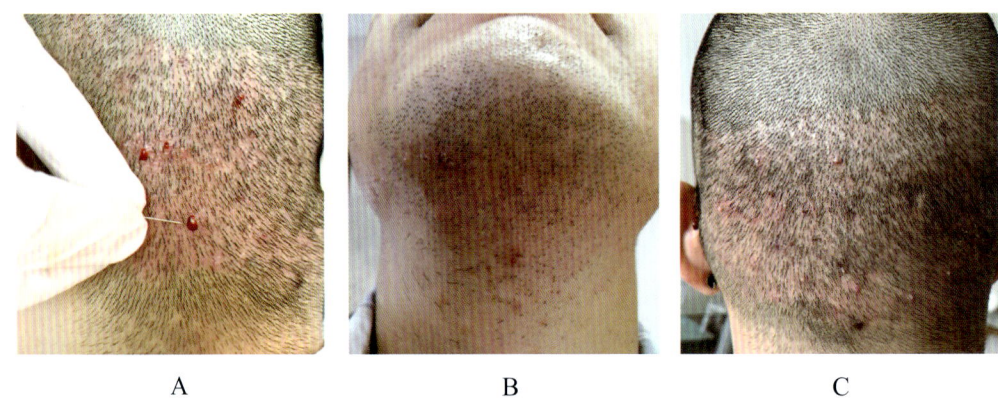

图10-2-1 后枕部供区和胡须供区毛囊炎
A.毛囊炎外观 B.胡须毛囊炎 C.后枕部毛囊炎

（二）预防及处理

1.毛囊炎的处理主要有以下几点：术后将供区、受区用生理盐水反复冲洗干净；在术后 2～3 个月，若出现轻微的毛囊炎，最初的治疗可每天 3 次热敷，毛囊炎成熟后，可局部排出脓液及异物，并外用抗生素软膏，用二硫化硒洗剂清洗头皮。如果毛囊炎与米诺地尔的使用相关，应建议停止使用米诺地尔，并局部应用中效的皮质激素软膏。

2.基于 FUE 提取技术的特殊性，提取时要熟练操作，减少毛囊离断，提高毛囊的提取率。提取完毛囊后仔细检查供区，将陷入皮下的头皮和异物取出，在彻底清洁供区后外涂抗生素软膏，以减少创面感染概率。表皮囊肿一旦发生，别无他法，只能局部切除。

四、点状瘢痕

点状瘢痕，也称白斑征，表现为 FUE 术后供区白色斑点状瘢痕。如果患者供区毛发密度较低，点状瘢痕隐约可见，会影响美观。

（一）原因分析

FUE 手术中使用的钻头过粗，导致术后供区白斑征；局部区域内提取毛囊过密、连续获取毛囊，残留头皮组织愈合后会形成点状瘢痕（图 10-2-2）。

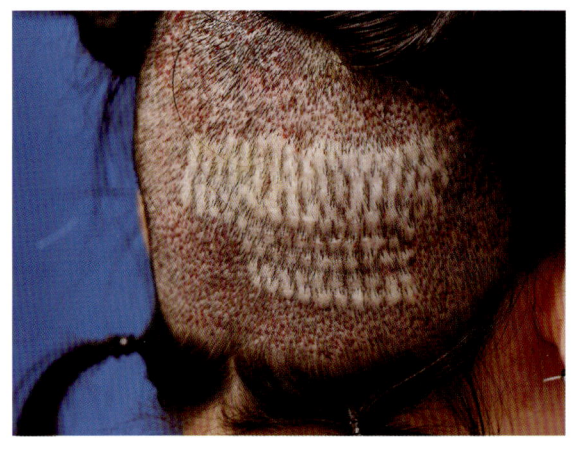

图10-2-2　残留点状瘢痕

（二）预防及处理

1. 采用直径较小的提取环钻，以减轻创伤，预防瘢痕形成。

2. 一次提取毛囊单位时不宜过量、过密，孔隙之间应留有足够的皮肤，既有利于愈合，又有利于残余毛发生长，否则会造成创面愈合不良、毛发继发性脱落。

五、皮肤感觉暂时受损或者感觉过敏、瘙痒等

治疗方法同 FUT 技术。

（张菊芳，祝飞，张雅乐）

第三节　毛发移植受区并发症原因分析及处理

一、植入的移植体再脱出

（一）原因分析

1. 植入的移植体（主要指毛囊单位）再脱出，一般发生在术后 1～2 天，换药时，在清理血痂的过程中直接带出移植体。
2. 直接的暴力是导致移植体脱出的主要原因，而在碰撞部位容易发生。
3. 摩擦、不制动也是导致移植体脱出的原因，如阴毛和睫毛移植术后过度运动或者摩擦。
4. 术后渗血过多，血痂掩盖了移植体脱出的现象。

（二）预防和处理

1. 适度包扎，预防渗血。
2. 包扎时应使用油纱布覆盖受区创面，防止揭开纱布时因粘连而带出移植体。
3. 局部制动很重要，尤其是阴毛移植和睫毛移植，可以考虑穿紧身裤、卧床，防止摩擦脱落。睫毛移植时，适度包扎眼睛，避免过度眨眼而引起移植体脱落。
4. 如果不幸发生大量移植体脱出，可以把脱出的移植体放在生理盐水中或者隐形眼镜冲洗液中，用镊子尽早行再次植入（图 10-3-1）。

二、瘀血、肿胀

毛发移植术后可出现不同程度的瘀血、肿胀，3～5 天尤为明显，主要分布在眼周、眉间，并逐渐向下延伸到鼻梁和颊部。常见于前额头顶部的大面积毛发移植手术（图 10-3-2）。

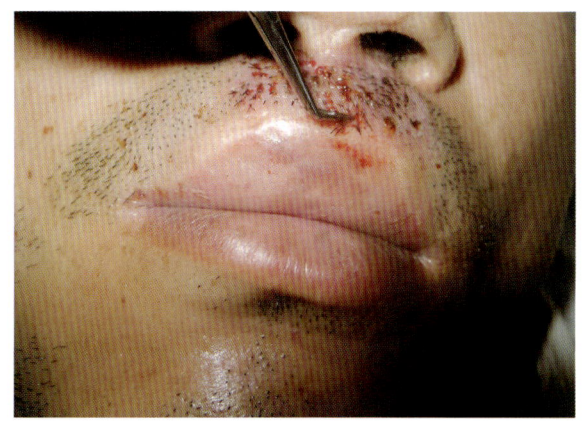

图10-3-1　发现移植体再次脱出，立即用镊子原位植入

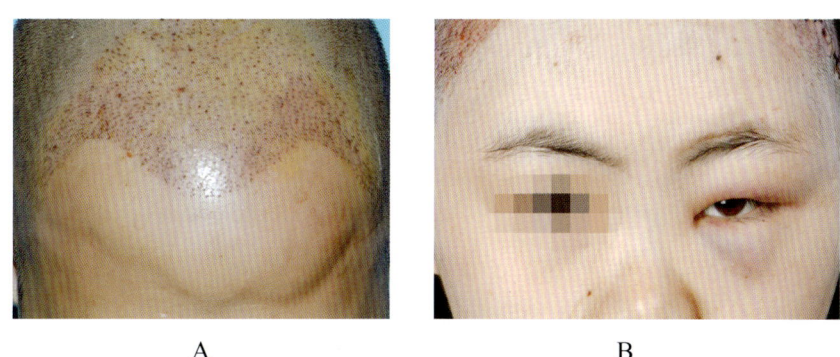

图10-3-2　术后出现明显的肿胀和瘀斑
A.额部肿胀　B.眼周肿胀

（一）原因分析

1. 移植面积大，术中过度使用肿胀液，肿胀液注射层次过深。

2. 长期服用阿司匹林者、高血压患者、嗜酒者、长期健身者，术中较容易出血。

3. 手术时间过长。

（二）预防和处理

1. 使用消肿药以及激素类药物，可以有效地控制肿胀发生。详见本章第二节。

2. 常规使用头部绷带或者佩戴头带，加压包扎 2～3 天，可以有效阻止眶周及面颊部水肿的发生。

3. 患者术后卧位休息时应尽量把枕头抬高，促进水肿吸收，期间应少饮水，适量运动。

4. 术中应精细操作，以减少对皮下血管的损伤，并将肿胀液注射在头皮浅层，减少肿胀液的用量。

如果不经任何处理，一般在术后 7～10 天，肿胀也会自行消退。

三、结痂

（一）原因分析

1. 凝血功能欠佳，术中容易出血，术后渗出较多，在术后 24～48 小时之内移植毛发周围血痂形成（图 10-3-3）。

2. 早期未及时处理，术后 1～2 周血痂堆积。

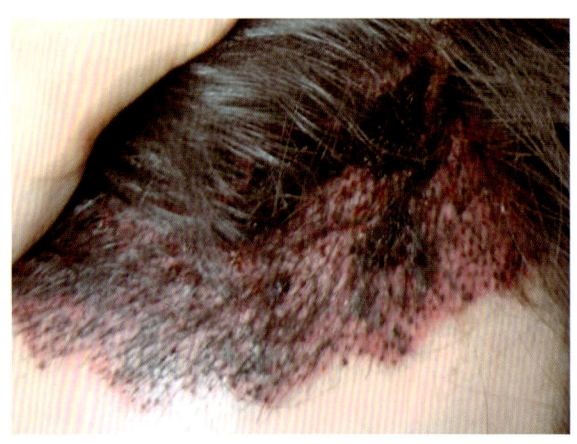

图 10-3-3　凝血功能欠佳的患者，术后血痂明显

（二）预防和处理

1. 术后即刻清洗创面，去除残留渗液，必要时用稀释双氧水清洗血痂。

2. 术后 24 小时清洗头皮，每天 1 次，每次尽量清洗干净。清洗时用柔和的洗发水加温水轻揉头皮，小心地去除痂皮，避免移植毛发脱出。术后 10 天，如果仍有血痂，且较厚实，则可以用橄榄油湿敷头皮 30 分钟，让痂皮软化，再慢慢清理。

四、受区中央坏死

受区中央坏死表现为额顶部区域皮肤坏死，早期出现血液循环障碍，皮肤出现紫黑色，后期皮肤呈干性黑色坏疽（图 10-3-4）。

1. 原因　植发密度过大，打孔深度过深，严重破坏头皮血供，注射局部麻醉药时采用的肾上腺素浓度过高，剂量过大。

2. 预防　设计合理的种植密度，避免局部多次缺血再灌注损伤；植发区注射肿胀液，保护深层血管不被打孔针所损伤；注射肿胀液时，肾上腺素浓度不超过 1∶100000，尽快种植毛囊，缩短手术时间，避免同一部位多次注射含肾上腺素的肿胀液。

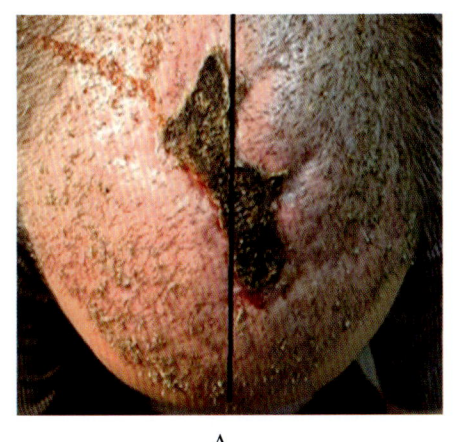
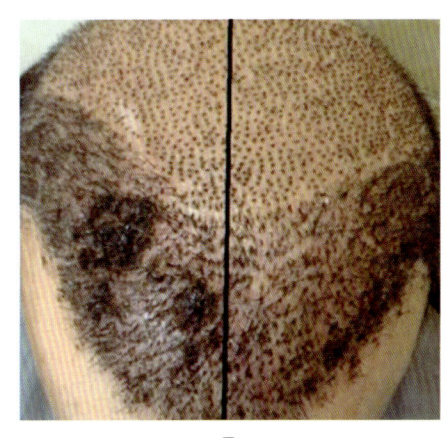

A　　　　　　　　　　B

图 10-3-4　植发术后受区皮肤坏死
A. 受区皮肤局部坏死　B. 后期皮肤干性黑色坏疽

3. 处理 换药，使用成纤维细胞生长因子、去腐生肌的中药等，促进坏死皮肤脱落及创面愈合，远期再次行毛发移植术。大面积瘢痕患者，可采用皮肤软组织扩张术。

五、毛囊炎和表皮囊肿

毛囊炎及表皮囊肿发生的原因在第二节中已详细分析。但受区这两种现象的发生还有个重要原因，在同一个移植孔中，如果一个移植体叠加在另一个移植体的顶端，或者移植体种植得太深，或者移植体中包含有毛发碎片埋在表皮下，都可能发生毛囊炎或者表皮囊肿。

毛囊炎的处理方法在前面也已详细介绍，但针对种植过程中同一孔隙内重复种植，或移植体深陷皮下导致的毛囊炎、表皮囊肿就要以预防为主，术中打孔不要过深，仔细操作，避免重复植入。

六、不自然的外观

不自然的外观主要有发际线平直、毛发生长方向不一致、毛发卷曲、移植毛发凸起或者凹陷等。

（一）原因分析

移植后的毛发不自然可以表现在多个方面，包括毛发的分布形态、毛发方向、毛发的性质或者毛发周围表皮的不正常。

1. 毛发的分布形态主要体现在发际线区。精致完美的发际线设计是决定良好手术效果的关键。发际线的设计可以采取锯齿状，或者有数个发尖、单根不规则设计等。如果发际线平直光滑，术后效果会非常不自然。

2. 如果移植后的毛发与原有毛发的生长方向不同，或者移植的毛发生长方向凌乱，这个现象在额角、鬓角移植和头顶发旋处最为明显。

3. 如果术后 3~6 个月毛发开始长出时出现毛发卷曲的现象，造成这种异常的原因可能是：

（1）毛囊在提取或者分离过程中被损伤。

（2）植入毛囊用力过猛，毛囊移植体在通道内弯曲。

（3）毛囊缺乏营养。

4. 移植的毛发周围头皮有两种表现，一种是凸起，一种是凹陷。凸起发生在移植体种植太表浅时出现，归咎于不正确的移植方法和不合适的种植深度。毛囊周围的表皮修剪不够时，也会发生凸起。相反，凹陷是因为移植体种植得太深，埋于皮下。

5. 过于人工化的不自然的发际线，表现为生硬平直、稀疏呆板、缺乏自然的弧度和角度（图10-3-5）。

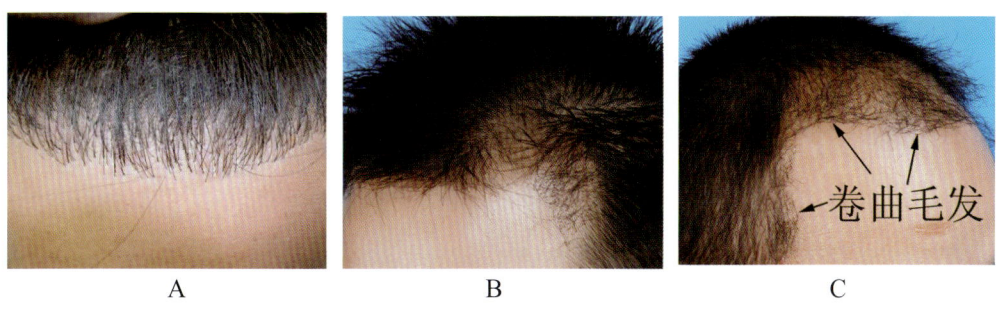

图10-3-5　过于人工化的不自然的发际线
A. 过于人工化的不自然的发际线　B. 额颞角毛发生长方向杂乱　C. 移植后生长的毛发卷曲

（二）预防

1. 设计合理自然的发际线，要有数个大幅度的峰和一些不规则的齿，更要有合理的密度分布和自然的毛发粗细来过渡（图10-3-6）。

2. 注意打孔时要明确每一个区域毛发的方向和角度都在变化，尽管变化的幅度较小；最关键的是毛发移植手术中打孔的方向要与该区域原生发生长方向和角度保持一致。

3. 提取毛囊单位的仪器转速不要太快，钻取毛囊深度控制在皮下 2～3mm。分离中，夹取移植体动作要轻柔，避免损伤毛球。另外，移植体植入前，用弯镊轻轻扩展裂隙，顺势植入。如果感觉植入受阻，不要强行塞进切口，可换新

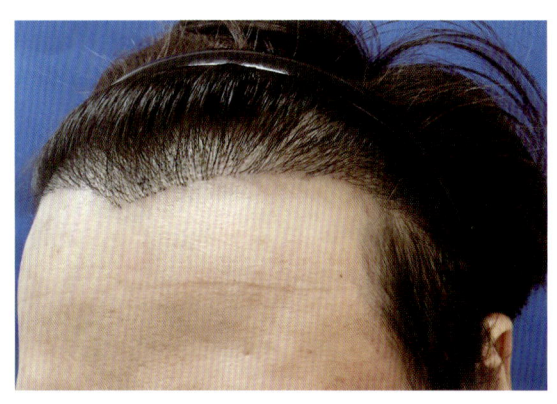

图10-3-6　发际线过于整齐，且发际缘为多个毛囊单位，密度不自然

的瘦小型移植体重新植入。有些卷曲的毛发在经过一段时间的药物养护后会逐渐好转。

4. 打孔深度与毛囊长度基本一致，不可过深或者过浅；修剪毛囊单位时注意不要保留太多的表皮组织。

（三）处理

1. 医生应提高手术技术水平。

2. 过于平直的发际线中，高度正常者，可以采用激光脱毛，去除部分毛发，使发际线呈锯齿状。

3. 方向过于杂乱的区域中，毛发稀疏处可以进行加密种植，种植方向可以调节，使毛发的方向从异常向正常过渡；毛发分布密度高者，可以在激光脱毛后重新种植。

4. 毛发卷曲的情况在术后3～6个月比较明显，一般大部分在术后1年都可以自行缓解。

5. 使用4mm的环钻提取或者FUT切取头皮条分离的移植体过大，致术后外观呈簇状分布。用环钻将簇状毛发取出并分离成毛囊单位，再重新回植；或用激光脱毛，脱掉簇状毛发，再进行植发加密。

6.凸起的毛囊可以激光脱毛，去除后重新种植；凹陷的毛囊可用环钻取出后再种植。

七、移植的毛发密度低、毛发成活率低

术前术后拍照对比，排除患者的主观判断，术后 1 年毛发依然生长稀少。

（一）原因分析

移植后毛发密度低既有主观原因也有客观原因，包括患者期望值过高和移植体不合理的分布及低成活率。

1.首先手术医生在术前应该对毛发移植术后的效果有个正确的预测。如果患者仍有不切实际的期望，慎重决定是否手术。

2.受区脱发面积大，供区毛发不足以移植覆盖受区范围。

3.大多数患者出现低成活率和患者自身条件相关。例如东亚人和非洲人，因毛囊较长且卷曲，在取头皮条或者 FUE 技术提取和制备移植体时，较容易损伤毛囊部位。发色白的欧洲人因毛发与头皮的颜色过于相近，也容易造成毛囊单位的损伤。有血管疾病的患者及已经有过多次头皮手术的患者，因受区血供减少，可能移植体的存活率会降低。

4.手术医生粗暴，技术不熟练，缺乏爱惜毛囊的观念；环境及器械等不够精密，制备移植体时剔除组织过于干净而损伤毛囊，导致毛囊结构不完整，术中毛囊保存不当而导致毛囊失活。

5.受区瘢痕，血供差，移植后成活率低（图 10-3-7）；本身毛发少而稀，质量不好。

6.毛发的分布密度不当，关键部位打孔密度低，移植了单根毛囊单位，都会影响术后外观。受区打孔大小、打孔密度、移植体体积大小、移植体的夹持方法及手术时间控制等，都会影响毛囊成活率。

7.术后 5 天内直接暴力或剧烈活动导致毛囊部分脱出或者全部脱出，术后过早搔抓毛囊而将毛囊带出；术后护理不当，或者使用强效洗发水，都会

使移植体脱出损伤。感染、精神紧张、术后继续脱发、静止期脱发等，都是造成术后移植毛发密度低的原因。

8.由于操作者技术严重贫乏，单次提取的毛囊单位和数量极少，有些密度不均匀，分布不科学，有些移植到受区的密度极低，呈现寥寥无几的簇状发，严重影响患者的外观和心理（图10-3-8）。

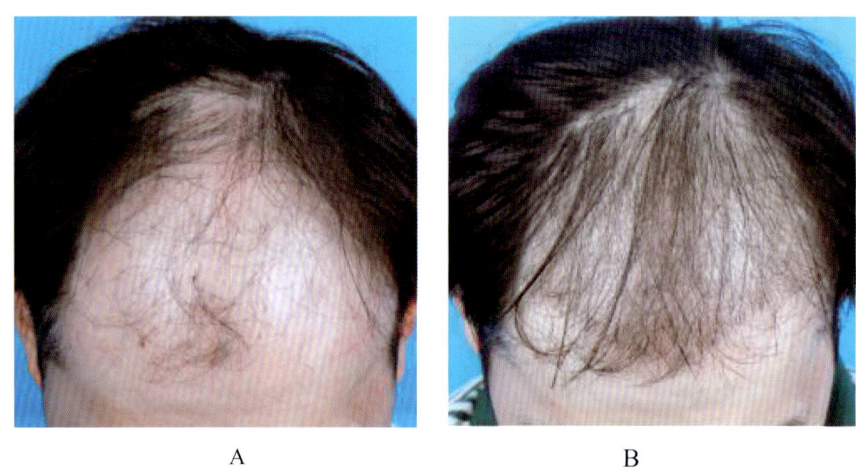

图10-3-7　贴骨瘢痕10余年，种植1500个毛囊单位，术后毛发成活率低
A. 术前　B. 术后1年，毛发成活率低

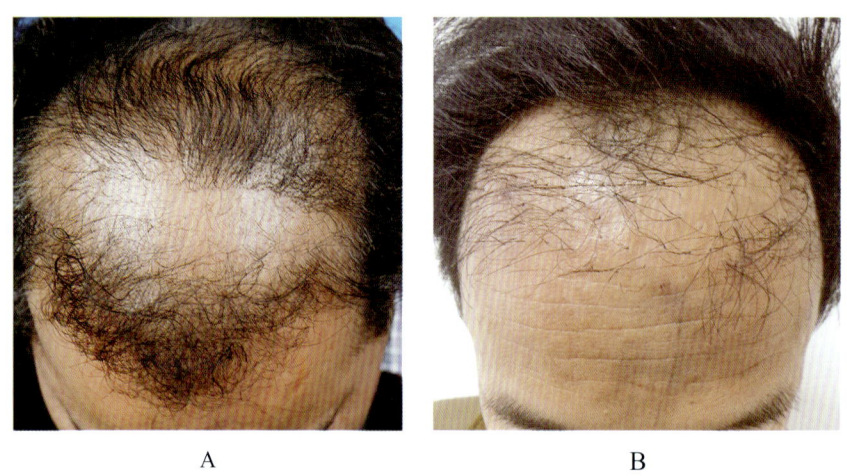

图10-3-8　移植毛发密度不均匀，成活率低
A. 分布不合理　B. 簇状发

（二）预防和处理

1. 规范手术操作。合理安排流程，使分离好的毛囊尽快植入；将毛囊低温水化保存，及时更换冰格；术中设计合理的种植密度，避免粗暴操作；正确夹持毛囊。正常情况下，毛发成活率一般都超过90%。

2. 对于瘢痕区植发，术前与患者做好沟通，告知成活率可能较低，尤其是很薄的贴骨瘢痕，可以低密度种植，观察成活情况良好后再进行多次加密，必要时改为扩张器手术。

3. 术后早期，一旦发现毛囊有脱出的情况，立即来院将毛囊重新植入。

4. 正常有10%的毛发处于静止期，术前做拉发试验，排除静止期脱发。如确诊为静止期脱发，首先应去除病因，排除精神紧张、抽烟、暴饮暴食、营养不良及特殊药物等的影响，急性期必要时可口服药物，待调整后再进行手术；进行性脱发者配合药物治疗控制脱发，待脱发稳定后再行毛发移植术。

5. 术后护理方面，建议患者每天用中性洗发水洗头。精神过度紧张及压力、劳累、减肥、抽烟及酗酒等均会影响毛发的成活。加强术后随访，给予患者适当的心理辅导，缓解患者压力，指导其饮食，改正不良生活习惯。总之，要综合分析原因，采用合理的方法提高毛发成活率。

八、术后继发性脱发

（一）原因分析

常见于年轻的男性型脱发患者，移植后的头发保持供区优势，能健康生长，但由于体内雄激素受体仍处于高敏状态，原生发区域内的头发仍然在脱落，导致术后远期效果不佳（图10-3-9）。

（二）预防和处理

1. 该类患者可以先行药物治疗，待症状控制后再进行毛发移植手术。

2. 毛发移植术后也需继续服用非那雄胺片（保法止），外用米诺地尔溶液进行维持治疗。

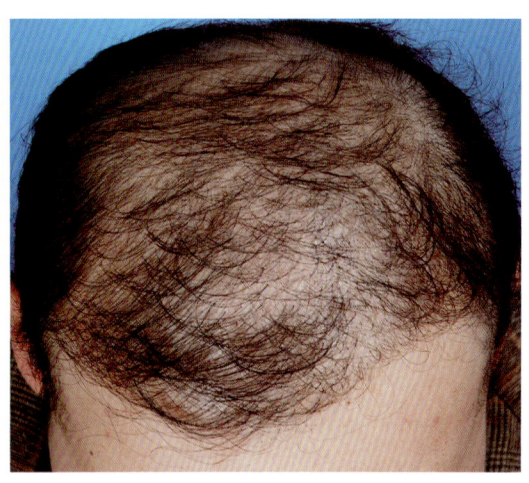

图10-3-9　外院毛发移植术后10余年继发性脱发3年

九、动静脉瘘

动静脉瘘在受区很少发生，表现为前额部出现明显的血管凸起（图10-3-10），用手指可以触及动脉搏动。如果半年内仍然不改善，可以将血管结扎处理。

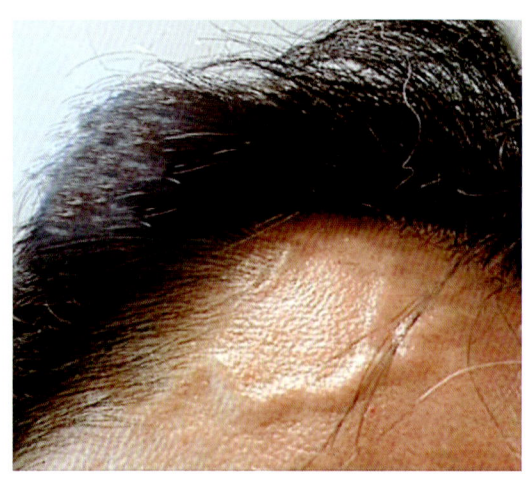

图10-3-10　动静脉瘘

十、毛发变色或者脱色

（一）原因分析

毛发脱色可能与术后清洗血痂时使用双氧水溶液有关。另外，如果取胡须移植到头顶，成活的毛发会保留胡须的发色。

（二）预防和处理

慎用双氧水来清洗术区，防止损伤毛囊而引起脱色。选择同色系的供区毛发移植到受区。

十一、毛发全坏死

（一）原因分析

1. 保存毛囊的溶液中放置了高酸性或高碱性的溶液。
2. 移植体交叉更换宿主移植。

（二）预防及处理

1. 严格执行各项安全医疗规章制度。
2. 一旦发生毛发坏死，说明手术彻底失败，这是植发手术中最严重的并发症，应以预防为主。

（沈海燕，刘裴华，薛萍，张春杰）

参考文献

[1] 中国整形美容协会毛发医学分会，中华医学会整形外科学分会毛发移植学组．毛发移植技术临床应用专家共识[J]．中华整形外科杂志，2017，33（1）：1-3．

[2] 郭晓波，沈海燕，唐亮，等．单体毛囊单位移植修复阴毛缺失[J]．中国美容整形外科杂志，2011，22（7）：394-396．

[3] 张菊芳，赵启明．高密式毛发移植[M]．杭州：浙江科学技术出版社，2011．

[4] Feily A, Moeineddin F. Feily's method as new mode of hair grafting in prevention of scalp necrosis even in dense hair transplantation[J]. Dermatol Pract Concept, 2015, 5（3）: 41-46.

[5] Griffin G R, Kim J C. Ideal female brow aesthetics[J]. Clin Plast Surg, 2013, 40（1）: 147-155.

[6] Baker S B, Dayan J H, Crane A, et al. The influence of brow shape on the perception of facial form and brow aesthetics[J]. Plast Reconstr Surg, 2007, 119（7）: 2240-2247.

[7] Knoll B I, Attkiss K J, Persing J A. The influence of forehead, brow, and periorbital aesthetics on perceived expression in the youthful face[J]. Plast Reconstr Surg, 2008, 121（5）: 1793-1802.

[8] Behner M L.Comparison of survival of FU graftstrimmed chubby, medium, and skeletonized[J]. Hair Transpl Forumlnt, 2010, 20 (1): 6.

[9] Behner M L.A comparison of hair growth between folicular-unit graftstrimmed "skinny" vs. "chubby" [J]. Dermatol Surg, 1999, 25(4): 339-340 .

[10] Seager D J. Pitfals of folicular unit hair transplantation and how to avoid them[M]. 4th ed. New York: Marcel Dekker, 2004: 408-418．

[11] Perez-Meza D, Nied B Alsk I R. Comp lications in hair restoration surgery[J]. Oral Maxilofac Surg Clin North Am, 2009, 21(1): 119-148.

[12] Coley J E.Complications of hair transplantation [M]. 4th ed. New York: Marcel Dekker, 2004: 568-576.

[13] Rouso D E, Presti P M. Folicular unit transplantation [J] .Facial Plast Surg, 2008, 24(4): 381-388.

[14] Tosti A, Iorizo M, Vincenzi C.Finasteride treatment may not prevent telogen efluvium after minoxidil withdr awal [J].Arch Dermatol, 2003, 139(9): 1221-1222.

[15] Salanitri S, Goncalves A J, Helene A J, et al. Surgical complications in hair transplantation: aseriesof 533 procedures[J]. Aesthet Surg J, 2009, 29(1): 72-76.

[16] Unger W P, Shapiro R. Hair transplantation [M].5th ed. London: Informa Healthcare, 2011: 420-422.

第十一章 毛发移植未来发展

第一节 植发机器人

植发机器人，目前均指由美国 Restoration Robotics 公司所研发设计销售的 ARTAS Restoration Robotics，俗称 ARTAS 植发机器人。ARTAS 植发机器人（图 11-1-1）是一种借助计算机 3D 影像辅助系统，通过内置算法，帮助医生一致地、精准地、重复性地摘取毛囊单位的机器。该设备的功能和版本仍在不断升级中，在 2020 年有望实现从取发到植发的全自动机器人操作。

ARTAS 植发机器人的问世，可以说是植发手术的工业革命（工业革命是以机器取代人力，以大规模的工厂生产取代个体工厂手工生产的一场生产与科技革命）。我们一般将植发手术视为一种耗时费工且劳动密集型的手术，不论是 FUT 技术分离毛囊阶段，或是在毛囊植入阶段，都需要大量的人力劳动来完成。植发机器人的问世，使得植发手术进入人机一体、人机合作的新时代。

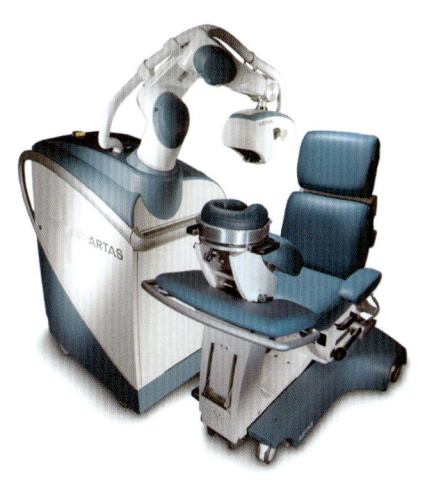

图11-1-1 ARTAS植发机器人

一、植发机器人的硬件构造

植发机器人由一个内含智能计算机的系统主机移动车（机械臂、提取机械头）、ARTAS临床配件包以及ARTAS患者手术椅所组成（图11-1-2～图11-1-5）。机械臂内含两台摄像镜头，提取机械头包含锐、钝穿孔组合的两段式钻头。

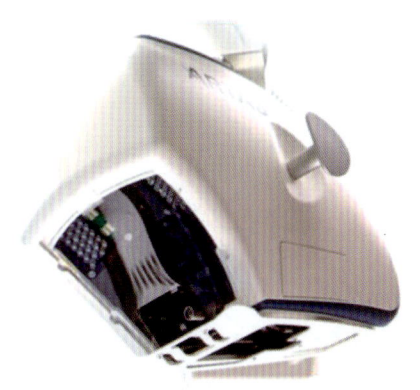

图11-1-2 机械臂

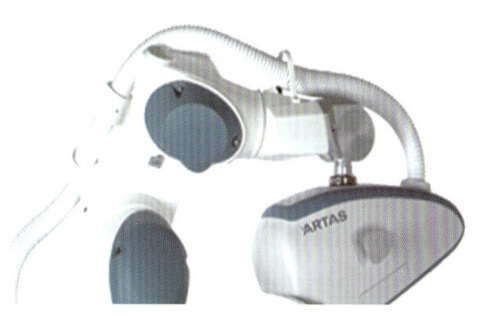

图11-1-3 提取机械头

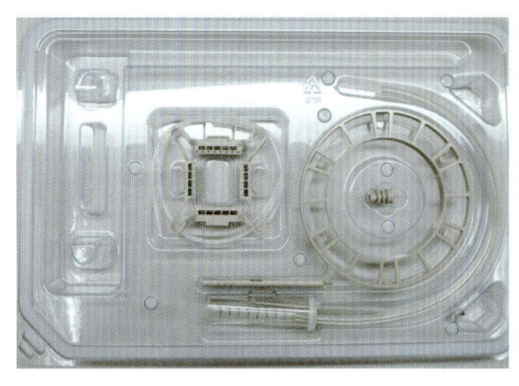

图11-1-4　ARTAS临床配件包

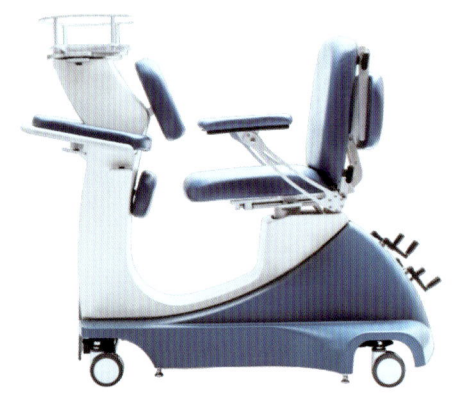

图11-1-5　患者手术椅

2011年4月，ARTAS获得美国FDA及欧盟CE认证。截至2016年12月底，全球已有24个国家146家医疗机构在使用ARTAS植发机器人为脱发患者服务。通常配置上，由计算机操作员使用鼠标、键盘或是触控屏幕控制微电脑，如同我们平时使用计算机一般。医生控制着有线遥控器端，上面有许多常用的默认按钮。计算机操作员手上的键盘、鼠标、触控屏幕及医生手上的遥控器共同操控智能计算机来运行ARTAS机械臂（图11-1-6）。

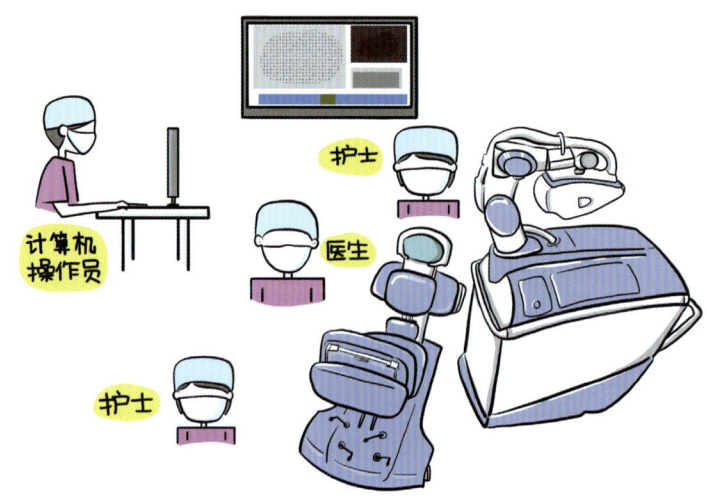

图11-1-6　ARTAS 操作示意图

ARTAS 机器人采用了一种配有专用提取机械头的机械臂，实现了 FUE 过程的自动化，通过一致性、标准化的流程达到水平一致的取发效果。不管是在取发的速度上，还是在毛囊提取的质量上，都有很高的水平。

二、植发机器人的原理

针杆结构上的摄像系统通过两台摄像镜头 3D 智能建模来判断毛发角度、方向、密度，配合头皮张紧器 (tensioner) 及肿胀液注射，可以让头皮张紧器内头皮呈现一片平坦，更方便机器判断毛发的角度、方向，从而缩短手术的时间。计算机也会根据当前击发的力度（以牛顿 N 值为单位）搭配实时影像分析，智能演算确定当前穿刺深度，从而自动调整下一击发力度。虽然计算机本身已经能够自动演算并调整穿刺力度和深度，医生（或计算机操作员）也可以用手动方式，利用键盘或遥控器来做人为的调整（图 11-1-7）。

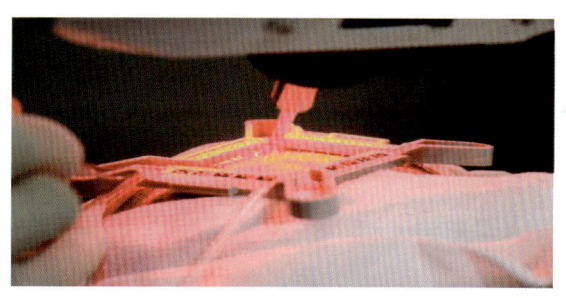

A

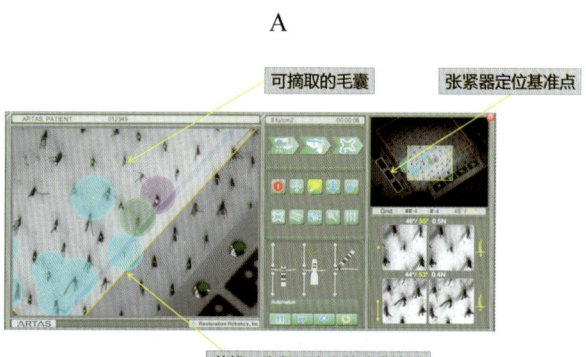

B

图11-1-7　植发机器人演示
A. 头皮张紧器固定　B. 操作面板

利用影像镜头来代替医生的眼睛，量化的毛发角度与钻取密度等的科学数字可以作为治疗的依据。机器人是采用管套针的方式来穿孔及剥离毛囊单位的，通过尖锐的内针在毛囊周围锐性穿刺头皮，达真皮浅层（一般 0.5～1mm），形成一个直径最小可以 < 0.8mm 的环状小孔，然后用一个钝针（外针）剥离穿孔器，环绕式剥离毛囊周围的组织（最深可以达到 6mm 左右），并负压吸取，这样可以最大限度地降低毛囊单位横断的可能性，确保提取的毛囊单位的完整性。不管是内针锐钻头还是外针钝钻头，上面都有横纹刻度，在内针穿入及外针结束的一刹那的实时影像可以作为依据，供 ARTAS 植发机器人调整下一次的击发力度（图 11-1-8）。

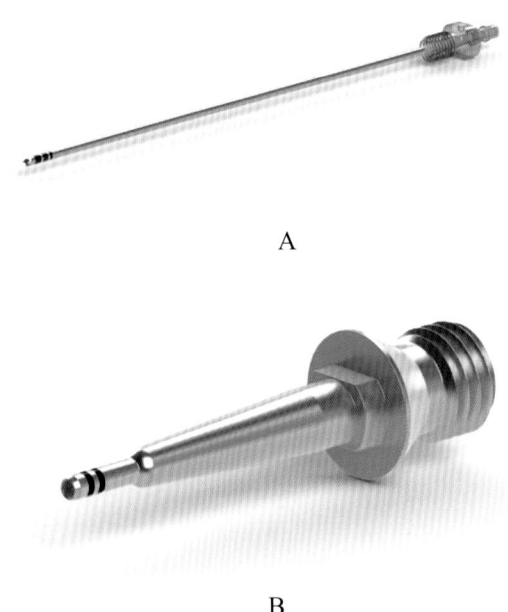

图 11-1-8　管套针
A. 锐针（内针）　B. 钝针（外针）

ARTAS 植发机器人的双穿孔组合针系统的核心技术在于穿孔机可以精准地提取目标毛囊单位，确保提取的毛囊单位完整无损，同时减少对供区的伤害，出血少、术后创伤恢复快，日后瘢痕不明显（图 11-1-9）。

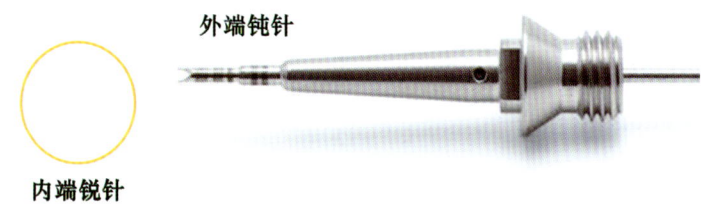

图11-1-9 双穿孔组合针

双穿孔组合针系统与现有人工FUE手术过程中所使用的单穿孔系统有很大的差异，单穿孔系统对目前提取的毛囊单位损伤机会较高，也比较容易损伤周围的毛囊，长时间作业提取效率会逐渐降低，有时候出血多，也会影响对毛囊单位的判断。两段式的钻取结合了锐穿孔及钝穿孔两者的优点，不但能够轻松划开皮肤，而且能够保证毛囊单位的高度完整性，使手术有更标准化、更一致的钻取结果。

三、植发机器人的优势

其一，医生养成习惯的速度快，要训练培养一位具有基本水平的医生只需要10台以下的植发机器人临床手术即可达到；而训练一个能够手工精准钻取质量良好毛囊单位的医生难度比较高，也必须花费比较长的时间。

其二，植发机器人是由医生或计算机操作员操控下的机械臂来工作的，没有人工FUE技术不到位或长时间作业劳累疲惫的问题。植发机器人操作精准如一、永不疲倦，可以保证从第一个到最后一个毛囊单位都依照既定的演算模式来维持固定的质量。

其三，医生执业年限延长。机器人取代人工作业有助于减轻医生视力、体力的负担，医生的工作只需要手握遥控器盯着屏幕，甚至远程监控屏幕调整参数，即可以确保提取毛囊单位的质量。目前，植发机器人已经具备人工智能打孔的能力，在不久的未来，它甚至可以自动植入毛囊单位，医生只需要当一个手术质量的管理者即可。

其四，使用双穿孔组合两段式钻发，可以取得完整无损的毛囊单位。医生只要熟悉各种参数设定，搭配机器人自动运算，就可以维持高质量的毛囊单位提取结果。

其五，有别于传统的FUT植发技术，ARTAS植发机器人手术属于FUE技术的一种，所以没有缝线及术后发生线状瘢痕的问题。如果搭配新改良的20G四爪穿孔，更可以大大地减少钻发的孔径，使术后遗留的白点更微小（图11-1-10）。

其六，机械手臂移动速度快，可达到每小时1000～1300击发的速度。目前最新版本（9.X）甚至可以达到每小时1500～2000击发。软件版本日益修正更新，在应对不同头皮毛发状况时，都有固定的SOP可以遵循，从而使提取的毛囊达到一致的质量。

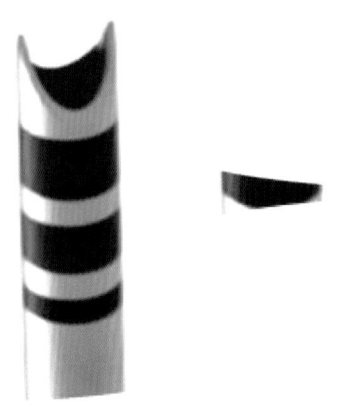

图11-1-10　新一代改良的四爪穿孔

四、植发机器人在东西方人使用上的差异

亚洲人种（东方人为主）头发的发色较深、发质较粗，适合ARTAS机器人手术中侦测判断。不过即使是金色、灰白色等发色较淡的求美者，也可以藉由手术当天染发而使手术顺利进行。亚洲人种毛囊单位从表皮到毛乳突的平均长度5.5mm相较高加索人种（西方人为主）4.5mm为深，东方人平均

每个毛囊单位的毛发数一般在 1.6～1.9 个之间，相较西方人的 2～2.5 个为少，也即一个毛囊单位多根的比例较少，不过这些都不影响植发机器人判断及提取毛囊单位。

只有在头皮的软硬度上，东西方人的差异在植发机器人操控上有较大区别。东方人的真皮层较西方人更致密、更硬，需要内针锐穿刺设定稍微深一点才能顺利划开皮肤。西方人则因为真皮较软，预先施打肿胀液的效用不大，除非施打非常多的肿胀液时才有绷紧的作用，因此有些西方医生在 ARTAS 植发手术时并不预先施打肿胀液，只在头皮张紧器 (tensioner) 置放后，才在四个角落补打一些肿胀液撑紧皮肤。如果是东方人，在机器人钻发之前如能先整体施打定量的肿胀液，放置张紧器后再在四个角落补打一些肿胀液，可以使皮肤绷得非常紧，这样可以大大提高钻取的速度。同时，由于这些动作可以将皮肤绷紧撑开至最极限，拉开了供发区每个毛囊单位间的距离，也方便计算机分析判断毛囊单位信息，等肿胀液消退后，可以使穿孔直径大幅缩小。因此，皮肤绷紧后的张力，在整个取发过程中扮演着非常重要且关键的角色。

五、瘢痕组织对植发机器人钻取的影响

之前已经做过 FUE 手术的患者，头皮通常都因为之前钻孔或多或少有些纤维化，不过这并不影响再次钻取。如果之前头皮因为疗疮、外伤而反复受伤，极有可能因此造成头皮严重纤维化而影响外针钝穿孔剥离，如果在严重纤维化之外再加上毛囊单位长度特别长，这样特殊的状况就非常不利于植发机器人钻取，这时候如果改用单穿孔手工 FUE 技术搭配口径稍大的穿孔或改用 FUT 技术，反而会让取发质量变坏。在 2017 年初上市的四爪 6mm 长针就可以解决这样的特殊案例，因此可以说植发机器人目前仍有它的局限性，只是发生机会非常低，Restoration Robotics 公司也在设计新的硬件来排除各种遭遇的问题。医生必须具备相当的能力来判断手术过程中可能会遭遇的各种情况，只要熟悉机器钻头的运作原理，大部分状况都是可以通过手动调整

参数或是重新调整皮肤张力来排除的，这些都有赖于长期使用的经验积累。

在医生实际操作中，常使用调整的参数有三个，另外加一个 skip 按键（即跳过当前瞄准并准备提取的毛发）。

内针锐穿孔深度（punch depth，PD）指的是内针锐穿孔进入皮肤的深度，PD 太深的话横断率会高，太浅的话则不易划开表皮。外针钝穿孔深度（coring depth，CD）指的是外针钝穿孔进入的深度，钝穿孔主要作用在于从皮肤组织中剥离出毛囊。钝穿孔上面有横纹刻度，原则上设定的深度以钻入后完全看不见刻度为准。穿孔钻头后面接着软管，可以将钝针剥离出的毛囊单位以负压吸引拉离皮肤表面。如果 CD 过浅，毛囊单位非完全剥离，屏幕上可见毛囊不会吸离皮肤水平，拔取毛囊单位时就必须施以一定的力度，有时即使施以一定的力度仍然拔不出；即使能够拔出，拔出的毛囊单位下半部组织也较少，易裸露干枯。反之，如果 CD 过深，则毛囊底部容易弯折受损。

另外，还有一个较少调整却是非常重要的参数——角度(angle，ANG)。由于毛囊单位是有一个弧度的，皮肤表面毛发离开皮肤的角度与毛囊在皮肤下通常有一定的角度差别。植发机器人针杆结构上的摄像镜头可以实时侦测每个钻取动作在皮肤外的角度，通常预设这个角度再加 15° 为实际穿孔的角度。穿孔进入皮肤的角度越大，穿孔的孔径就越圆，也比较容易穿入皮肤。如果在皮肤外面的毛发角度较小，甚至低于 25° 以下，穿孔钻出的孔径就越接近椭圆形；如果再加上皮肤张力不够的情况，穿孔钻入的一刹那会因为穿孔单侧与皮肤接触面的压力导致毛囊单位的角度改变，反而增加毛囊单位横断的机会，此时适当增加一点穿孔钻取的角度可使钻入的过程顺利一些。

好的毛囊单位钻取状态是毛发位于穿孔后圆形表皮组织的中央，大部分毛囊单位会被负压吸引而稍微离开皮肤水平。如果在钻取的过程中持续钻出空洞（横断或钻取过深而导致毛囊单位被整个吸出，抑或过度挤压而在皮肤表面看不到毛囊单位）、钻出孔洞相连，或是外针钝穿孔没有完全钻入，这些都会影响撷取毛囊单位的完整性（图 11-1-11）。

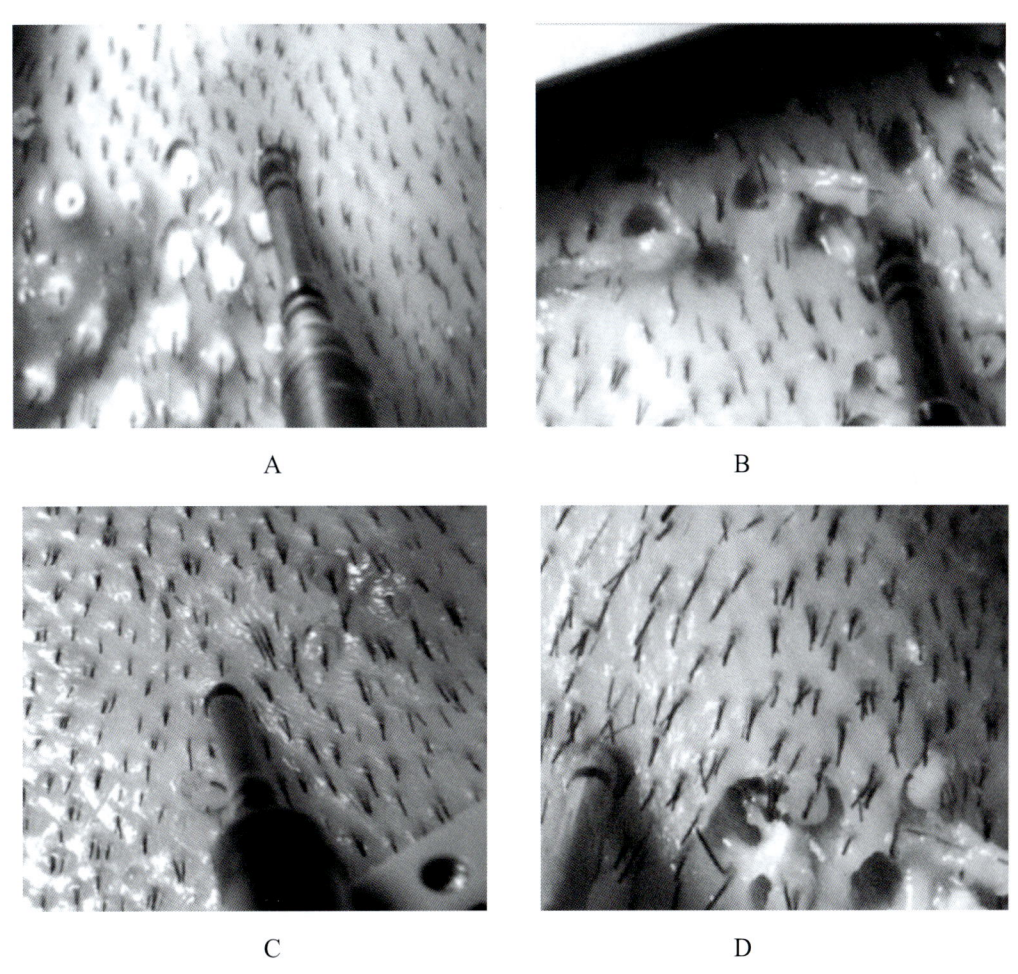

图11-1-11 毛囊单位钻取时不同状态
A. 良好 B. 持续性空洞 C. 未完全剥离 D. 钻出孔洞相连

笔者个人使用植发机器人的习惯除了眼睛看屏幕即时的影像及机器即时的运算分析结果外，还会用耳朵仔细听双穿孔出针及收针的节奏，熟悉辨声节奏后，对于细微的偏差就特别灵敏。通常遇到撷取毛囊单位质量不理想的情况时，医生会依照以下顺序一一检查整个过程中是否有需要调整的地方。

（一）检查皮肤张力的问题

可以重置头皮张紧器，使张紧器缩到最小面积、钉稳皮肤后再放开。另外，在四个角落补充注射一些肿胀液，以调整张紧器内皮肤的张力与平整，有时候甚至还需要均匀地在由张紧器围成的皮肤表浅部位重新注射一些肿胀液，以增加皮肤的硬度。

（二）检查毛发剃短后的长度

通常植发机器人会将其统计的视野内毛发的长度显示在屏幕上。毛发太短（＜1mm）时不易判断毛囊的角度；毛发留得过长（＞1.3mm），则视野中毛发容易互相重叠，不易区别出每个毛囊单位，反而会造成能够辨识的毛囊单位数量减低。最适合植发机器人辨识判断的毛发长度是1mm。除此之外，手术中的光线因素也要考虑，通常会尽量减少视野内的反光、眩光，有时候直接降低周围的亮度也是不错的方式。

（三）调整适合机械臂活动的空间

考虑到机械臂运作的顺畅性，医生可以调整患者俯坐、趴躺（面朝下或侧面），可以调整头颈之间的角度，也可以调整患者手术椅与系统移动车本体的角度距离，这三个参数互相配合可以创造出一个适合机械臂顺畅运作的环境（图11-1-12）。

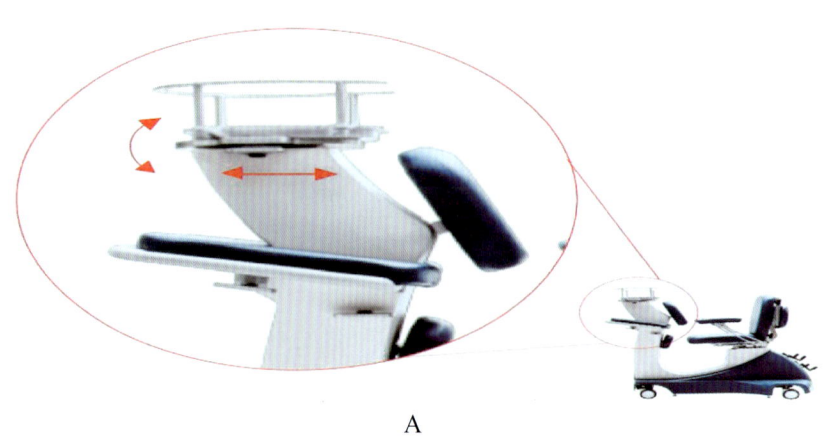

A

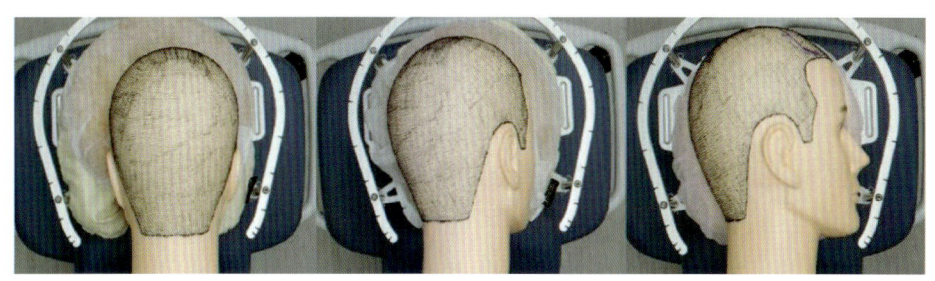

B

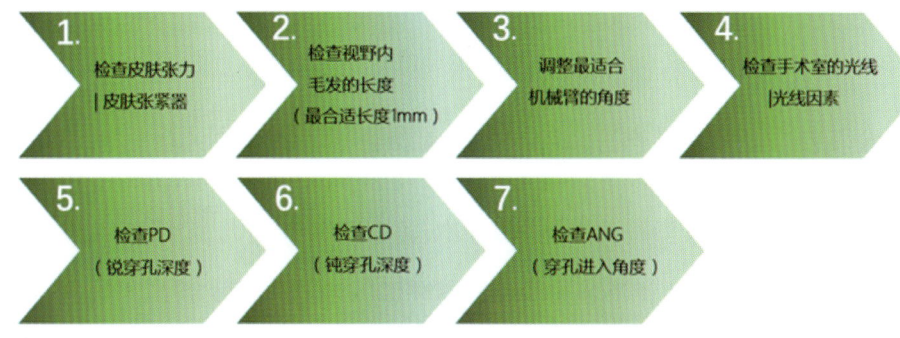

C

图11-1-12 调整适合机械臂活动的空间
A. 患者手术椅头部可调整角度 B. 患者趴枕可调整 C. 患者手术椅相对系统移动车角度

如果检视上述要点后没有问题，最后才是调整内针锐穿孔深度(PD)、外针钝穿孔深度(CD)，以及整体套针钻取的角度(ANG)，见图11-1-13。

1. 检查皮肤张力｜皮肤张紧器
2. 检查视野内毛发的长度（最合适长度1mm）
3. 调整最适合机械臂的角度
4. 检查手术室的光线｜光线因素
5. 检查PD（锐穿孔深度）
6. 检查CD（钝穿孔深度）
7. 检查ANG（穿孔进入角度）

图11-1-13 ARTRS植发机器人调节过程

347

六、植发机器人设备未来的发展

目前,除了在供发区撷取毛囊单位外,在植入方面,ARTAS植发机器人已经可以做到在前额预定部位打孔。搭配ARTAS仿真软件AHS,只需要拍摄患者的两张照片就可以模拟出患者的3D头型,医生可以决定在不同区域植入的毛囊单位总数或密度、打洞的方向及角度等,植发机器人能够选择避开所设定的粗细的现有毛发,甚至在其新版本(9.X)的系统软件中还能够选择不同的的打孔工具。规律、均匀、一致的深度,避开现有健康的毛发,这些是机器人打孔的优势。人工方式打孔是以医生惯用手的触觉来感受皮肤的厚薄、软硬、阻力等,而ARTAS植发机器人则是以实时的影像,搭配快速的智能运算来感知局部皮肤的肤质特性。两者的不同之处在于,医生除了手的触感外,还需要戴高倍放大镜辅以持续的手腕动作才能完成;而植发机器人只需要在一开始将AHS规划设定好,就可以交由机器自动执行。根据Restoration Robotics公司内部的规划,目标是到2020年能够做到类似机关枪一样,在人工把毛囊一个一个地装填完毕之后,由机械臂自动植入(图11-1-14)。虽然整个流程中仍然无法完全排除人工的参与,但届时也将更大地减轻医生体力上的负担。

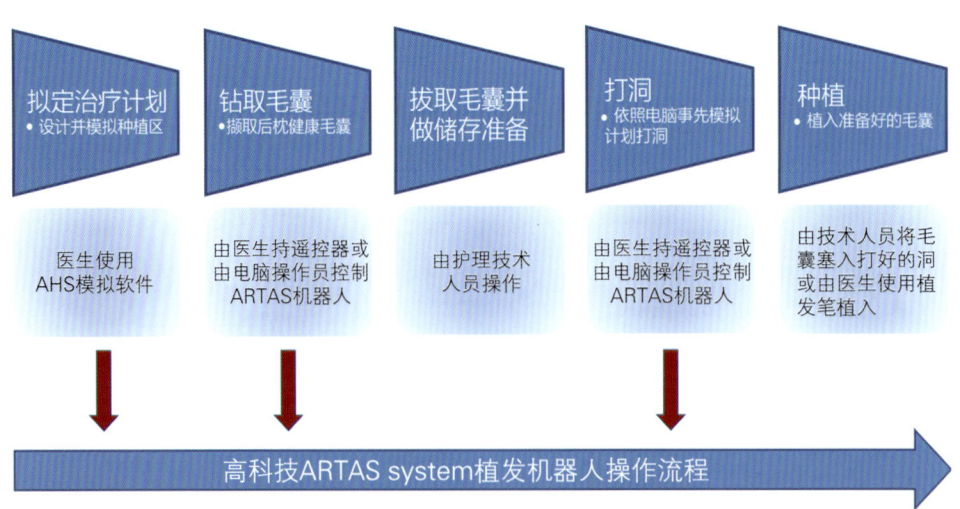

图11-1-14　未来ARTRS system 植发机器人操作流程

至今，笔者执行了约600例ARTAS植发机器人手术经验。目前ARTAS植发机器人手术（单纯ARTAS植发机器人手术及ARTAS植发机器人合并FUT手术）约占笔者所在诊所所有植发手术的24%，内部统计毛囊单位横断率介于1%～8%，与文献上差别不大。患者选择ARTAS植发机器人手术通常是因为新设备、低毛囊单位横断率及术后恢复期短；患者未选择ARTAS植发机器人手术的原因通常是价位高及供发区需剃短头发。通常一次ARTAS植发机器人手术能够取得最大的毛囊单位为2500～3000个，通过在钻取过程中智能选取毛囊单位功能，可以将最后的手术结果的根株比（平均撷取每个毛囊单位的毛发量）提高到2∶1，这还需要视患者原本毛囊头皮的条件而定。2～3次ARTAS植发机器人手术目前一般能够钻取4000～4500个毛囊单位，以男性雄激素性脱发第V期的患者为例，可以通过2～3次植发手术达到非常好的覆盖密度。

手术花费时间方面，笔者2年前曾经做过统计，相同的人力条件下，ARTAS植发机器人手术与FUT手术在1100个毛囊单位手术上所需的时间是相当的。在新版（9.X）软件操作下，ARTAS植发机器人每小时可以达到1500～1800个毛囊单位，因此在数量规模较大的手术上，ARTAS植发机器人与FUT手术相比在相同的手术时间上所需人力更少。

虽然机器硬件、软件仍持续在更新，对于各式头皮毛发的掌握度越来越高，但仪器设备并非万能，每个患者都存在差异，机器人的一致性还需要根据临床反馈适时修正，这才是医生使用仪器设备的正确方式。如果植发机器人能够像Alpha Go一样具备深度学习的人工智能，从目前世界上各个使用医生上传的大数据中深度学习，这才是植发机器人手术最终发展的目标。

（朱冠州）

第二节 毛发与皮肤再生的干细胞研究

一、干细胞技术——再生修复

人体除少数组织的损伤（如有限的肝脏损伤、表皮损伤）可以达到"无损"的再生修复外，多数都将被纤维化组织替代，在结构和功能上留有缺陷，如皮肤瘢痕、心肌梗死、脑梗死、肝硬化等。由原有细胞进行结构和功能的完全修复，是病损修复的要求和再生医学发展的意义和目标。

间充质干细胞是来源于发育早期中胚层的一类具有自我复制和多向分化特性的细胞。干细胞通过定植替代，分泌促进自体细胞增殖、功能活化所必需的多种细胞因子等，进行病损及衰老组织器官的修复。

来源于骨髓、脐带、脂肪、真皮或毛囊的多能干细胞，特别是间充质干细胞（MSC），在皮肤、毛发的再生美容中具有多种临床应用。间充质干细胞具有分化成骨、软骨、肌肉和脂肪的能力。此外，由于免疫原性较低，当系统性地给予同种异体间充质干细胞时，几乎不会观察到排斥反应，因此既可以自体方式也可以异体方式利用。通过在体外培养扩增，间充质干细胞可以适当的数量和方式导入供体内发挥作用。骨髓来源的间充质干细胞（BMSCs）是最具特色的，并被最早应用于治疗慢性非愈合性创面。此外，由于间充质干细胞发挥其再生作用的一个重要机制就是可以通过旁分泌提供多种细胞因子、趋化因子和生长因子，能够激活宿主细胞，促进其向所需细胞的增殖、分化、血管生成和基质重塑来支持组织的再生过程（Gimble等，2007年）。旁分泌机制的发现，为干细胞治疗开辟了一个新的方式，这导致了"无细胞干细胞治疗"概念的探索（Niada等，2018年）。培养过充质干细胞的培养基在去除充质干细胞后，被称为条件培养基。这种培养基中就含有大量由间充质干细胞分泌的生长因子和细胞因子（包括外泌体）。研究发现，这种条件培养基可以促进受损组织再生。目前间充质干细胞和其条件培养基（包括外泌体）已经被广泛地应用于组织再生修复。

目前在皮肤再生领域使用的间充质干细胞的一个常见来源是从脂肪组织中提取的间充质干细胞（ADSCs）。ADSCs易于获得，且相对含量较高，在提取过程中对供体的侵袭性较小，其再生功效和骨髓来源的间充质干细胞（BMSCs）相当。ADSCs已被用于面部轮廓再建、隆唇、伤口愈合、嫩肤、瘢痕重塑以及和畸形矫正相关的美学重建（Valerio等，2016年）。皮肤下注射ADSCs，不仅补充了干细胞，还具有较强的分化为脂肪细胞的能力，能够为皮肤再生提供支持性结构。ADSCs作为最常用于整形美容手术中的干细胞，还被整形美容外科应用于自体脂肪移植中，这种技术被称为细胞辅助脂肪转移（CAL）：即将ADSCs从脂肪组织中分离出来，和剩余脂肪混合后，注射到目标区域。脂肪中的ADSCs已被证明能促进新的胶原沉积，使局部血管生成，可以有效地提高注射后脂肪移植物的稳定保留率，提高手术效果（Yoshimura等，2008年）。在ADSCs的条件培养基中，含有多种细胞因子，成为皮肤再生的有利来源。这些因子包括碱性成纤维细胞生长因子（bFGF）、转化生长因子-β（TGF-β）、血管内皮生长因子（VEGF）和肝细胞生长因子（HGF）等，能够促进人皮肤成纤维细胞增殖，以及随后的血管生成和角质形成细胞增殖，从而显著加速皮肤伤口的再上皮化，以及伤口修复和组织再生。从目前的临床应用来看，ADSCs具有较高的安全性，在整理公开的整形外科文献中，接受ADSCs治疗的174个病例均没有发现重大不良反应（Gir等，2012年）。

以干细胞为基础的脱发治疗尽管处于起步阶段，但是这几年得到了迅速发展，一些临床研究取得了令人鼓舞的成果。研究表明，将从自体来源的BMSCs或未受脱发影响头皮区域获得的毛囊干细胞（FSCs）注射于斑秃患者或雄激素性脱发患者的脱发部位，6个月后，两种类型的患者脱发情况均得到显著改善，且无严重不良反应（Elmaadawi IH，2018年）。通过注射自体来源的ADSCs于脱发部位，在治疗3个月和6个月后，20个患者均出现毛发生长增加、毛发直径变粗的现象（Anderi R，2018年）。将未受脱发影响的头皮区域获得的毛根鞘细胞培养后，注射于男性脱发者和女性脱发者的脱发部位，6个月和8个月后，男性脱发者和女性脱发者的脱发情况都得到显著改善（Tsuboi R，2020年）。在间充质干细胞培养过程中分泌的生物活性分子，如生长因子、细胞因子、趋化因子等，作为毛囊周期和再生的潜在关键调节因子，正受到新的关注。比如，间充质干细胞能够分泌参与毛发生长的肝细胞生长因子（HGF）、控制毛囊大小和促进血管生成的血管内皮生长因子（VEGF）、诱导和维持毛囊生长期的血小板衍生因子（PDGF），以及控制毛囊生长和毛囊生长周期的胰岛素样生长因子（IGF-1）（Agnieszka Owczarczyk-Saczonek，2017年）。将培养ADSCs过程中得到的条件培养基注射于40例脱发患者头发，连续治疗6个月。在4个时间点（治疗前和治疗后2、4、6个月）对80个固定部位进行毛发图像、生理学检查和超声检查，发现毛发密度和生长期毛发率均明显增加（Narita K，2020年）。目前，还有几个临床测试正在进行中。

日渐发展成熟的干细胞培养技术，使获取高效、高质量的干细胞成为可能，为干细胞的临床应用提供了保证；对干细胞特性的更深入研究及干细胞衍生物的研发解析、动物实验、临床应用研究，为损伤、衰老组织器官的再生修复提供了新的技术手段。

（一）毛发再生、皮肤再生的干细胞实验室基础

1. 干细胞培养的基本设施要求

（1）细胞处理间（图11-2-1）：房间正压、万级洁净度、局部百级（超净工作台，建议选择双人单面；空间狭小的情况下，选择单人单面）；倒置相差显微镜；二氧化碳（CO_2）细胞培养箱；移液器等。

（2）冷藏冷冻保存室（图11-2-1）：普通冰箱（冷藏室用于存储培养基等，冷冻室用于临时存储需要的各种酶类、培养添加用的多种蛋白类物质），-80℃深低温冰箱（用于干细胞的短期保存，一般不超过1个月），液氮罐（-196℃，用于低代数种子干细胞的长期存放）。笔者曾解冻并使用1996年液氮冻存的表皮角化细胞及成纤维细胞，当时细胞仍保持良好的形态

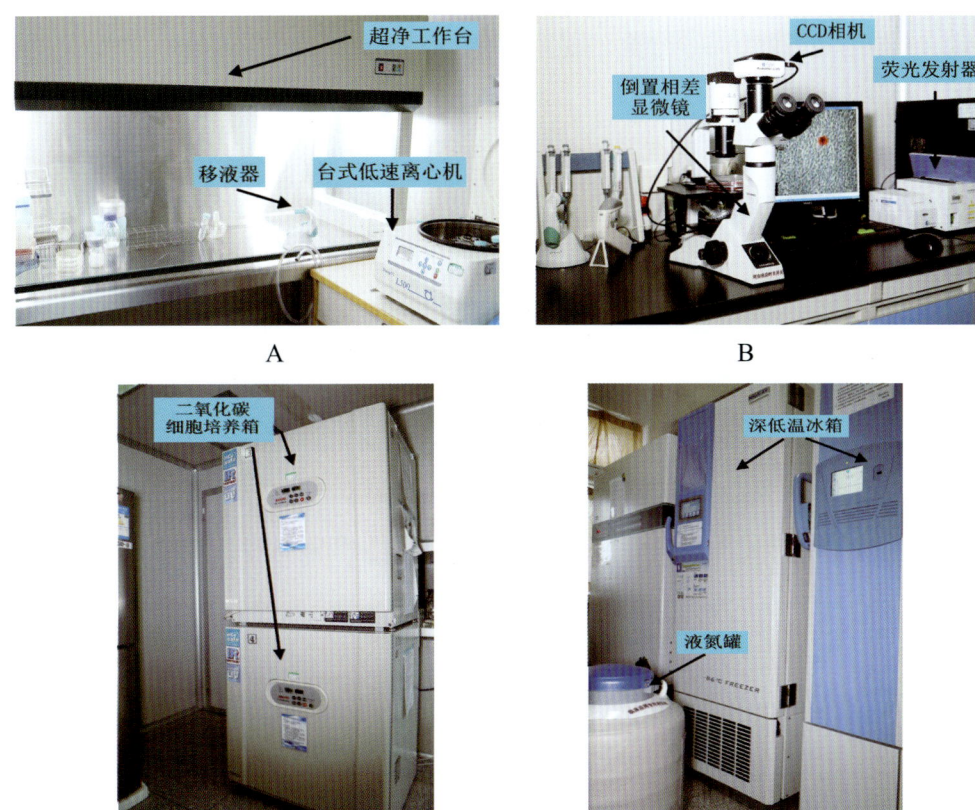

图11-2-1 细胞处理间和冷藏冷冻保存室基本设施
A. 超净工作台 B. 倒置相差显微镜 C. 二氧化碳细胞培养箱 D. 深低温冰箱和液氮罐

和增殖能力。

（3）清洗消毒间（图11-2-2）：超声波清洗器、去离子水机、超纯水机、高压蒸汽灭菌锅、干热灭菌器、干燥箱等。

2. 间充质干细胞的培养基选择　添加10%胎牛血清（fetal calf serum, FCS）的DMEM培养基是适合大多数间充质干细胞培养且为多数实验室采用的培养基。但血清的添加可能带来较多不确定的过敏原并造成动物源性疾病，且高浓度血清会使间充质干细胞过早分化，降低了干细胞原性及增殖效能。因此，干细胞临床研究和应用机构越来越多地采用了低血清和无血清培养基。低血清和无血清培养基通过添加多种促进细胞增殖的因子，可以提高

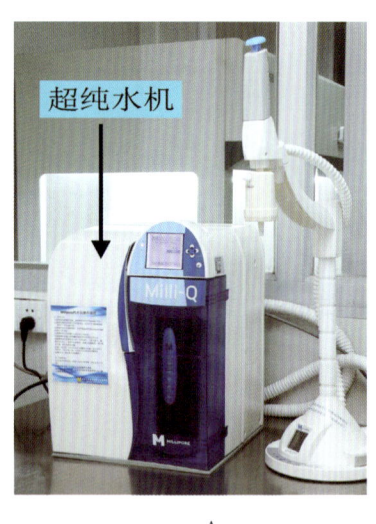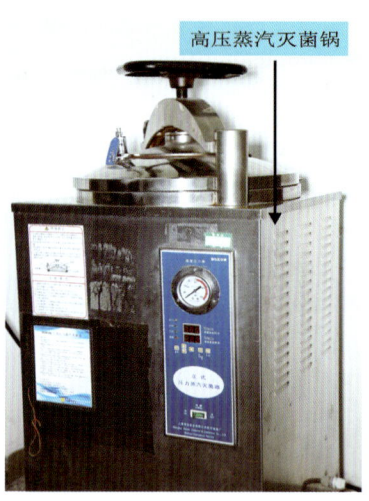

图11-2-2 清洗消毒间基本配置
A. 超纯水机 B. 高压蒸气灭菌锅

相对传统培养基数倍以上的培养效率,且细胞体积小、核浆比大,干细胞分化率低。

目前,较具有临床应用价值和潜力的间充质干细胞为脂肪来源干细胞(ASC)和脐带间充质干细胞(HuMSC)。ASC来源于抽脂术后得到的脂肪组织或者手术中切除的脂肪组织,清洗或者细切后进行胶原酶消化、清洗离心后,获取基质血管成分(SVF)。SVF可以直接应用于干细胞治疗,或者进行接种、培养、传代扩增,获取数千万或上亿级更为纯化的ASC。

脐带间充质干细胞(HuMSC)是从分娩后的废弃材料——脐带华通氏胶中分离培养的,是比骨髓间充质干细胞、脂肪来源干细胞更原始,分化潜能更强的成体干细胞,是介于胚胎干细胞与干细胞之间的成体原始干细胞。HuMSC取自足月健康剖宫产的脐带,经筛查母婴无传染性、遗传性疾病和出生缺陷。HuMSC的特点:低或无免疫原性,具有免疫调节功能和细胞因子分泌功能(促进再生修复等)。

3.高效干细胞源细胞因子提取技术、缺氧培养、重层化培养　间充质干细胞可以通过分泌细胞生长因子等影响与之毗连的细胞。间充质干细胞在体外培养过程中，会向培养基中释放多种细胞因子。此富含细胞因子的条件培养基，可以用于皮肤软组织损伤的修复、皮肤再生年轻化和毛发再生等多个方面。

有研究发现，在缺氧条件下培养的 ASC 与创伤修复有关的细胞生长因子有一到数倍的上升；在缺氧条件下培养的上清液比正常氧浓度培养的上清液有更高的促进成纤维细胞、表皮角化细胞等生长的效率。我们在真皮成纤维细胞、ASC 和 HuMSC 的培养中，比较了单层培养和 3-D 重层化培养的脐带间充质干细胞的有关细胞生长因子 mRNA 和上清液中蛋白的表达和分泌，发现与组织再生修复相关的细胞生长因子，如胰岛素样生长因子 1（IGF-1）、角化细胞生长因子（KGF）、血管内皮生长因子（VEGF）、肝细胞生长因子（HGF）等的水平表现出数倍至几十倍的差异。

3D 状态下 1～14 天 (1 天, 3 天, 7 天, 14 天) HuMSC 相比较 2D 状态下分泌的生长因子有大幅上升（Elisa 法）。

这些研究探索证明，特定条件下的间充质干细胞会表达、分泌更高水平的与再生修复相关的细胞生长因子，目前阶段的动物实验和临床研究也证明了其可以高效促进创面修复、使毛发再生、皮肤再生年轻化。干细胞上清液收集后，进行离心过滤，去除细胞碎片等，进行冻存或进一步制备成冻干粉，这有利于保存和使用。

（二）干细胞上清液在毛发再生中的实践应用

日本医生福冈自 2010 年以来，应用 ASC 的缺氧培养上清液进行了毛发再生的基础和临床研究，发现该上清液能够有效促进毛发的生长。我们对 HuMSC 的 3-D 重层化培养上清液进行了多种细胞生长因子的检测，并进行了毛发再生实践，取得了较好的效果。

1. 治疗方式　在表面麻醉下，采用 31G 注射针头进行头皮内浸润注射。目前多采用 6 次为一个疗程，每 2 周或 4 周 1 次。治疗后，可半年加强 1 次。

2. 效果判断 观察毛发的粗细、毛发色泽、毛发弹性等的变化，以及新生毛发的出现（可以选择头顶发旋、额角等定位准确的位置进行比对，也可以进行半永久性染料标记）。治疗前后，在同等光线下，相同角度拍摄高分辨率照片进行比对（图11-2-3～图11-2-10）。

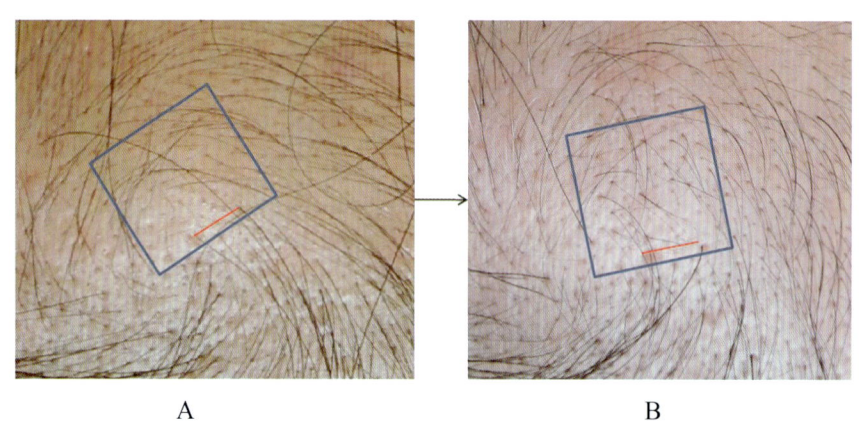

图11-2-3 男性，56岁，进行性脱发10余年。图中红线和方框标记为头顶部头皮相同部位、相同放大比例。在方框内以及方框外部，可以观察到大量新生毛发，色泽较黑，下粗上细

A. 治疗前　B. 治疗后1个月（2次）

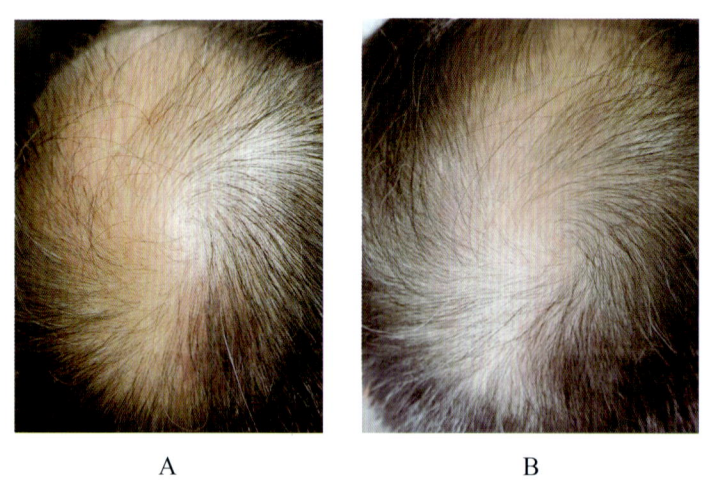

图11-2-4 男性，56岁，进行性脱发10余年。6个月共接受治疗6次，毛发变粗，色泽由褐黄色转变为灰黑色

A. 治疗前　B. 治疗后6个月（6次）

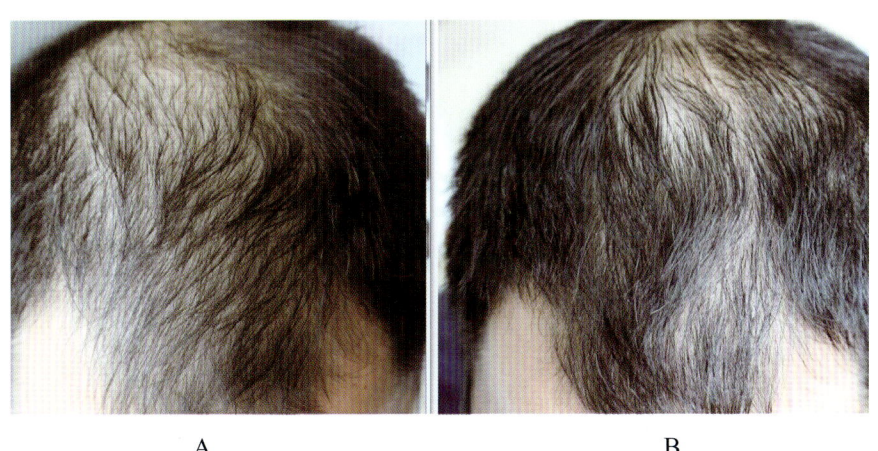

图11-2-5 男性,43岁,毛发变细、稀疏5年余。接受治疗5次,2周1次。5个月后毛发显著变粗,黑色加深
A. 治疗前　B. 治疗后5个月

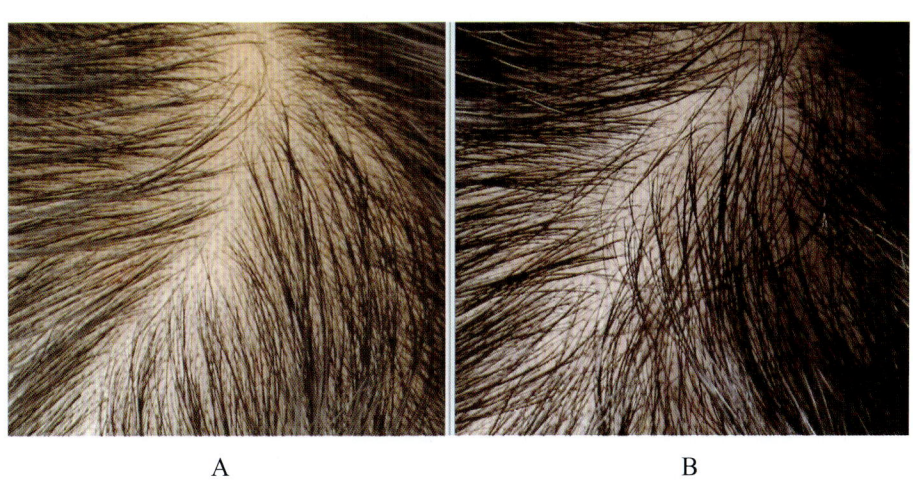

图11-2-6 男性,36岁,渐进性毛发稀疏3年余。接受治疗2次,毛发显著变粗
A. 治疗前　B. 治疗后2.5个月(2次)

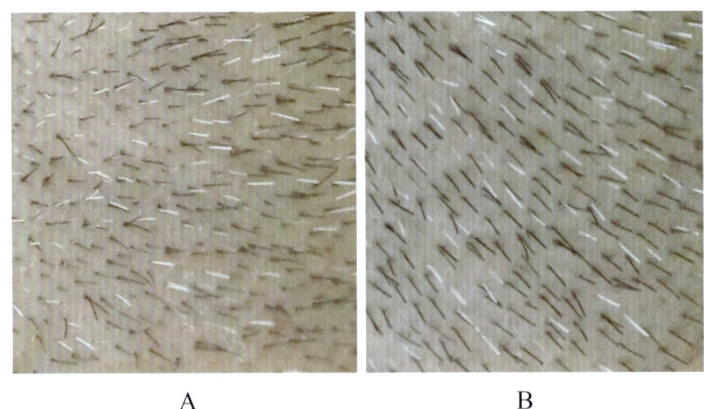

图11-2-7 男性,41岁,脱发,毛发生长凌乱,长度有限。治疗4次,毛发增粗,色泽加深,头发排列方向有序
A. 治疗前　B. 治疗后6个月（4次）

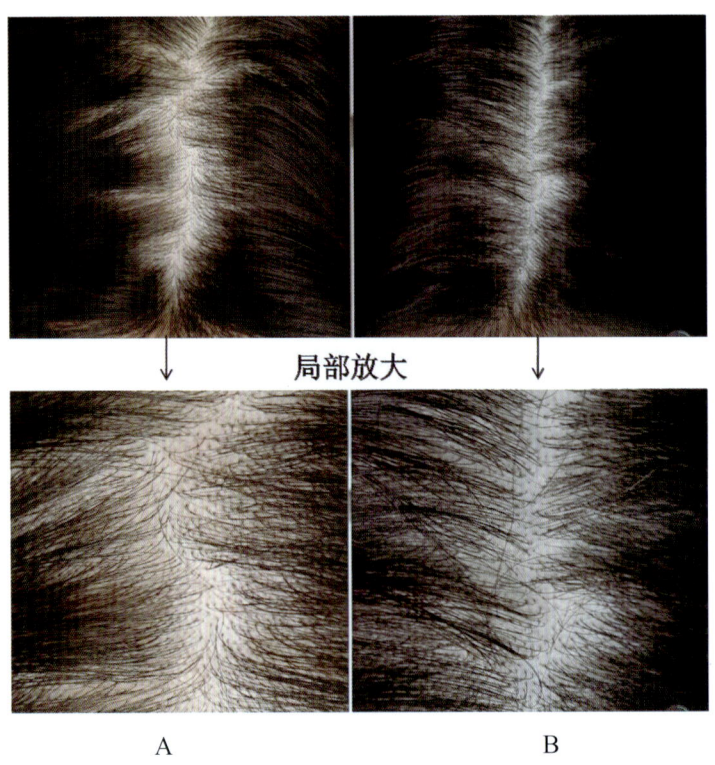

图11-2-8 女性,41岁,进行性脱发4年余。治疗后6个月（共接受治疗4次）,头皮裸露范围明显缩小,局部放大后,观察毛发色泽变深,毛发变粗
A. 治疗前　B. 治疗后6个月（4次）

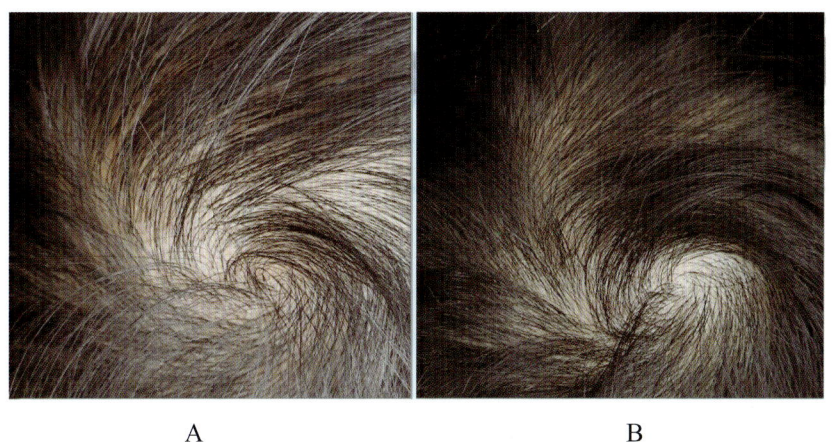

图11-2-9 女性,43岁,渐进性毛发稀疏近10年。每晨头皮部干细胞上清液涂抹。治疗开始3个月后,毛发增粗,密度提高
A. 治疗前 B. 治疗后3个月

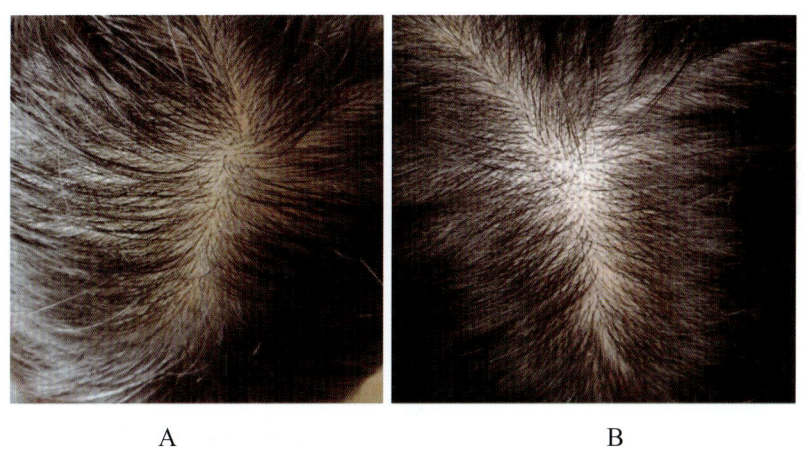

图11-2-10 女性,40岁,渐进性毛发稀疏5年。头皮干细胞上清液不规律涂抹治疗6个月,毛发显著变粗,密度增加
A. 治疗前 B. 治疗后6个月

对于男性或女性雄激素性脱发的早中期,干细胞上清液治疗有助于缓解脱发的趋势并改善毛发状态。在毛发移植治疗的患者中,干细胞上清液可以配合对原生发进行治疗。

（三）干细胞上清液在皮肤再生中的实践应用

基于干细胞上清液富含的多种细胞因子，可能在以下方面促进皮肤的再生年轻化：①促进真皮成纤维细胞的增殖，并促进合成分泌胶原、透明质酸等细胞外基质，增加真皮层的厚度和弹性；②促进真皮成纤维细胞分泌更多的营养和细胞因子，改善表皮层的生态；③促进老化的真皮层内血管网的再生修复，提供给皮肤更充沛的血供，改善肤色；④上清液浸润作用到皮下以及筋膜层，有利于老化松弛筋膜层的再生修复，提高皮肤紧张度。

1. 治疗方式　在表面麻醉下，采用31G注射针头进行皮内浸润注射。3次为1个疗程，每4周1次，可半年加强1次。

2. 效果判断　观察皮肤色泽、弹性、色斑、紧张度、毛孔大小、皮肤细小皱纹、皮肤瘢痕等的变化。治疗前后，在同等光线相同角度下拍摄高分辨率照片进行比对（图11-2-11～图11-2-15）。

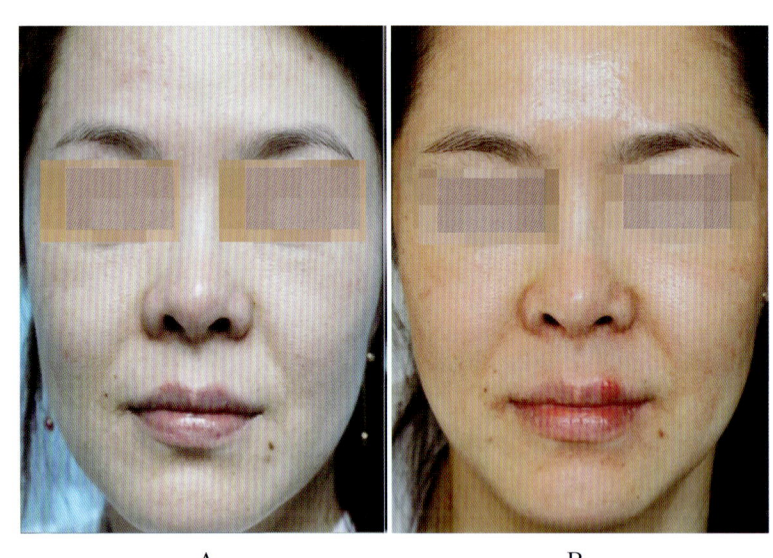

图11-2-11　女性，43岁，颜面部皮内注射干细胞上清液5次
A. 治疗前　B. 治疗后14个月

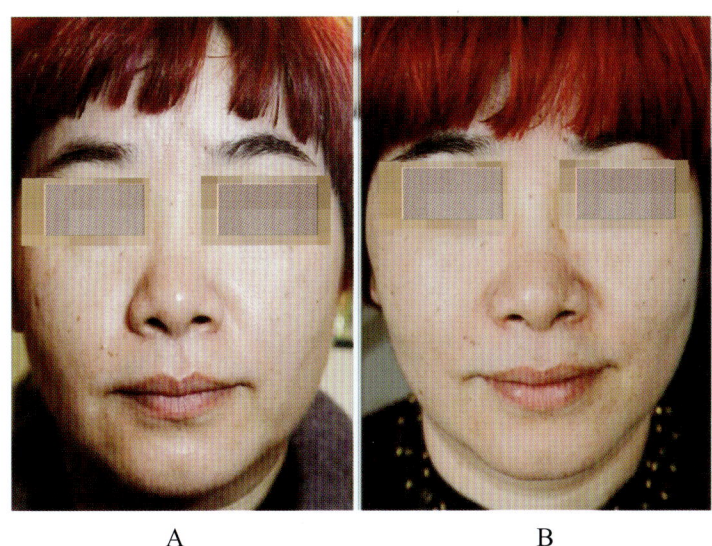

图11-2-12 女性,50岁,颜面部皮内注射干细胞上清液
A. 治疗前 B. 治疗后3个月

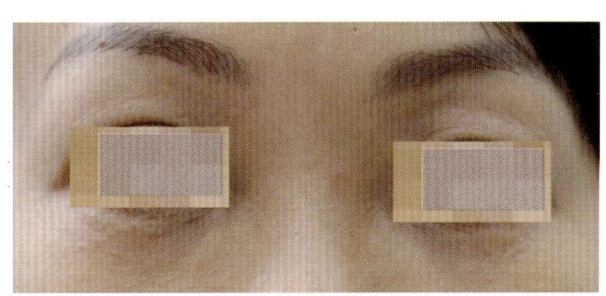

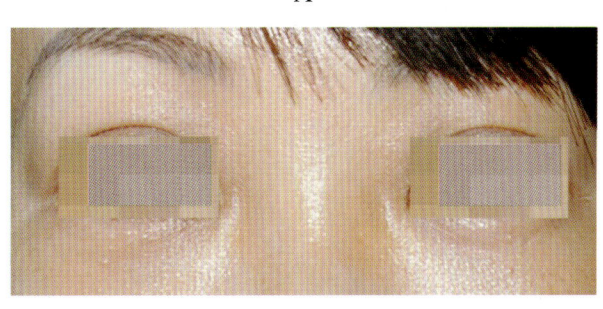

图11-2-13 女性,36岁,眼周局部注射干细胞上清液2次
A. 治疗前 B. 治疗后8个月

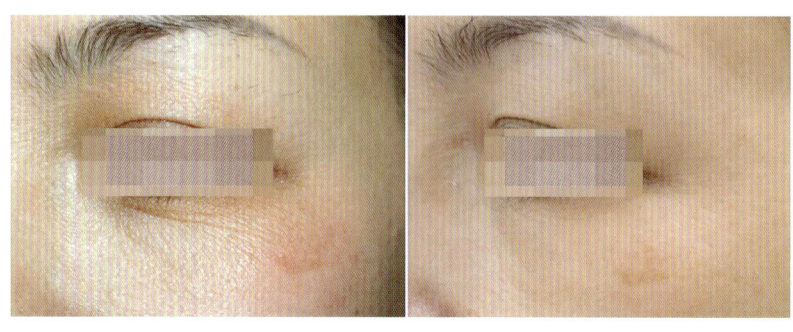

图11-2-14 女性,43岁,眼周局部注射干细胞上清液2次
A. 治疗前 B. 治疗后3个月

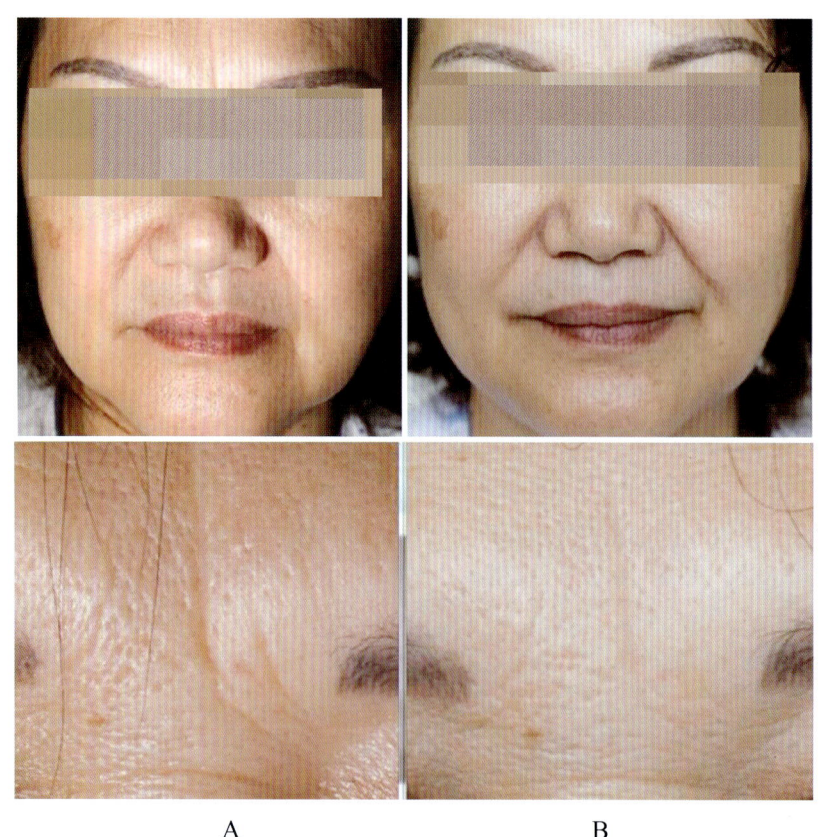

图11-2-15 女性,56岁,颜面部皮内注射干细胞上清液1次
A. 治疗前 B. 治疗后3个月

二、富血小板血浆技术在毛发与皮肤再生中的实践

(一)富血小板血浆(PRP)制作和作用原理

血小板作为血液的主要成分,会对组织或血管损伤做出第一反应。在损伤部位,血小板聚集、活化并导致血小板 α 颗粒释放出一些关键生长因子,其中包括血小板源性生长因子(PDGF)、成纤维细胞生长因子(FGF)、表皮细胞生长因子(EGF)、胰岛素样生长因子(IGF)等数百种生物活性物质,这些活性物质能够协调伤口的愈合、再生。因此,血小板提取物具有再生特性。富血小板血浆(PRP)是通过特定的方式,从全血中通过离心分离,得到富含血小板 α 颗粒等关键因子,具有增强内源性干细胞的增殖、迁移和分化的作用,可促进组织再生,同时避免与免疫原性相关的问题。

当血小板被活化,α 颗粒释放出 PDGF、VEGF、TGF、EGF 等百余种细胞因子,在组织损伤修复中发挥不同的作用。利用血小板的上述特性,抽取外周血并经过梯度离心法,去除红细胞并浓缩血小板,以凝血酶或钙剂激活释放血小板 α 颗粒中的诸多生长因子后,可以应用于促进创面愈合、皮肤抗衰老、毛发再生等多个方面。

较多文献报道,采用一次离心法或二次离心法,以及不同的离心转速和离心时间,可分离得到 3～6 倍以上浓度的血小板血浆。

所需设备:桌式常温低速离心机、超净工作台。

(二)PRP技术的优势和缺陷

1. **优势** 浓缩血小板来源于自体外周血,无外源潜在性、传染性疾病的风险,PRP 制作所需设施简单。

2. **缺陷** 血小板供体的血小板数量差别较大,血小板质量有个体差别;PRP 手工操作提取,操作者的认识水平和操作水平有差异,以上原因导致个体的 PRP 治疗效果差异较大。在医疗器械厂家提供的 PRP 套盒中简化了 PRP 提取操作,但套盒价格比较昂贵,且同样因血小板供体的个体性差异和操作者的操作水平差异而导致效果不稳定。

(三)PRP在毛发和皮肤再生实践中的应用

近年来,PRP已成为一种有前途的自体生物治疗方法,用于美容和再生医学,包括伤口愈合、面部嫩肤、头发修复、手部嫩肤、隆胸和肌肉骨骼再生(Samadi等,2019年)。PRP特异性生长因子的释放,已被证明能促进成纤维细胞增殖,并刺激Ⅰ型胶原和透明质酸的产生。长期使用,面部充盈度、皮肤纹理和皮肤长期色素沉着都能得到改善(Karimi和Rockwell,2019年)。此外,PRP还可以提高透明质酸填充物治疗的持续时间。除直接注射使用之外,还可以作为重要的辅助剂,用于补充并增强抗衰老效果,例如在微针治疗和激光治疗中配合使用PRP(Hashim等,2017年)。在脂肪移植的过程中,PRP中存在的生长因子可提高脂肪细胞的存活率和ADSCs的分化,能有效地改善面部瘢痕,维持面部轮廓恢复,并降低脂肪吸收,提高脂肪移植物的稳定保留率。

同样,PRP现已用于治疗雄激素性脱发和斑秃的毛发再生,并可在毛发移植中提高移植物存活率(Schiavone等,2014年)。2006年,Uebel等人最早发表了一篇关于PRP在毛发疾病中应用的文章,他们发现如果在移植前将毛囊放入PRP中,可以改善毛发生长情况。从此,PRP开始被认为是促进毛发生长的一种潜在的治疗手段。研究发现,使用PRP后,生长期和休止期比率增加,表明毛囊从休止期到生长期的转换更快(Liet等,2012年);使用PRP后3个月和6个月,平均总毛发密度、总终末毛发密度和生长期毛发数量显著增加(Alveset等,2016年)。PRP和一些传统生发药物共用,可以取得更好的效果。研究发现,PRP联合用药,如局部给予米诺地尔或口服非那雄胺,可以显著增加毛发数量、毛发密度、终末端毛发密度和生长期毛发数量。此外,局部应用米诺地尔和PRP的患者,表现出更大的改善效果(Rubina Alveset等,2018年)。

(杨旅军,宫相青,吴越,潘一睿)

第三节 人工纤维植发

雄激素性脱发是临床常见疾病，在社会高速发展的过程中，脱发人群数量迅速增长，同时也给这类人群带来极大的生理和精神方面的痛苦。目前国内外自体毛发移植手术已经很成熟，无论较早的 FUT 毛发移植还是 FUE 微创毛发游离种植，已经在临床上被有经验的医生所掌握并广泛应用。FUT 与 FUE 两种手术方法的融合使一次性修复较大面积脱发变成了可能。但对于超大面积脱发患者，因供区优质毛囊资源不足的问题，脱发区的修复依然难以解决。

人工合成毛发移植技术 1976 年在日本问世，其后这一技术在世界各地传播，并受到越来越多人的欢迎。但是早期的失误影响了该技术的效果。首先是采用了不适当的移植材料，如聚酯纤维、聚丙烯酸、人造纤维、加工过的人体毛发等，引起毒素反应和异体反应。1983 年，美国食品药品监督管理局（FDA）禁止在美国采用人工纤维移植技术。美国的法律规定使这项技术在欧洲和亚洲形成不好的名声，另一方面，也促进了对生物材料和兼容性更深入的研究。

1996 年，意大利学者研发出 Biofiber 聚酰胺人工毛发纤维。由于该纤维具有非活性、无毒性、无致癌性、术后外观良好等特点，成为先进主流的人工毛发移植材料。但由于人工纤维植发技术后发生感染的概率较高，经常有排异现象，术后护理严格，植入的纤维不永久。目前在国内做纤维植发这项技术的机构和医生很少，还没有很多病例以备临床长期随访观察，在此不做进一步的介绍。

（张春杰）

参考文献

[1] 王羿婷，毕志刚．自体富血小板血浆在脱发治疗中的应用 [J]．临床皮肤科杂志，2014，43（7）：444-446．

[2] 王瑾，胡志奇，任婧，等．毛囊单位样可移植假发的改进及组织相容性研究 [J]．中华实验外科杂志，2014，31（4）：734-736．

[3] 刘戈，胡志奇，肖顺娥，等．改良前后聚酰胺人工毛发纤维的对比实验研究 [J]．实用医学杂志，2012，28（11）：1765-1767．

[4] Nagasaki H, Shang Q, Suzuki T, et al. Low-serum culture system improves the adipogenic ability of visceral adipose tissue-derived stromal cells [J]. Cell Biol Int, 2011, 35(6): 559-568.

[5] Zuk P A, Zhu M, Ashjian P, et al. Human adipose tissue is a source of multipotent stem cells [J]. Mol Biol Cell, 2002, 13(12): 4279-4295.

[6] Troyer D L, Weiss M L. Wharton's jelly-derived cells are a primitive stromal cell population [J]. Stem Cells, 2008, 26(3): 591-599.

[7] Shi S, Jia S, Liu J, et al. Accelerated regeneration of skin injury by cotransplantation of mesenchymal stem cells from Wharton's jelly of the human umbilical cord mixed with microparticles [J]. Cell Biochem Biophys, 2015, 71(2): 951-956.

[8] Park B S, Kim W S, Choi J S, et al. Hair growth stimulated by

conditioned medium of adipose-derived stem cells is enhanced by hypoxia: evidence of increased growth factor secretion [J]. Biomed Res, 2010, 31(1): 27-34.

[9] Lee E Y, Xia Y, Kim W S, et al. Hypoxia-enhanced wound-healing function of adipose-derived stem cells: increase in stem cell proliferation and up-regulation of VEGF and bFGF [J]. Wound Repair Regen, 2009, 17(4): 540-547.

[10] Yang L, Ma J, Gan S, et al. Platelet poor plasma gel combined with amnion improves the therapeutic effects of human umbilical cord-derived mesenchymal stem cells on wound healing in rats [J]. Mol Med Rep, 2017, 16(3): 3494-3502.

[11] Fukuoka H, Suga H. Hair regeneration treatment using adipose-derived stem cell conditioned medium: follow-up with trichograms [J]. Eplasty, 2015, 15: e10.

[12] Martinez-Zapata M J, Marti-Carvajal A, Sola I, et al. Efficacy and safety of the use of autologous plasma rich in platelets for tissue regeneration: a systematic review [J]. Transfusion, 2009, 49(1): 44-56.

[13] Takikawa M, Nakamura S, Nakamura S, et al. Enhanced effect of platelet-rich plasma containing a new carrier on hair growth [J]. Dermatol Surg, 2011, 37(12): 1721-1729.